ピンポイントで整う！

じんわり押し活

崎田ミナ

Pinpoint!
Jinwari
Oshikatsu

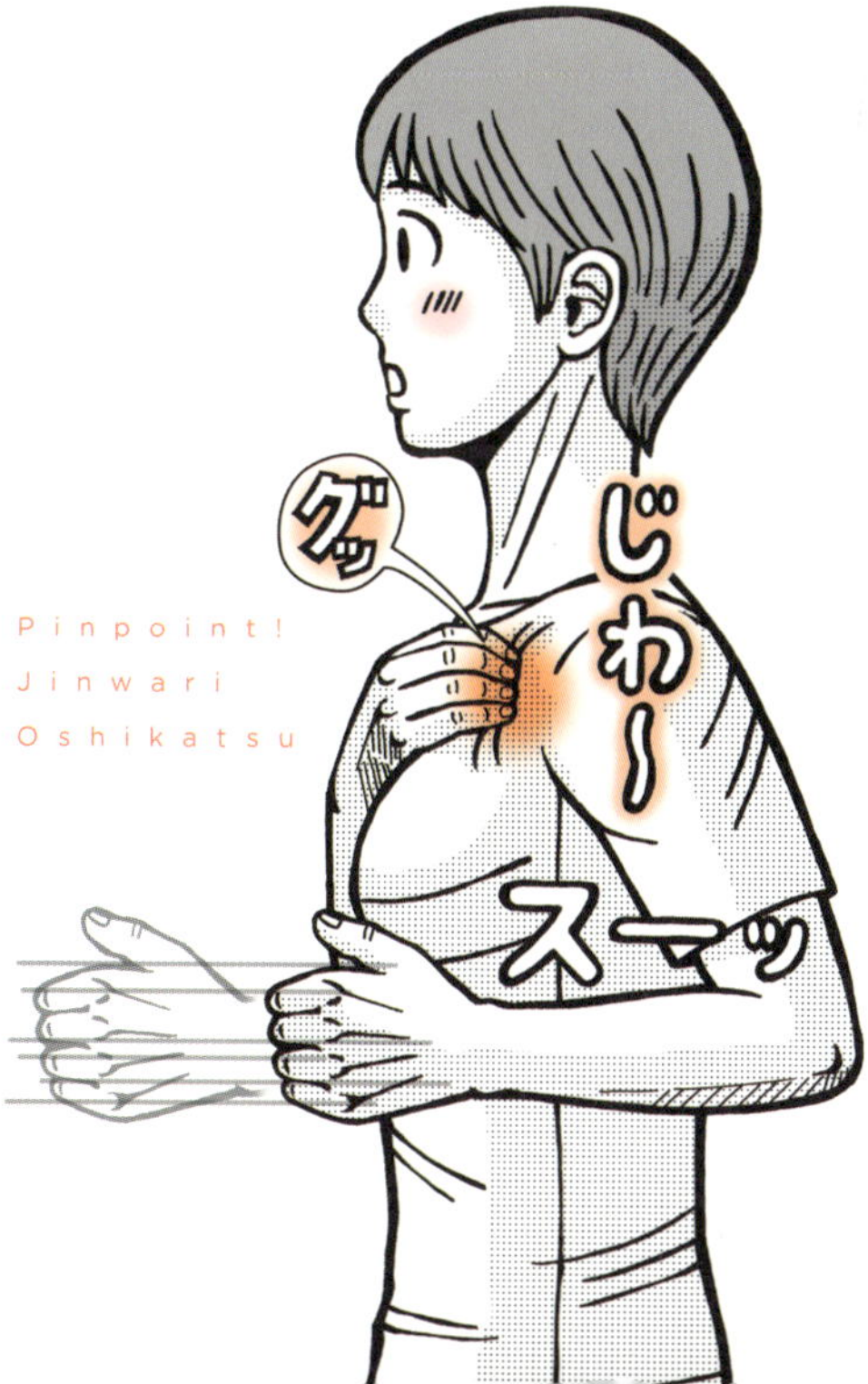

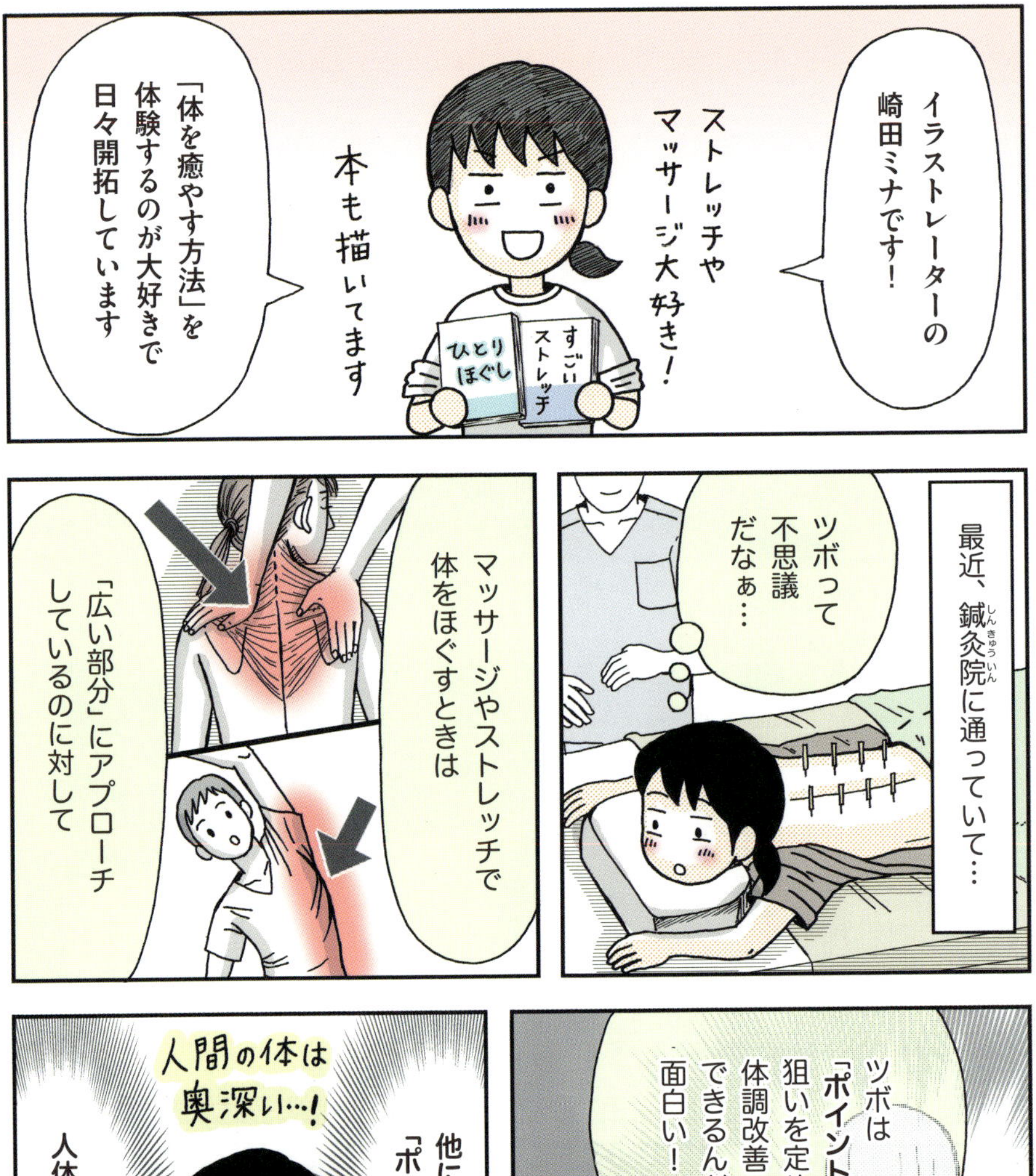
イラストレーターの崎田ミナです！
ストレッチやマッサージ大好き！
本も描いてます
すごいストレッチ
ひとりほぐし
「体を癒やす方法」を体験するのが大好きで日々開拓しています
最近、鍼灸院《しんきゅういん》に通っていて…
ツボって不思議だなぁ…
マッサージやストレッチで体をほぐすときは
「広い部分」にアプローチしているのに対して
ツボは「ポイント」に狙いを定めて体調改善できるんだ。面白い！
鍼だけで硬いコリがゆるむよ〜！
じわ〜
人間の体は奥深い…！
他にも健康に役立つ「ポイント」が人体にあるのかもっ！
人体について
資料
本

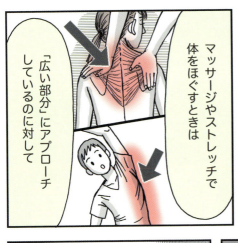

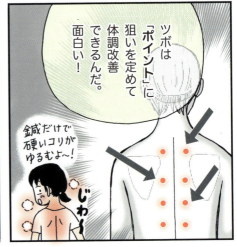

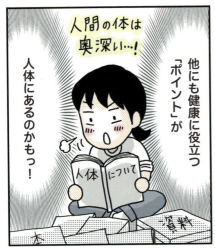

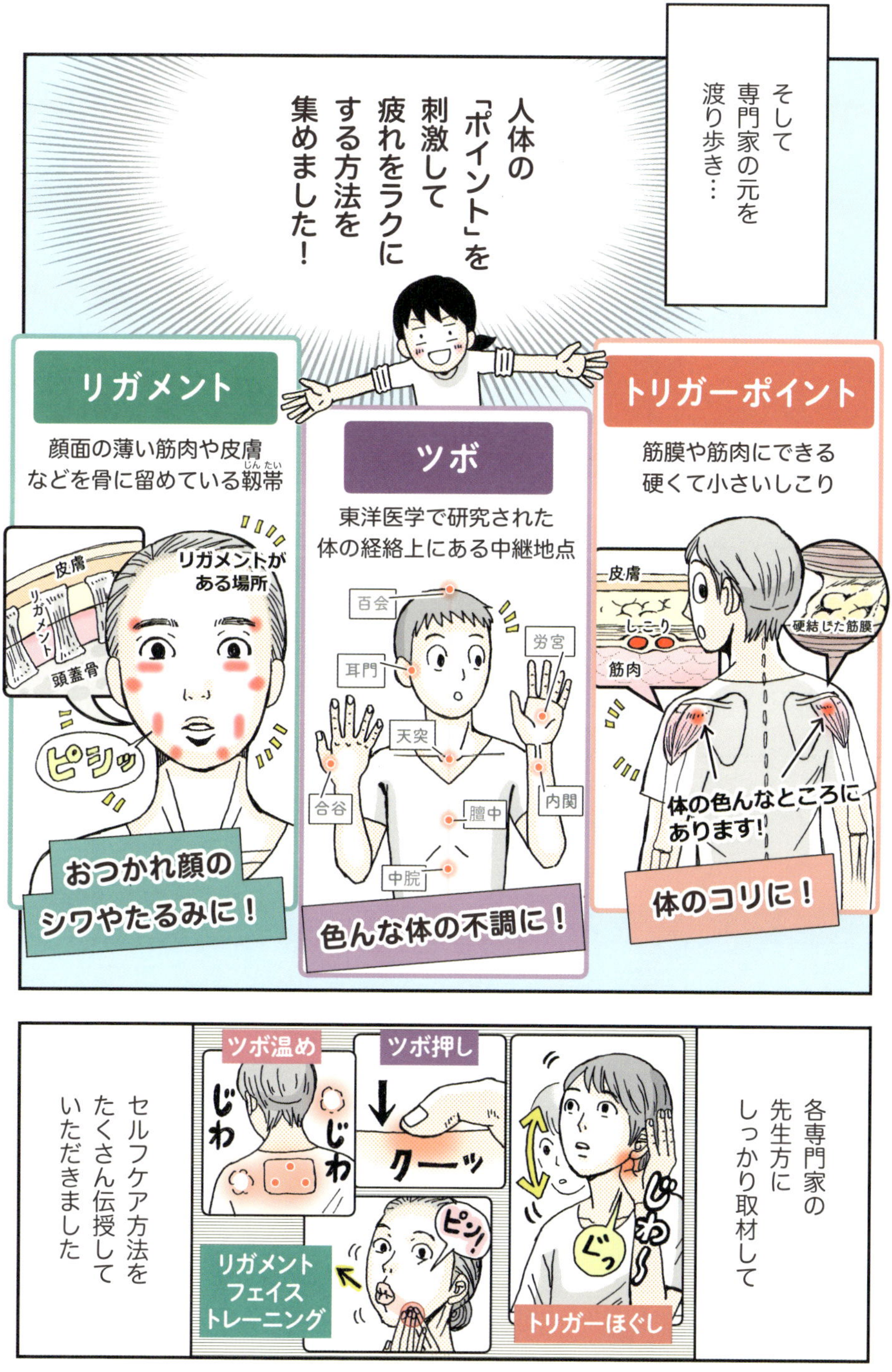

そして
専門家の元を
渡り歩き…
人体の
「ポイント」を
刺激して
疲れをラクに
する方法を
集めました！
リガメント
顔面の薄い筋肉や皮膚
などを骨に留めている靭帯《じんたい》
皮膚
リガメント
頭蓋骨
リガメントが
ある場所
ピシッ
おつかれ顔の
シワやたるみに！
ツボ
東洋医学で研究された
体の経絡上にある中継地点
百会
耳門
労宮
天突
合谷
内関
膻中
中脘
色んな体の不調に！
トリガーポイント
筋膜や筋肉にできる
硬くて小さいしこり
皮膚
しこり
筋肉
硬結した筋膜
体の色んなところに
あります！
体のコリに！
各専門家の
先生方に
しっかり取材して
ツボ温め
じわ
じわ
ツボ押し
クーッ
リガメント
フェイス
トレーニング
ピン！
じわ〜
ぐっ
トリガーほぐし
セルフケア方法を
たくさん伝授して
いただきました

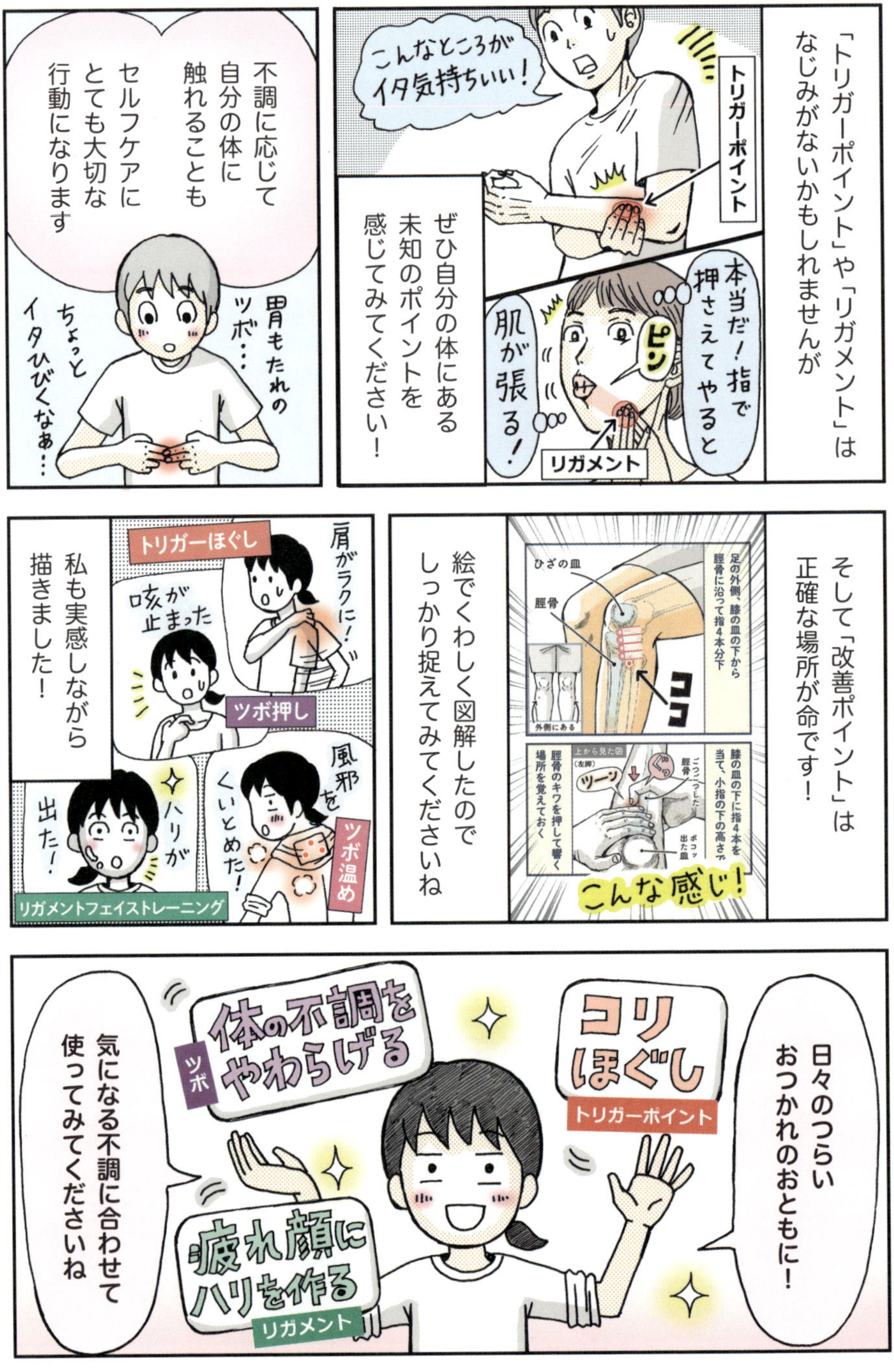
「トリガーポイント」や「リガメント」はなじみがないかもしれませんが
こんなところがイタ気持ちいい!
トリガーポイント
本当だ!指で押さえてやると
ピン
肌が張る!
リガメント
ぜひ自分の体にある未知のポイントを感じてみてください!
不調に応じて自分の体に触れることもセルフケアにとても大切な行動になります
胃もたれのツボ…
ちょっとイタひびくなぁ…
そして「改善ポイント」は正確な場所が命です!
足の外側、膝の皿の下から脛骨に沿って指4本分下
ひざの皿
脛骨
ココ
外側にある
膝の皿の下に指4本を当て、小指の下の高さで
ごつごつした
脛骨
ぐっ
ツーン
上から見た図
(左脚)
ボコッ
出た皿
脛骨のキワを押して響く場所を覚えておく
こんな感じ!
絵でくわしく図解したのでしっかり捉えてみてくださいね
トリガーほぐし
肩がラクに!
咳が止まった
ツボ押し
私も実感しながら描きました!
風邪をくいとめた!
ツボ温め
ハリが出た!
リガメントフェイストレーニング
日々のつらいおつかれのおともに!
コリほぐし
トリガーポイント
体の不調をやわらげる
ツボ
疲れ顔にハリを作る
リガメント
気になる不調に合わせて使ってみてくださいね

1章 おつかれ 体のコリ
トリガーポイント編 目次

トリガーポイントのメカニズム…11
COLUMN トリガーポイントとツボの違い…58
COLUMN ポイントを押す道具…59

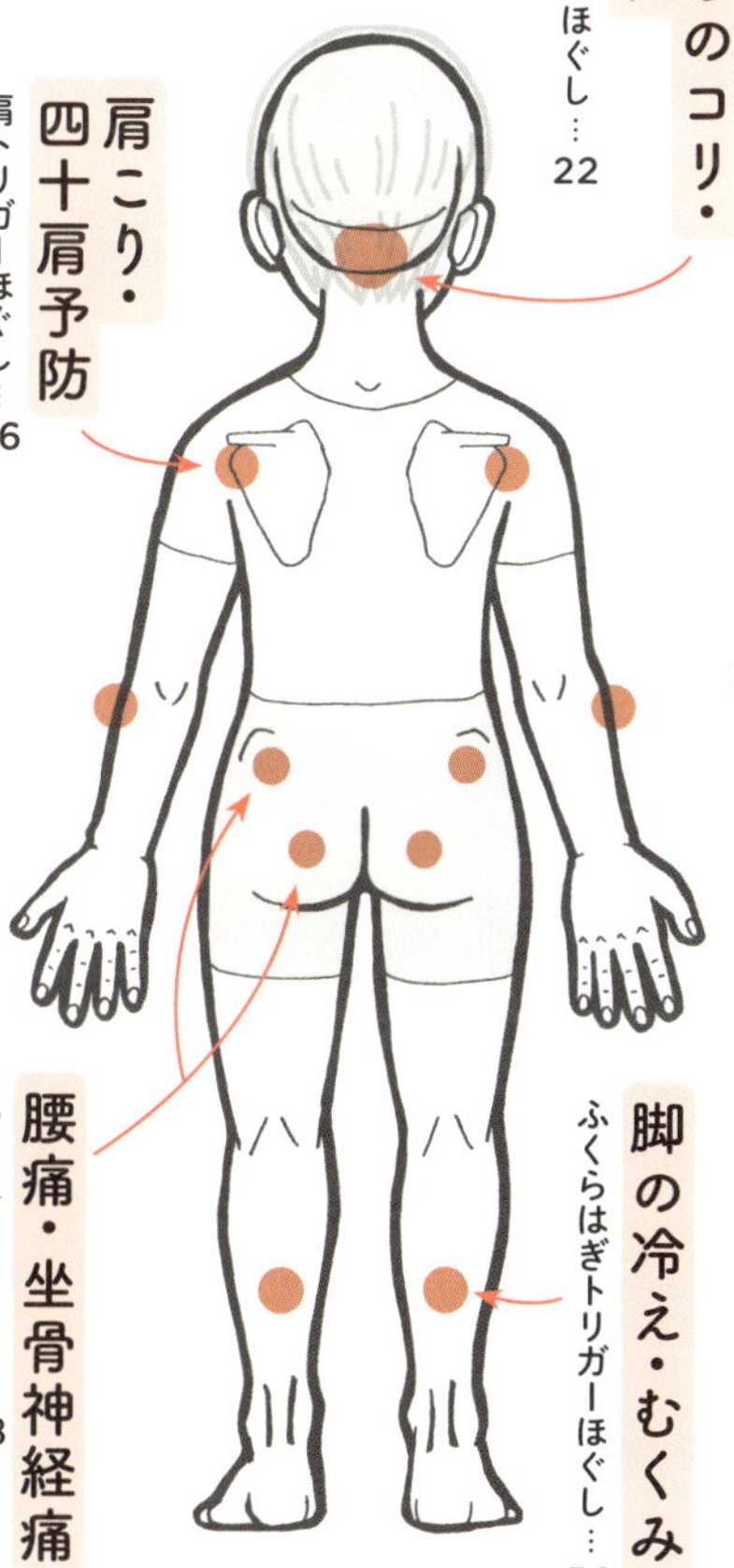

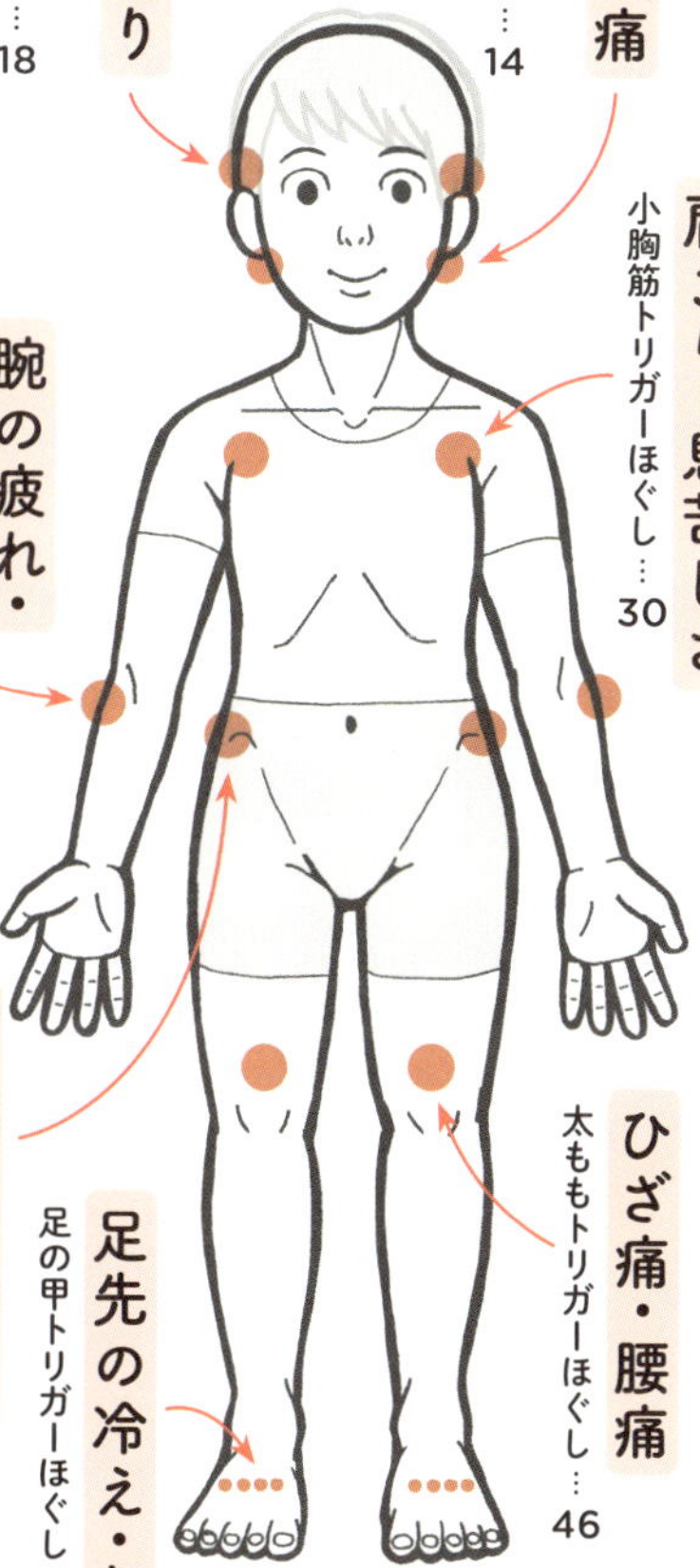

首こり・緊張型頭痛 首の横トリガーほぐし…14
頭こり・食いしばり 側頭筋トリガーほぐし…18
首の後ろのコリ・目の疲れ 後頭部トリガーほぐし…22
肩こり・四十肩予防 肩トリガーほぐし…26
肩こり・息苦しさ 小胸筋トリガーほぐし…30
腕の疲れ・腱鞘炎予防 腕トリガーほぐし…34
腰痛・坐骨神経痛 尻トリガーほぐし…38
腰痛・姿勢改善 骨盤トリガーほぐし…42
ひざ痛・腰痛 太ももトリガーほぐし…46
脚の冷え・むくみ ふくらはぎトリガーほぐし…50
足先の冷え・むくみ 足の甲トリガーほぐし…54

Chapter1
Trigger point

2章 おつかれ 体の不調
ツボ編（ツボ押し） 目次

ツボのメカニズム…61

不安感・動悸① 百《ひゃく》会《え》ツボ押し…84
気象病（めまい） 頭《あたま》竅《きょう》陰《いん》ツボ押し…74
気象病（耳鳴り） 耳《じ》門《もん》ツボ押し…76
鼻水・鼻詰まり 迎《げい》香《こう》ツボ押し…66
急な咳込み 天《てん》突《とつ》ツボ押し…68
偏頭痛 天《てん》柱《ちゅう》ツボ押し…64
眠気覚まし 風《ふう》府《ふ》ツボ押し…78
不安感・動悸② 膻《だん》中《ちゅう》ツボ押し…86
胃もたれ 中《ちゅう》脘《かん》ツボ押し…70
気象病（症状全般） 内《ない》関《かん》ツボ押し…72
イライラ 労《ろう》宮《きゅう》ツボ押し…80
怒り 合《ごう》谷《こく》ツボ押し…82

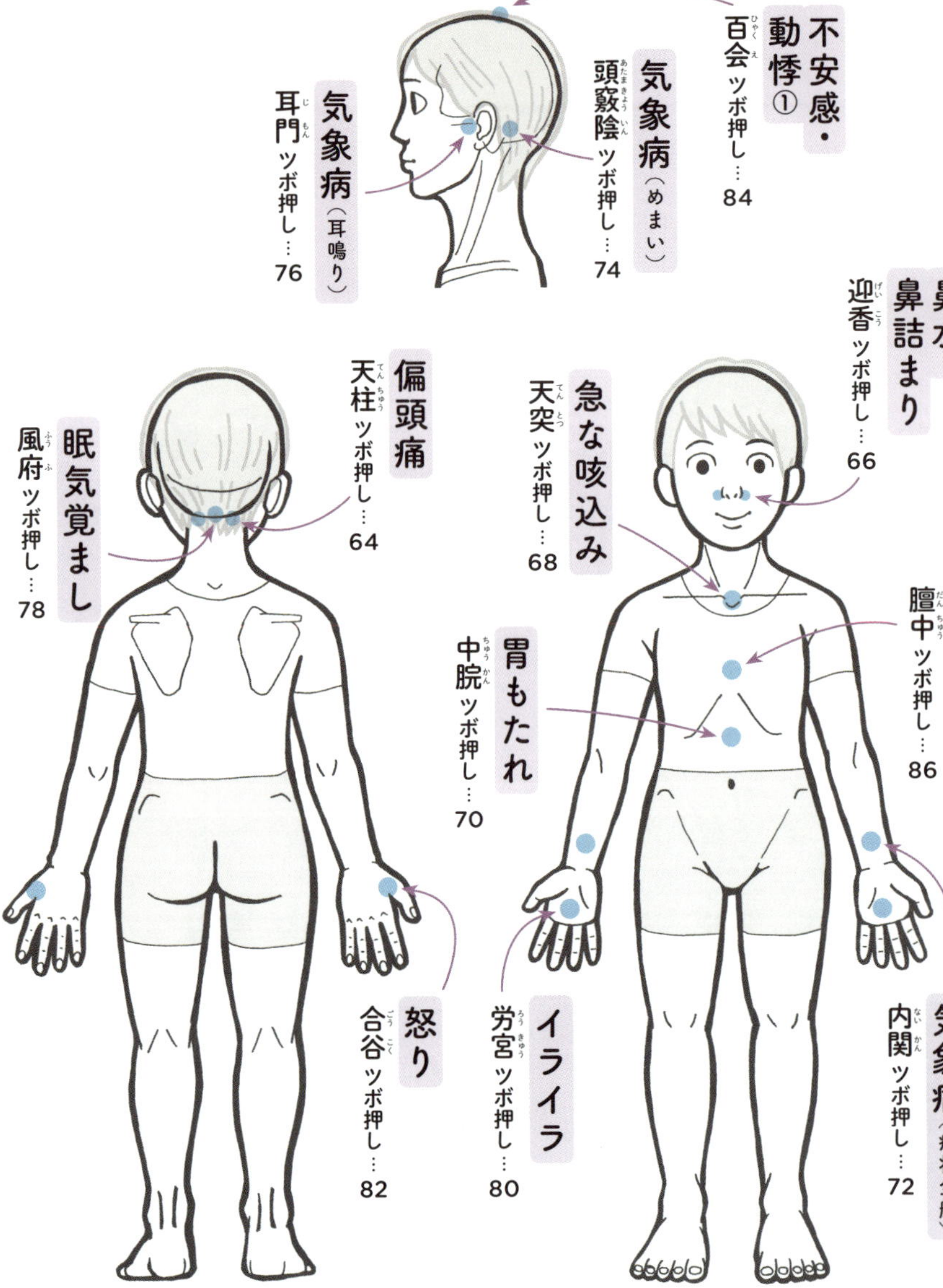

Chapter2
Tsubooshi

2章 おつかれ 体の不調
ツボ編（ツボ温め） 目次

身近なツボ温めアイテムのご紹介…88

不眠・寝つきの悪さ① 安《あん》眠《みん》ツボ温め…108

不眠・寝つきの悪さ② 失《しつ》眠《みん》ツボ温め…110

下痢 裏《うら》内《ない》庭《てい》ツボ温め…90

体の重だるさ② 湧《ゆう》泉《せん》ツボ温め…100

便秘② 関《かん》元《げん》・天《てん》枢《すう》ツボ温め…94

風邪を引きそう 大《だい》椎《つい》・風《ふう》門《もん》ツボ温め…104

頻尿 中《ちゅう》極《きょく》ツボ温め…102

体の重だるさ① 足《あし》三《さん》里《り》ツボ温め…98

女性特有の不調 三《さん》陰《いん》交《こう》ツボ温め…96

落ち込み 神《しん》門《もん》ツボ温め…112

便秘① 大《だい》腸《ちょう》兪《ゆ》ツボ温め…92

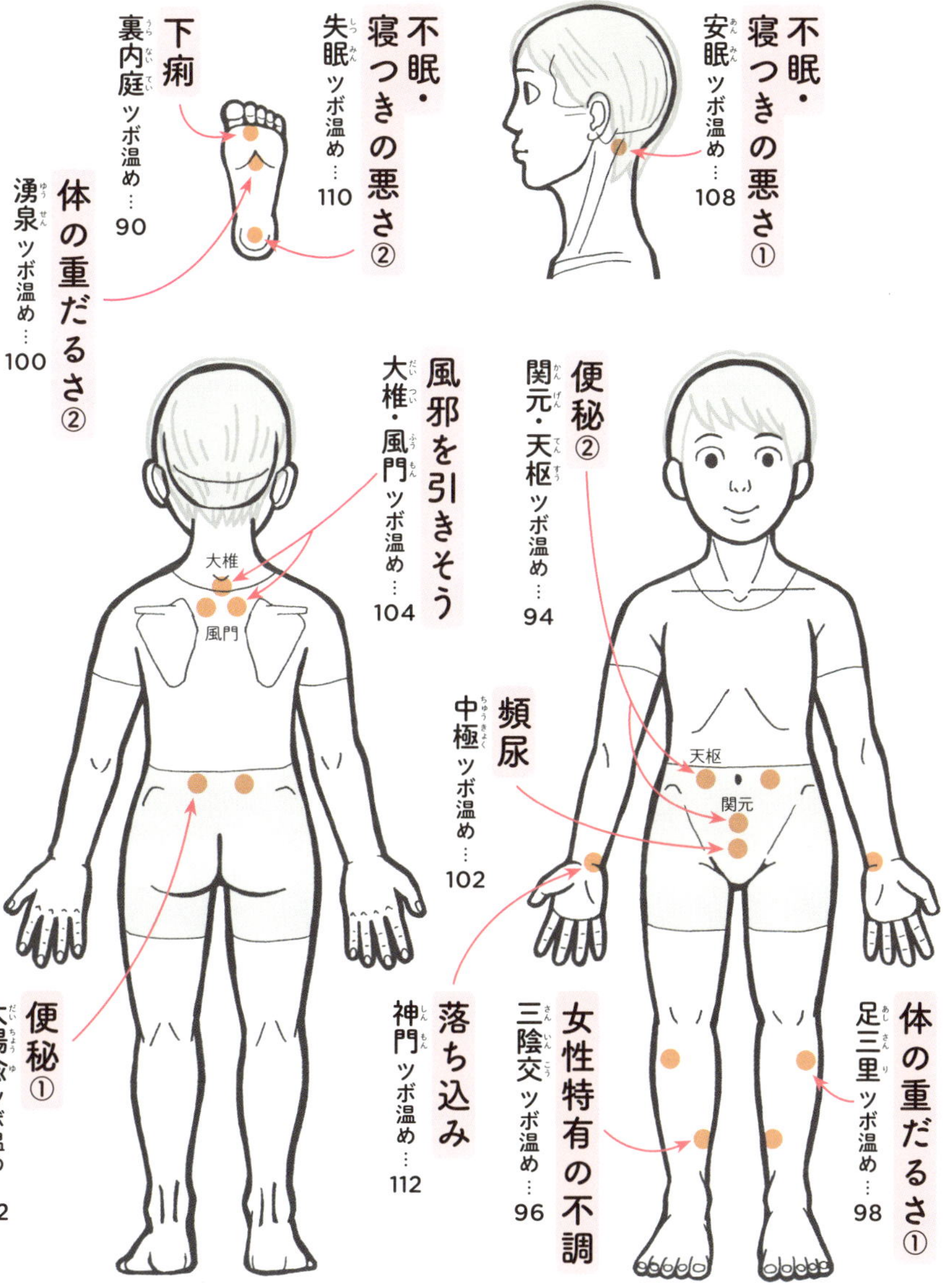

Chapter2
Tsubo atatame

3章 おつかれ顔の老け込み
リガメント編 目次

リガメント・フェイストレーニングのメカニズム … 115

〈唇締め〉の作り方 … 118

効かせるための心得! … 119

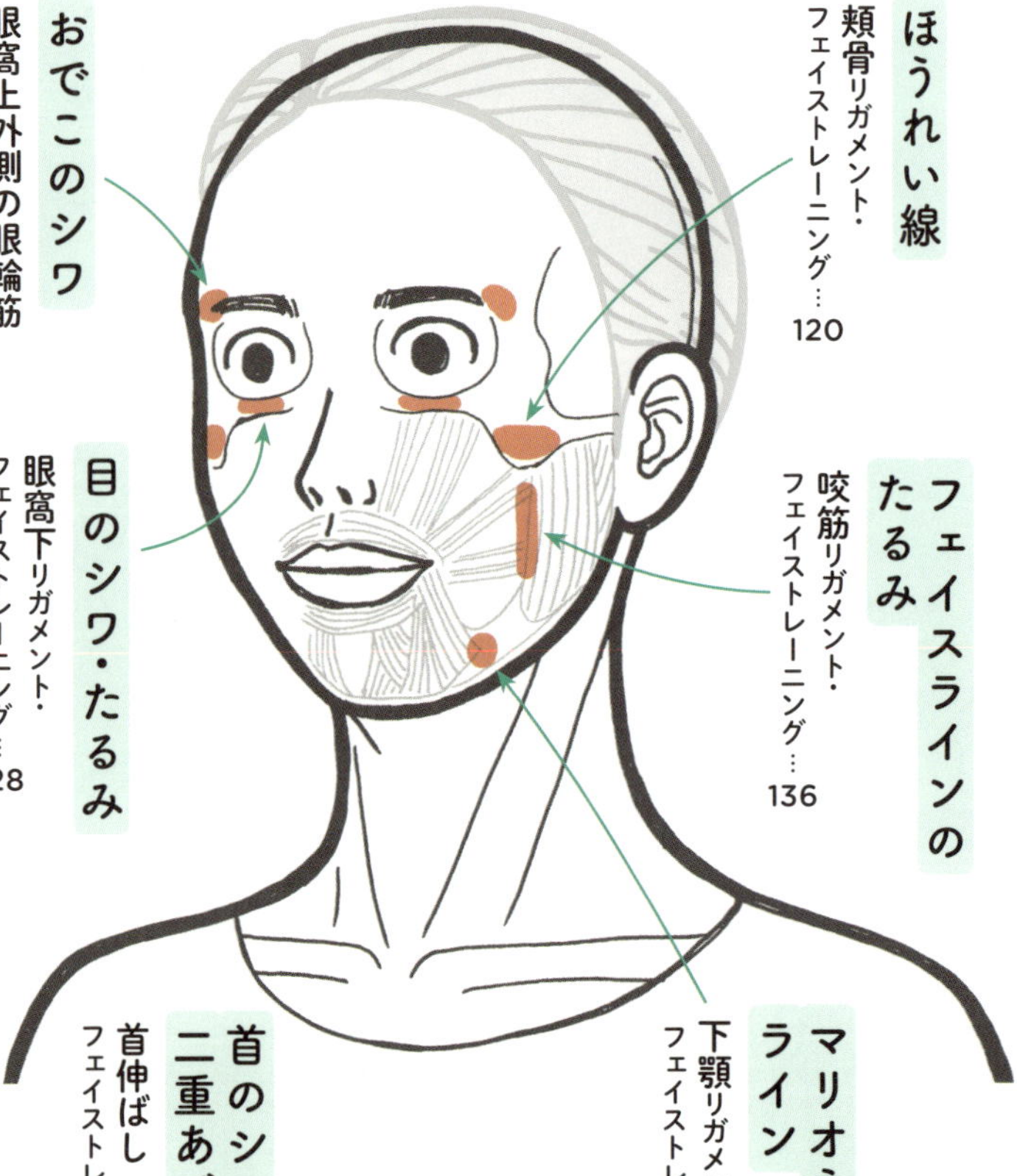

おでこのシワ
眼窩上外側の眼輪筋リガメント・フェイストレーニング… 132

ほうれい線
頬骨リガメント・フェイストレーニング… 120

目のシワ・たるみ
眼窩下リガメント・フェイストレーニング… 128

フェイスラインのたるみ
咬筋リガメント・フェイストレーニング… 136

首のシワ・二重あご
首伸ばしフェイストレーニング… 140

マリオネットライン
下顎リガメント・フェイストレーニング… 124

Chapter3
Ligament

監修者プロフィール … 142

参考文献 … 143

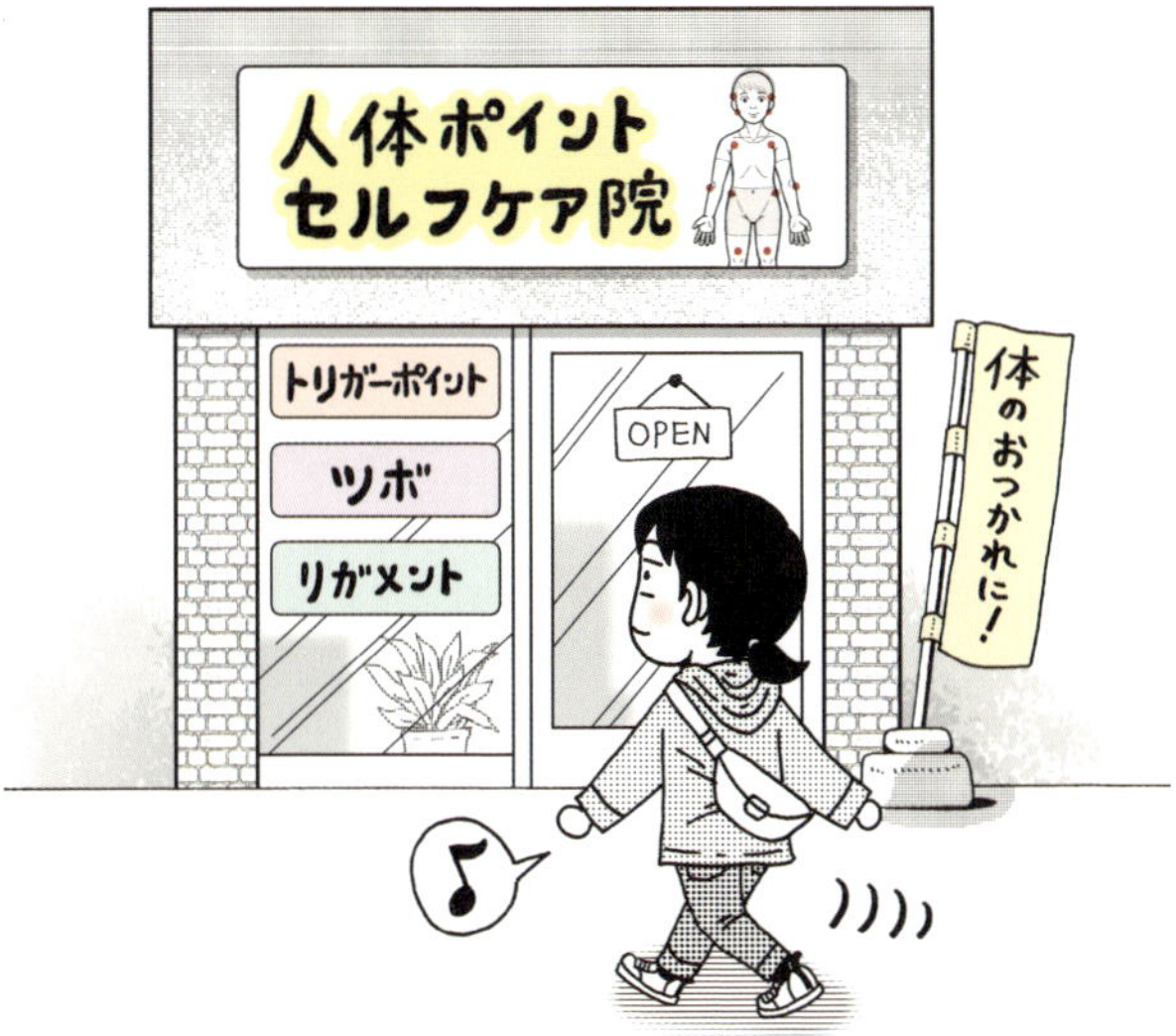
人体ポイント
セルフケア院
トリガーポイント
ツボ
リガメント
OPEN
体のおつかれに！

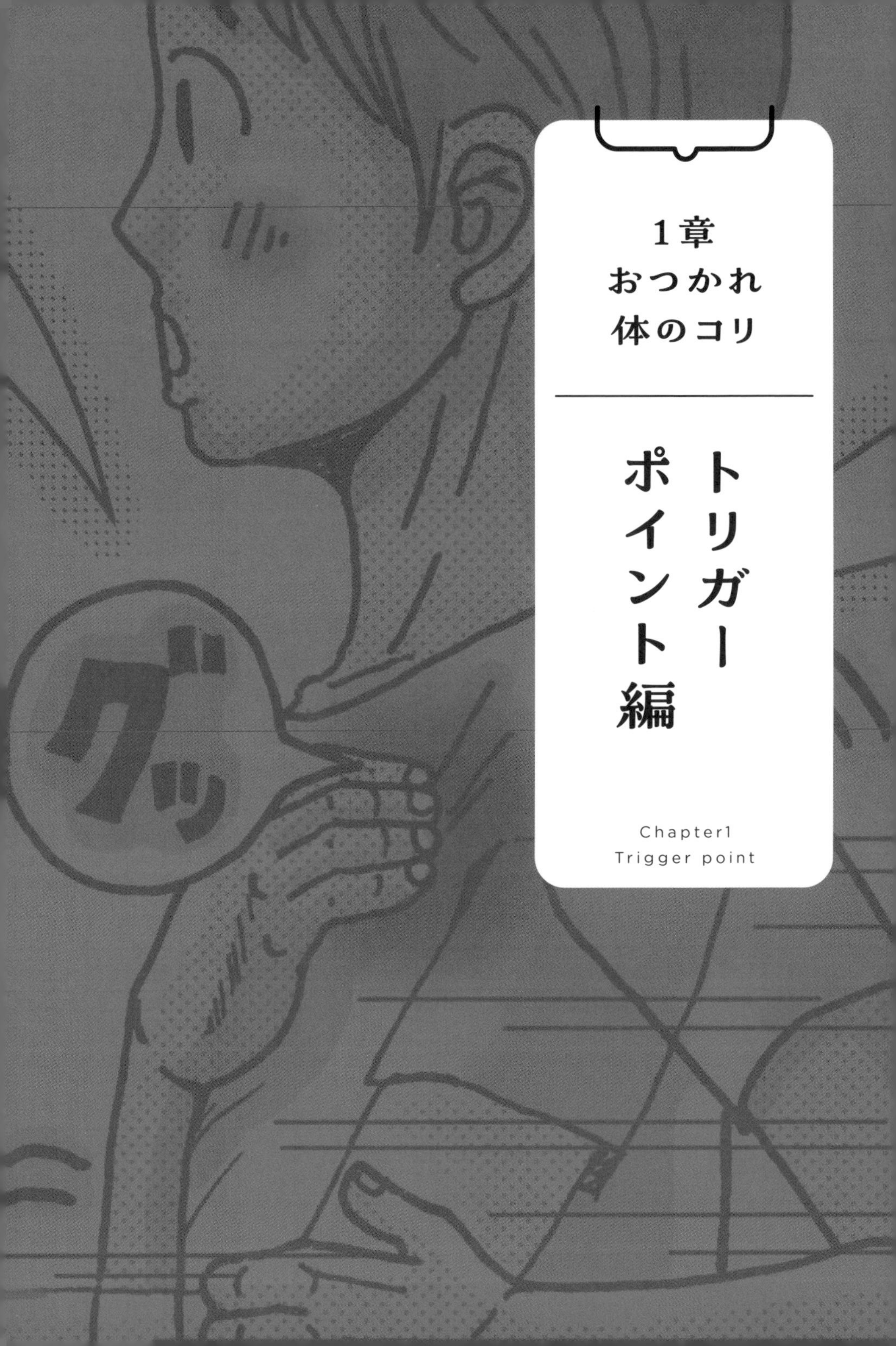

1章
おつかれ体のコリ

トリガーポイント編

Chapter1
Trigger point

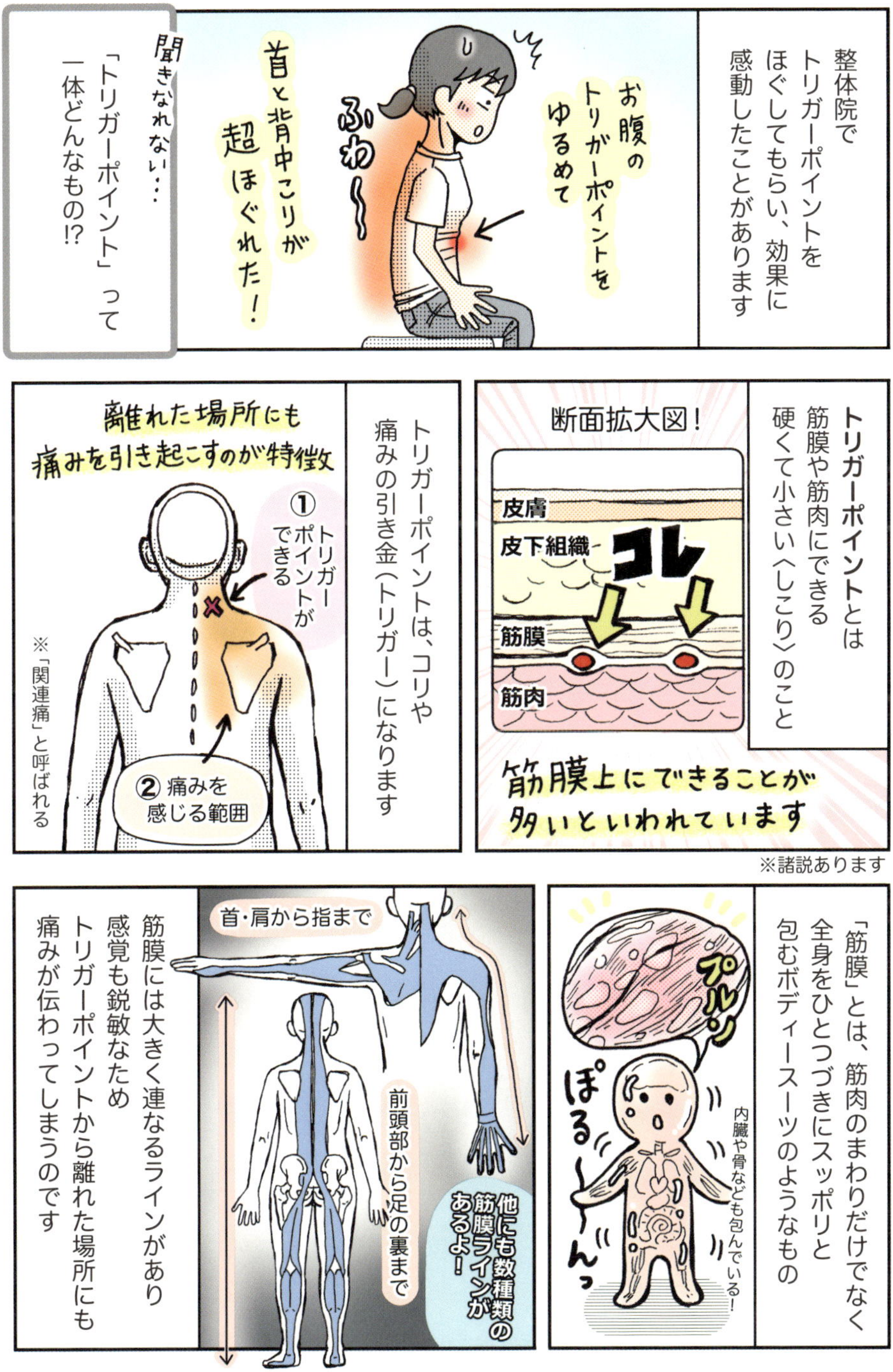
整体院で
トリガーポイントを
ほぐしてもらい、効果に
感動したことがあります
お腹のトリガーポイントをゆるめて
ふわ〜
首と背中こりが超ほぐれた!
聞きなれない…
「トリガーポイント」って一体どんなもの!?
トリガーポイントとは筋膜や筋肉にできる硬くて小さい〈しこり〉のこと
断面拡大図!
皮膚
皮下組織
コレ
筋膜
筋肉
筋膜上にできることが多いといわれています
※諸説あります
トリガーポイントは、コリや痛みの引き金(トリガー)になります
離れた場所にも痛みを引き起こすのが特徴
①トリガーポイントができる
②痛みを感じる範囲
※「関連痛」と呼ばれる
「筋膜」とは、筋肉のまわりだけでなく全身をひとつづきにスッポリと包むボディースーツのようなもの
プルン
ぽる〜んっ
内臓や骨なども包んでいる!
筋膜には大きく連なるラインがあり感覚も鋭敏なためトリガーポイントから離れた場所にも痛みが伝わってしまうのです
首・肩から指まで
前頭部から足の裏まで
他にも数種類の筋膜ラインがあるよ!

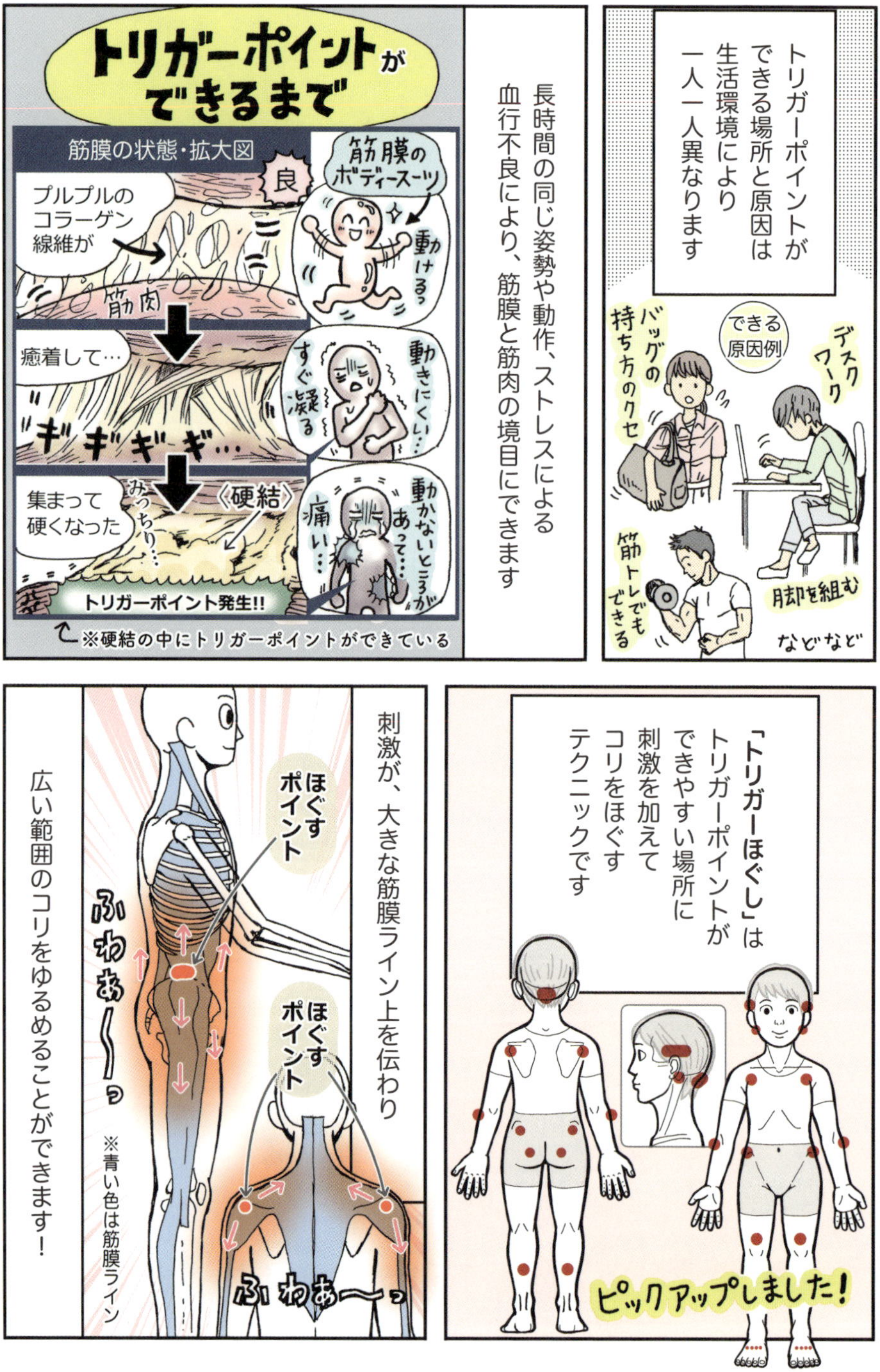
トリガーポイントができる場所と原因は生活環境により一人一人異なります
できる原因例
デスクワーク
バッグの持ち方のクセ
脚を組む
筋トレでもできる
などなど
長時間の同じ姿勢や動作、ストレスによる血行不良により、筋膜と筋肉の境目にできます
トリガーポイントができるまで
筋膜の状態・拡大図
良
筋膜のボディースーツ
動けるっ
プルプルのコラーゲン線維が
筋肉
動きにくい…
すぐ凝る
癒着して…
ギギギギ…
動かないところがあって…
痛い…
集まって硬くなった
みっちり…
〈硬結〉
トリガーポイント発生!!
※硬結の中にトリガーポイントができている
「トリガーほぐし」はトリガーポイントができやすい場所に刺激を加えてコリをほぐすテクニックです
ピックアップしました!
刺激が、大きな筋膜ライン上を伝わり
ほぐすポイント
ふわあ〜〜っ
ほぐすポイント
ふわあ〜っ
※青い色は筋膜ライン
広い範囲のコリをゆるめることができます!

「トリガーほぐし」を効果的にするコツ！

押さえ方！

イタ気持ち良さを探して味わう

深い呼吸で！

息を吐くときに筋肉がゆるんでしっかり刺激が入るようになる

ポイントを押さえながら体を動かす！

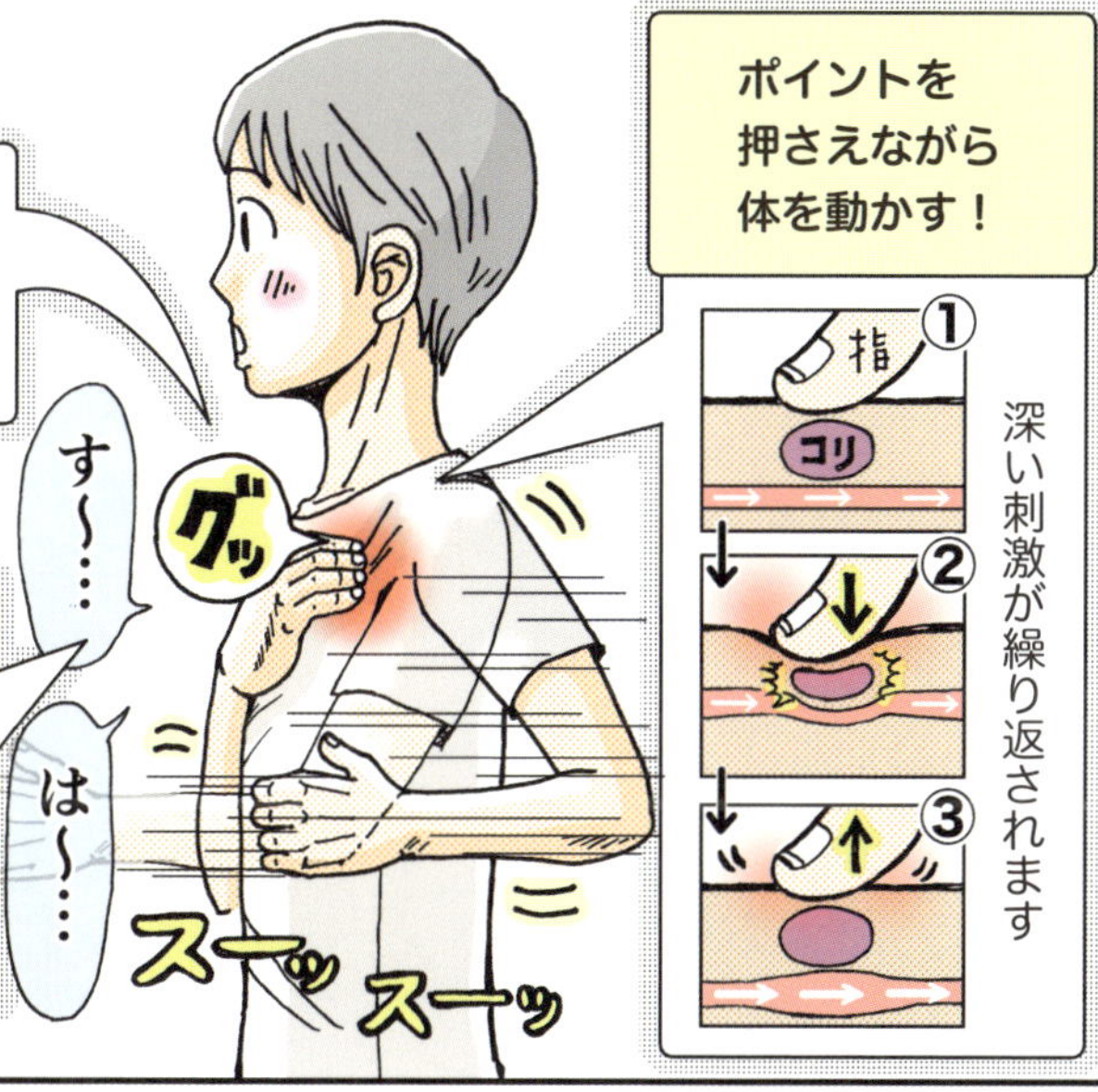

「トリガーほぐし」Q&A

Q どのくらい続けると効果的？ １日何セットまでやるの？

A １セット行っただけでもほぐれた感覚は実感できますが、**毎日行うのがオススメ**です。目安として痛み・コリなどの症状は１～２週間で改善につながります。ほぐす場所の感覚がイタ気持ち良い範囲なら、**１日に何セット行ってもOK**です。

Q 別々の「トリガーほぐし」を組み合わせて行っても大丈夫？

A **もちろん大丈夫**です！　むしろいくつか組み合わせることで、体の全体的なコリ改善、疲労感・だるさ軽減につながります。

Q ほぐしたところが痛い場合は・・・？

A ほぐしたところに痛みを感じるときは、無理せず**痛みがなくなるまで行わない**ようにしましょう。筋膜が硬くなっている部分は、筋肉痛や揉み返しのようにやり始めの頃に痛みが生じやすいです。

＜注意＞アザができるほど強く押さえるすぎるのはNGです。立ちくらみが出たら行うのを控えましょう。

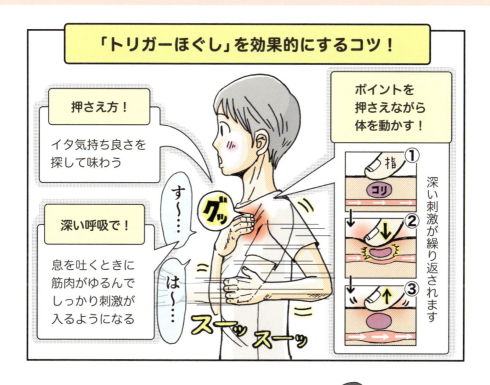

おつかれ
体のコリ

首こり・緊張型頭痛

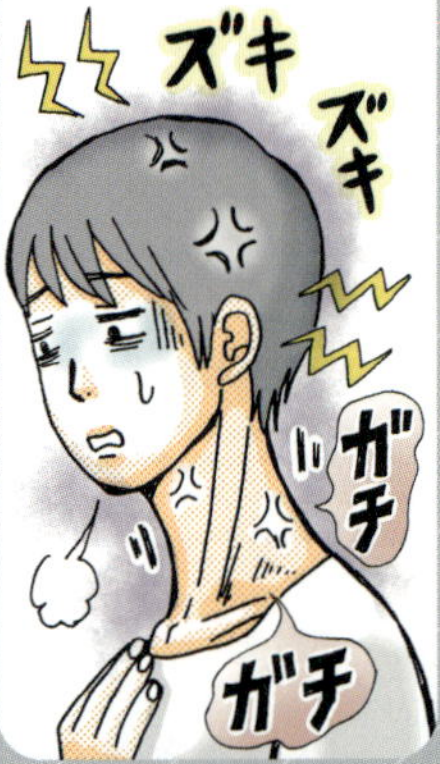

首の横トリガーほぐし

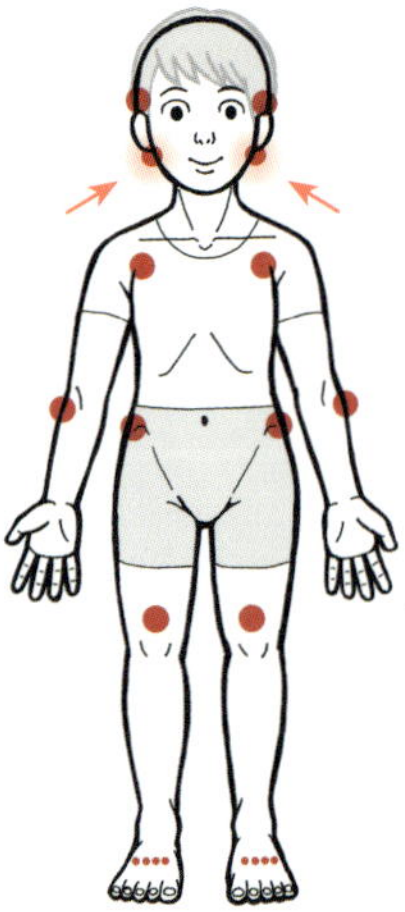

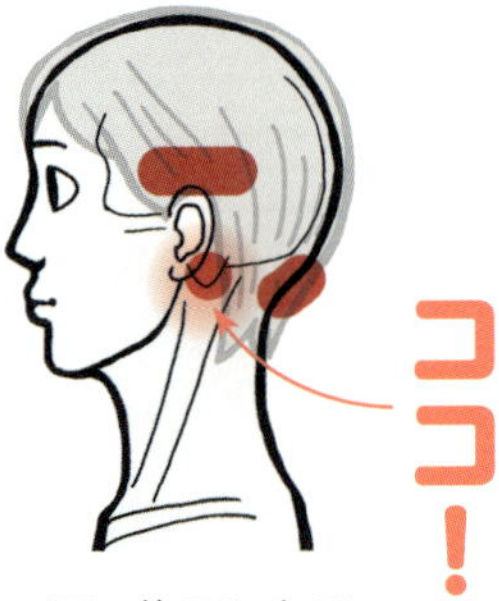

耳の後ろにある
出っ張った骨の
すぐ下

Chapter1
Trigger point

ココを押さえる!

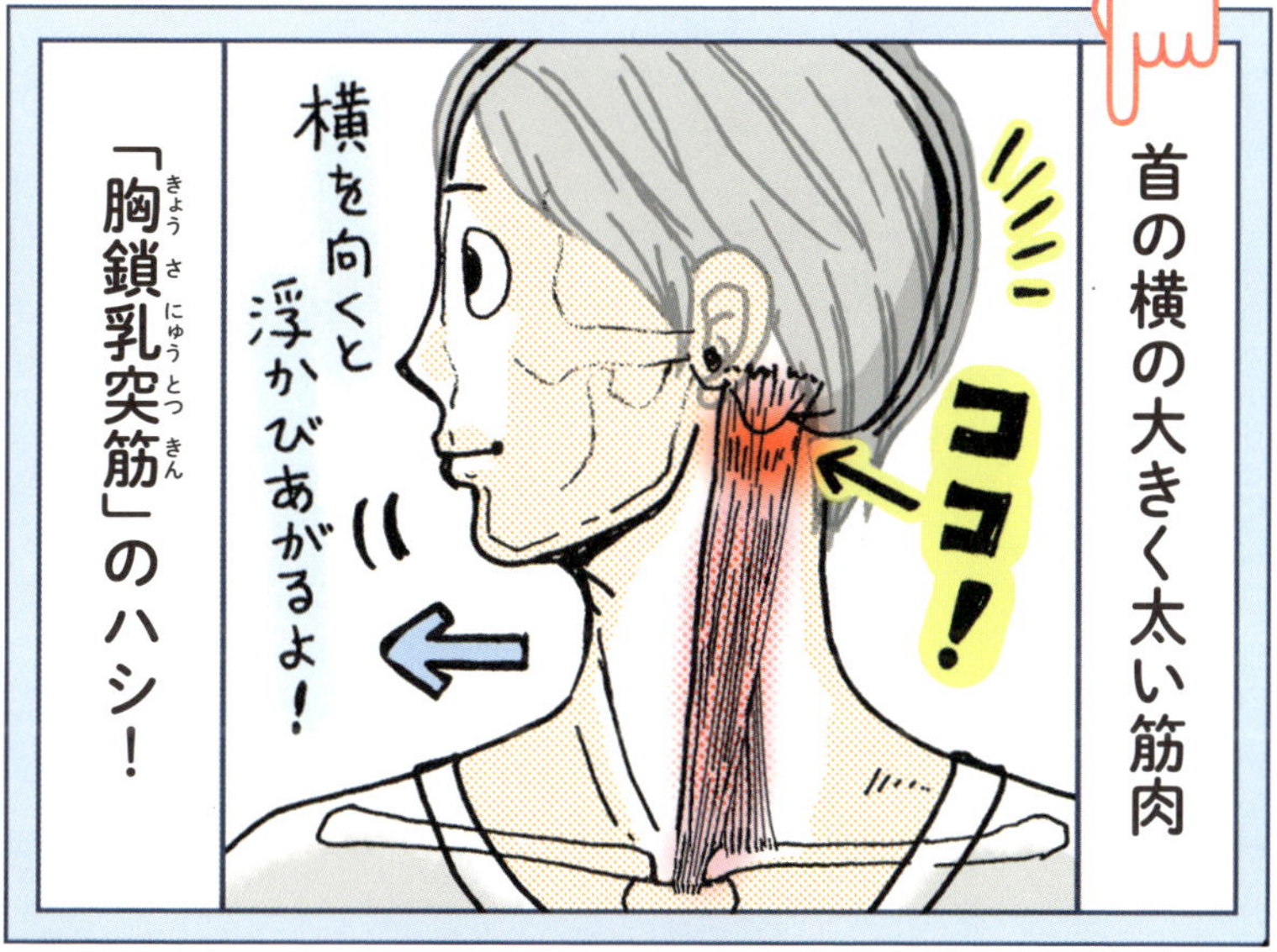

胸鎖乳突筋は、ストレスで硬くなりやすく、
呼吸の深さなどにも関わるがんばり屋さんの筋肉です!

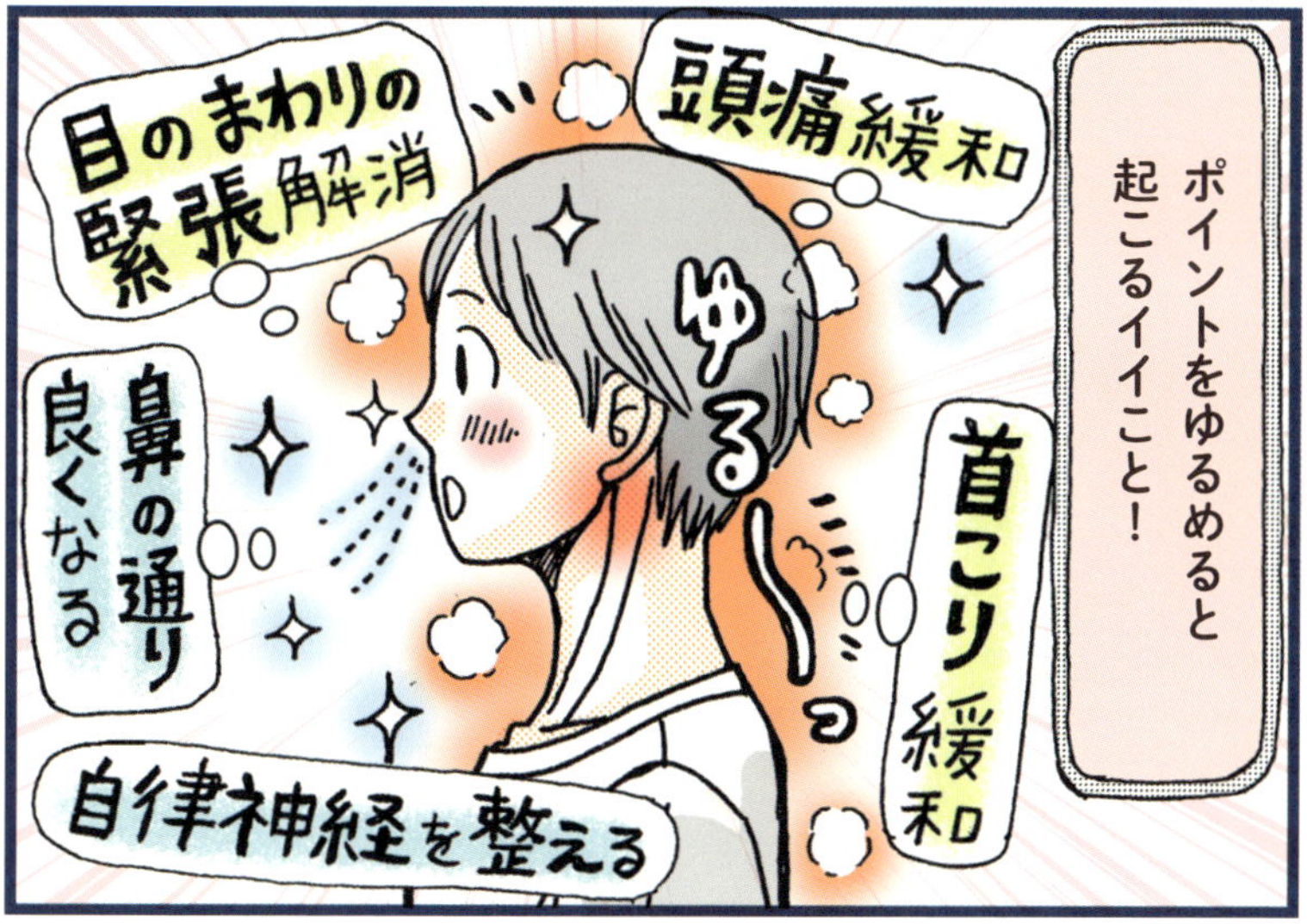
ポイントをゆるめると起こるイイこと!
頭痛緩和
目のまわりの緊張解消
ゆる〜っ
首こり緩和
鼻の通り良くなる
自律神経を整える

めまい・息苦しさ・イライラ感の緩和にも!

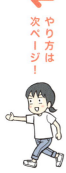

やり方は次ページ!

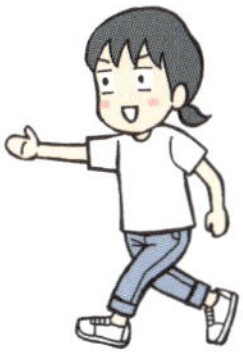

首こり・緊張型頭痛に

首の横トリガーほぐし

1 耳の後ろのボコッとした骨の形を人差し指でなぞりポイントゾーンを確かめる

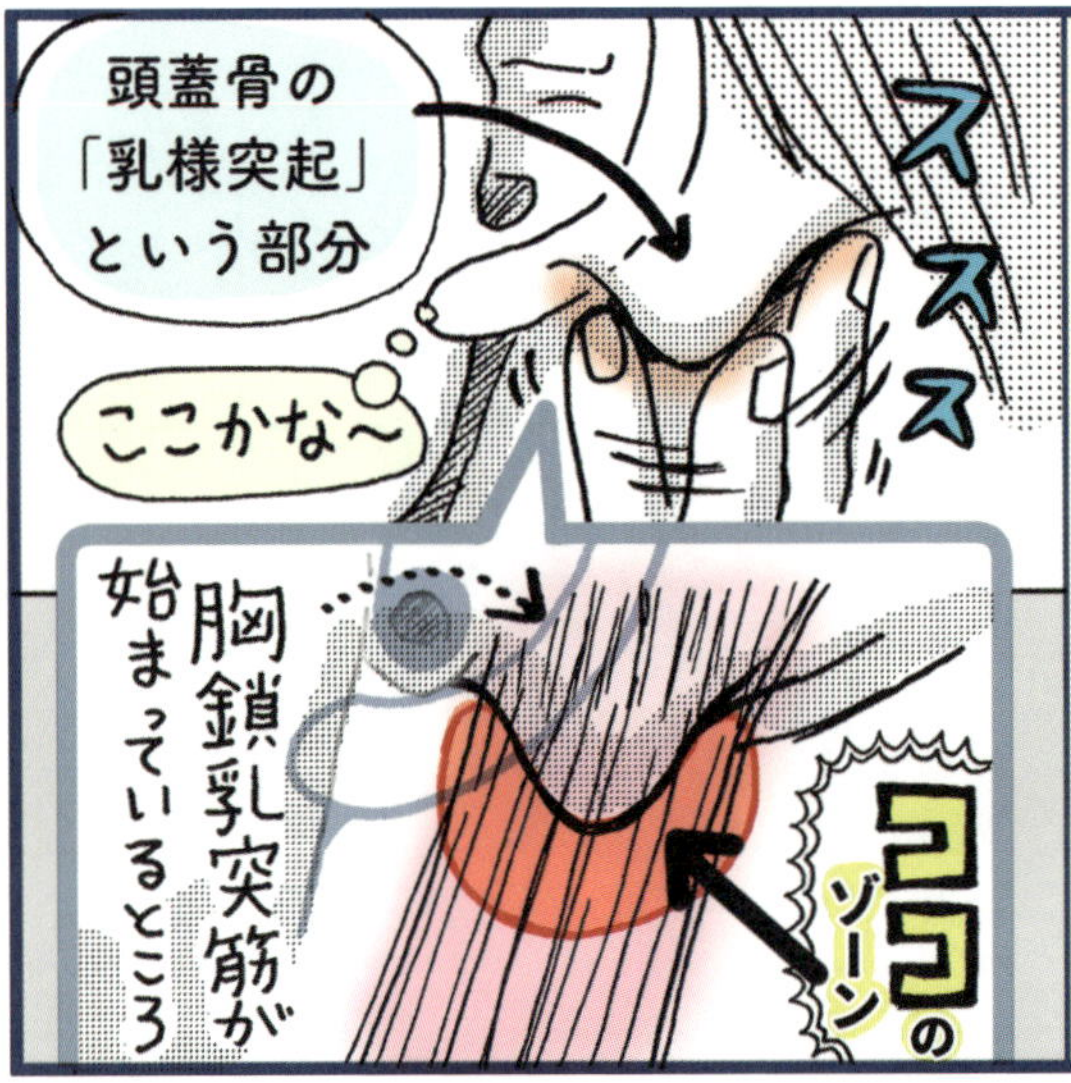

2 親指の腹の、グッと当たる面でしっかり捉えて、1カ所ずつじっくりと押してほぐしていく

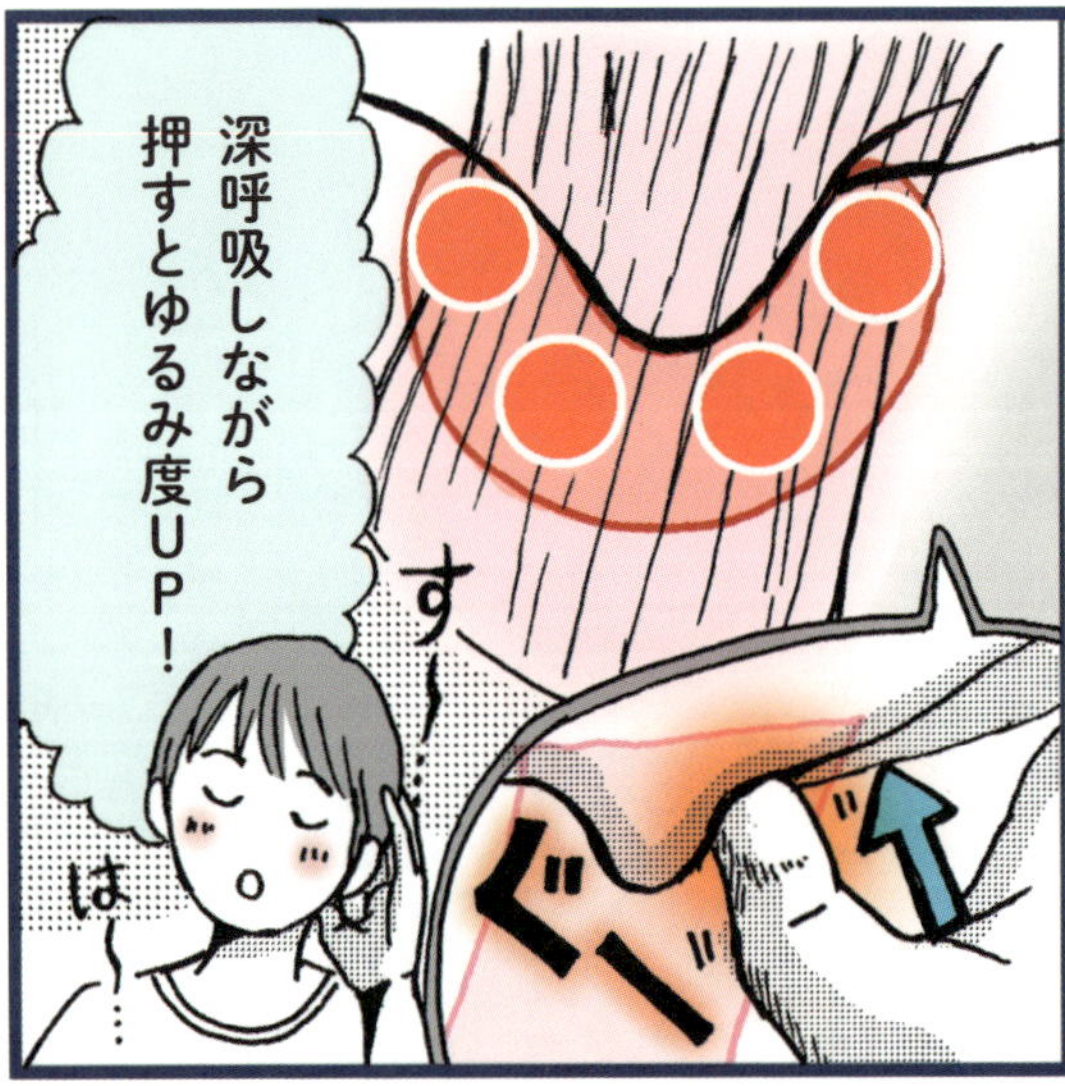

※爪などでやりにくい人は、人差し指でもOK（つき指に注意）。

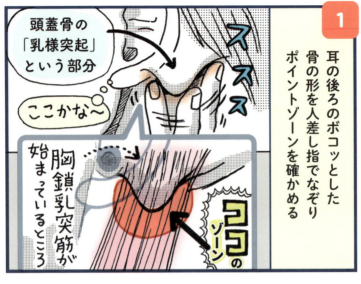

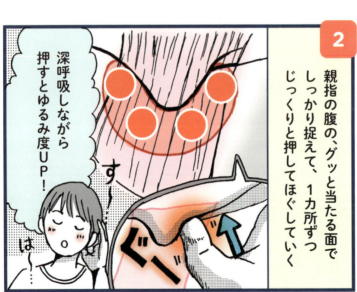

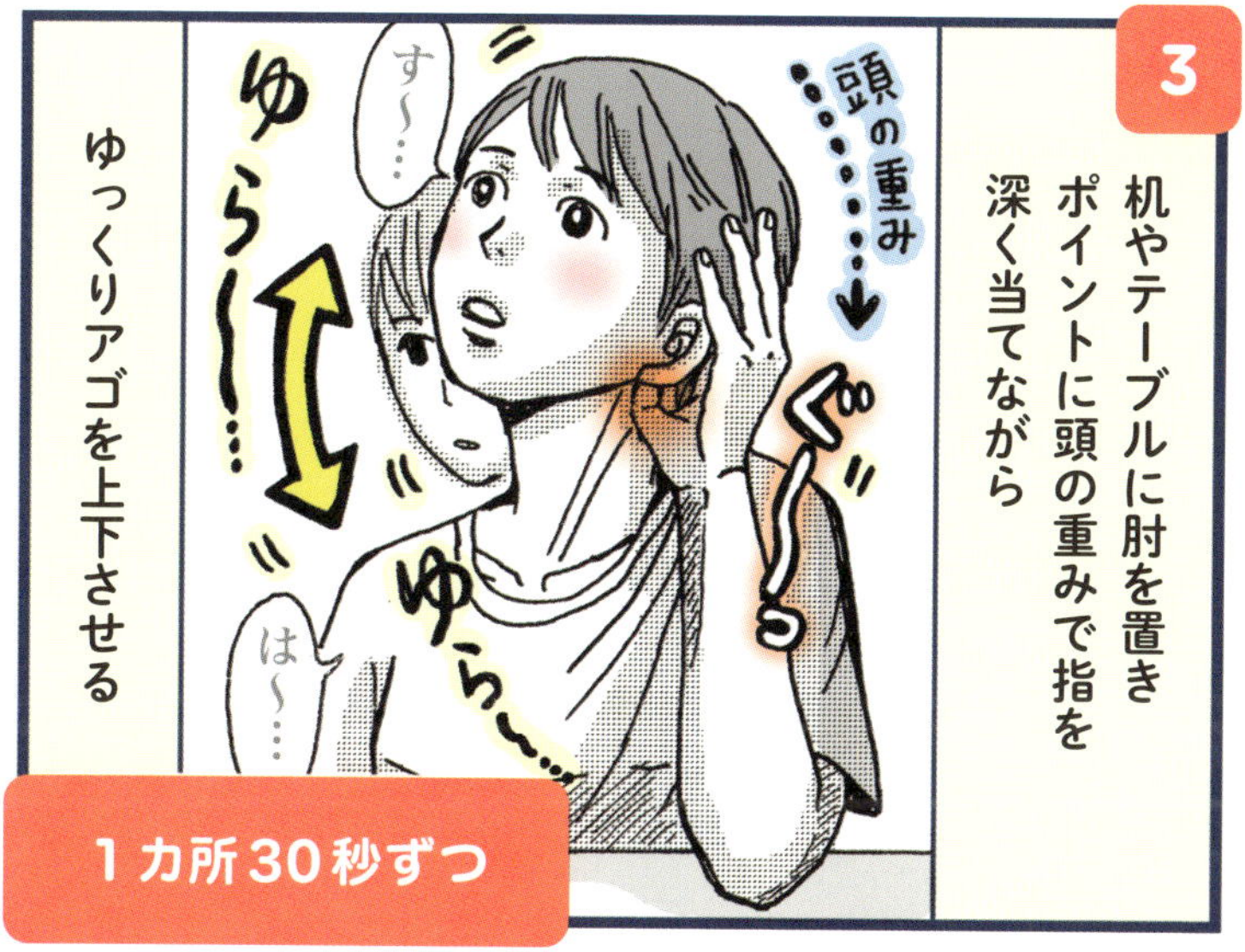
3
机やテーブルに肘を置き
ポイントに頭の重みで指を
深く当てながら
頭の重み
ぐ〜っ
ゆら〜…
す〜…
ゆら〜〜…
は〜…
ゆっくりアゴを上下させる
1カ所30秒ずつ

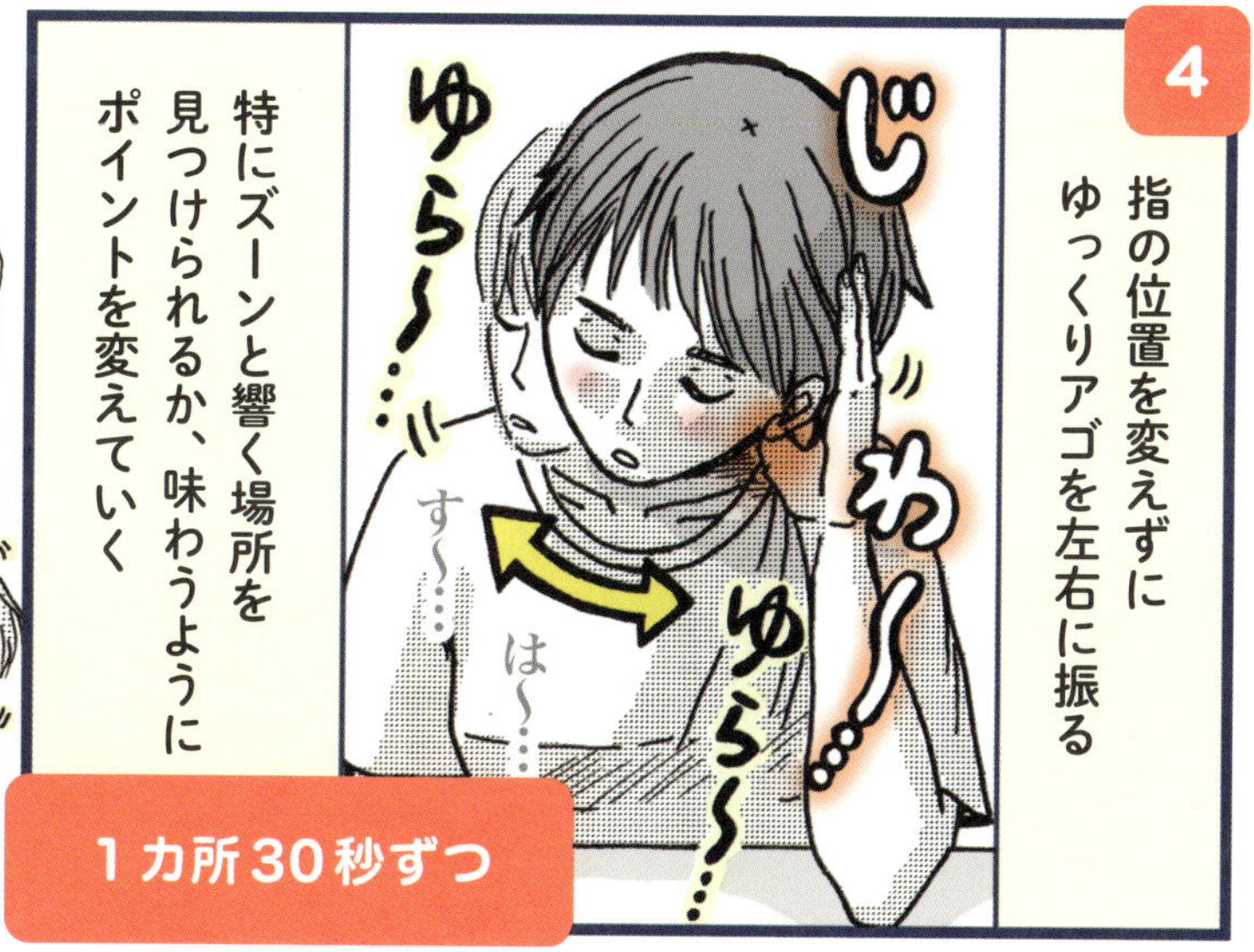
4
指の位置を変えずに
ゆっくりアゴを左右に振る
じわ〜…
ゆら〜…
ゆら〜…
す〜…
は〜…
特にズーンと響く場所を
見つけられるか、味わうように
ポイントを変えていく
1カ所30秒ずつ

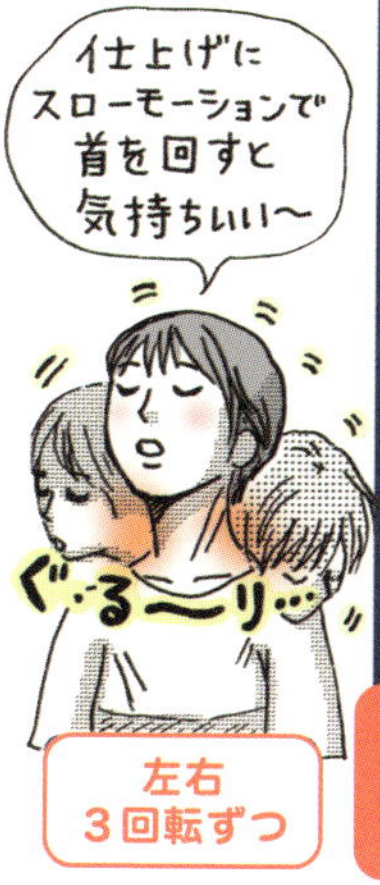
仕上げに
スローモーションで
首を回すと
気持ちいい〜
ぐ〜る〜り〜
左右
3回転ずつ

※反対側も同様に行う。

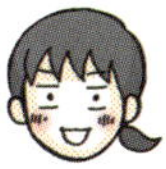

耳の後ろから始まる、首の大きな筋肉「胸鎖乳突筋」の
ハシの部分を押しほぐしていきます。強く指で押しすぎて、
つき指をしないように力加減をしましょう。

おつかれ
体のコリ

頭こり・食いしばり

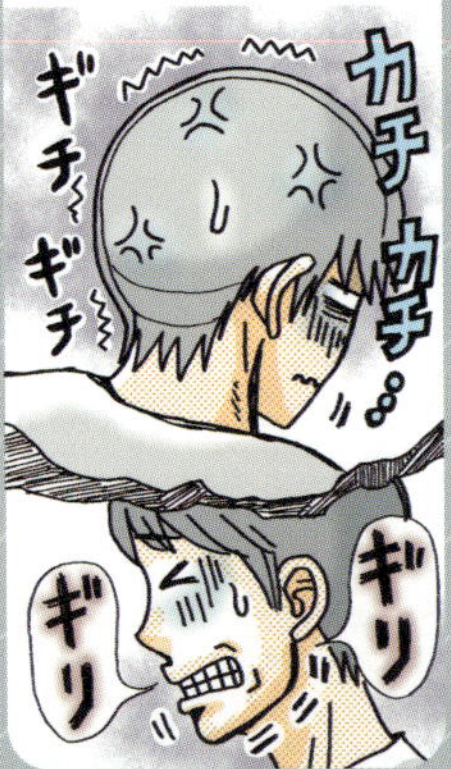

側《そく》頭《とう》筋《きん》トリガーほぐし

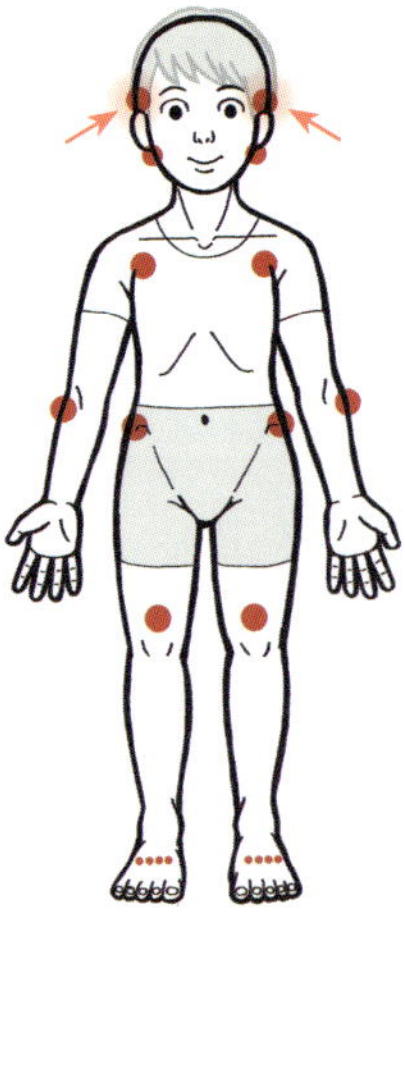

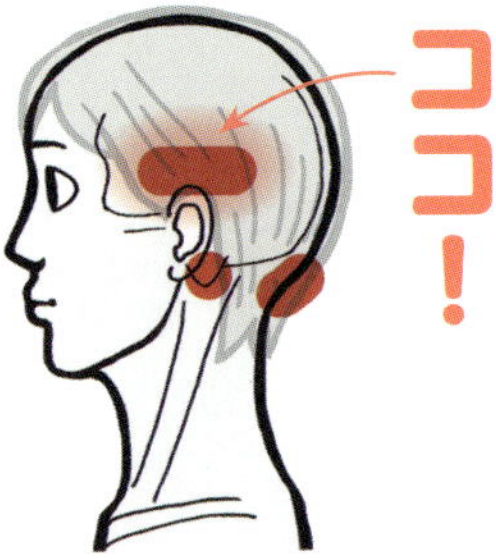

こめかみから
耳の上周辺

ココを押さえる！

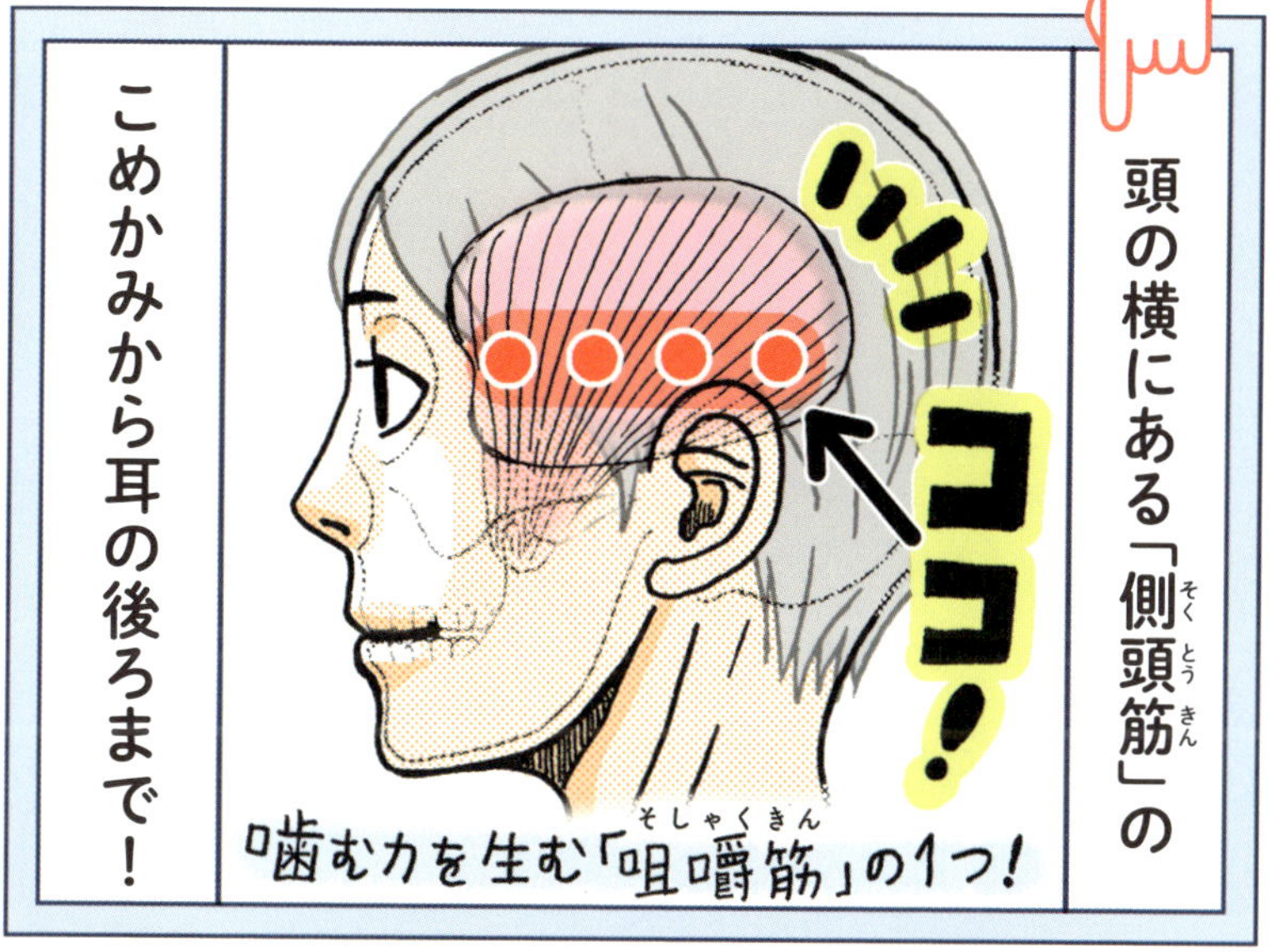
頭の横にある「側《そく》頭《とう》筋《きん》」の
ココ！
こめかみから耳の後ろまで！
噛む力を生む「咀嚼筋《そしゃくきん》」の1つ！

側頭筋はストレスによる食いしばりや、スマホやPC画面の見過ぎで硬くなってしまう筋肉です！

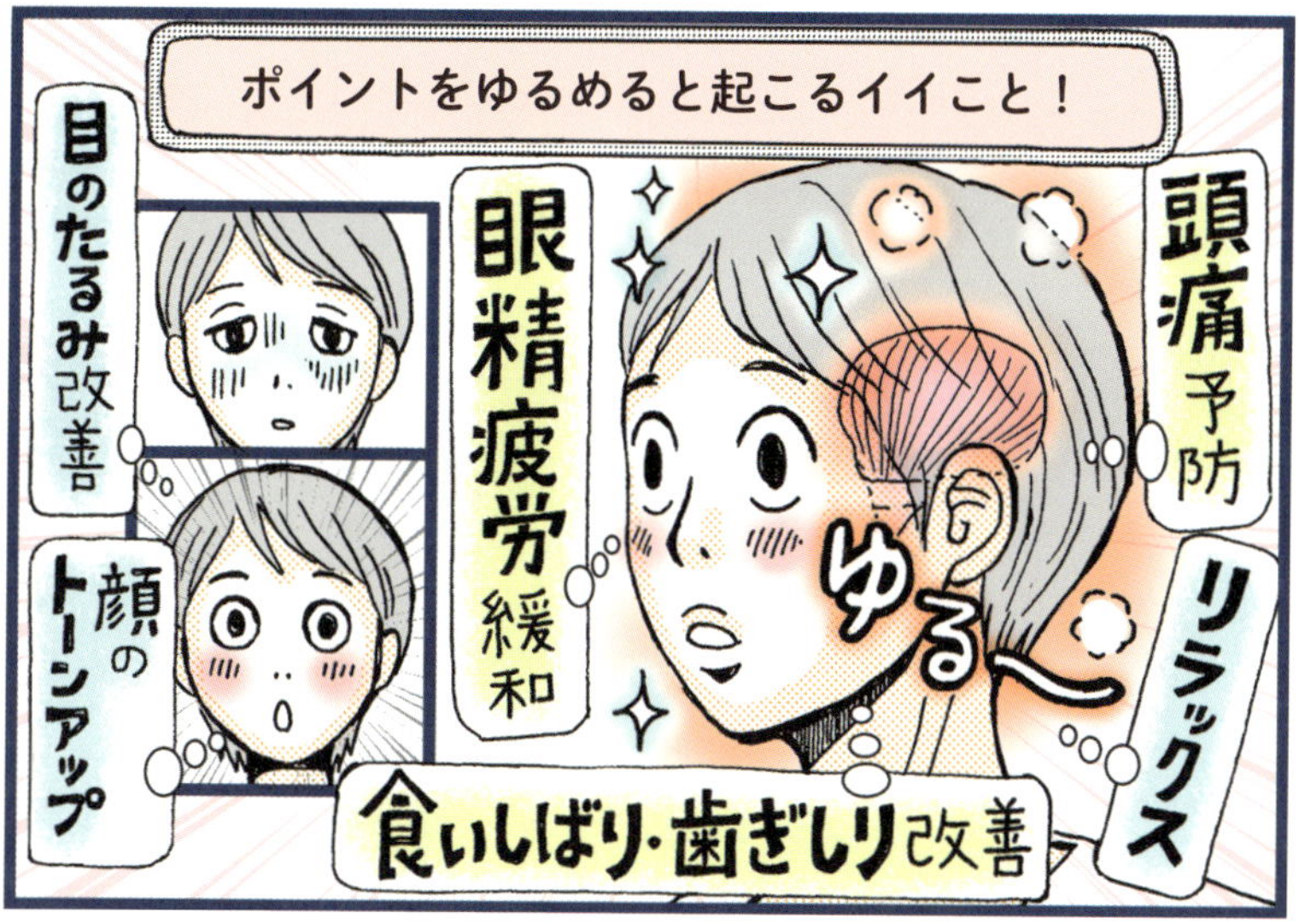
ポイントをゆるめると起こるイイこと！
頭痛予防
眼精疲労緩和
目のたるみ改善
リラックス
ゆる〜
顔のトーンアップ
食いしばり・歯ぎしり改善

緊張型頭痛緩和・脳のリラックスにも！

やり方は次ページ！

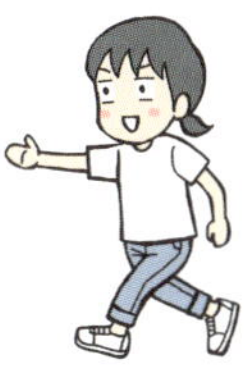

頭こり・食いしばりに
側頭筋トリガーほぐし

1

目尻の横の骨を指で触って①の側頭筋のハシになる場所を確かめる

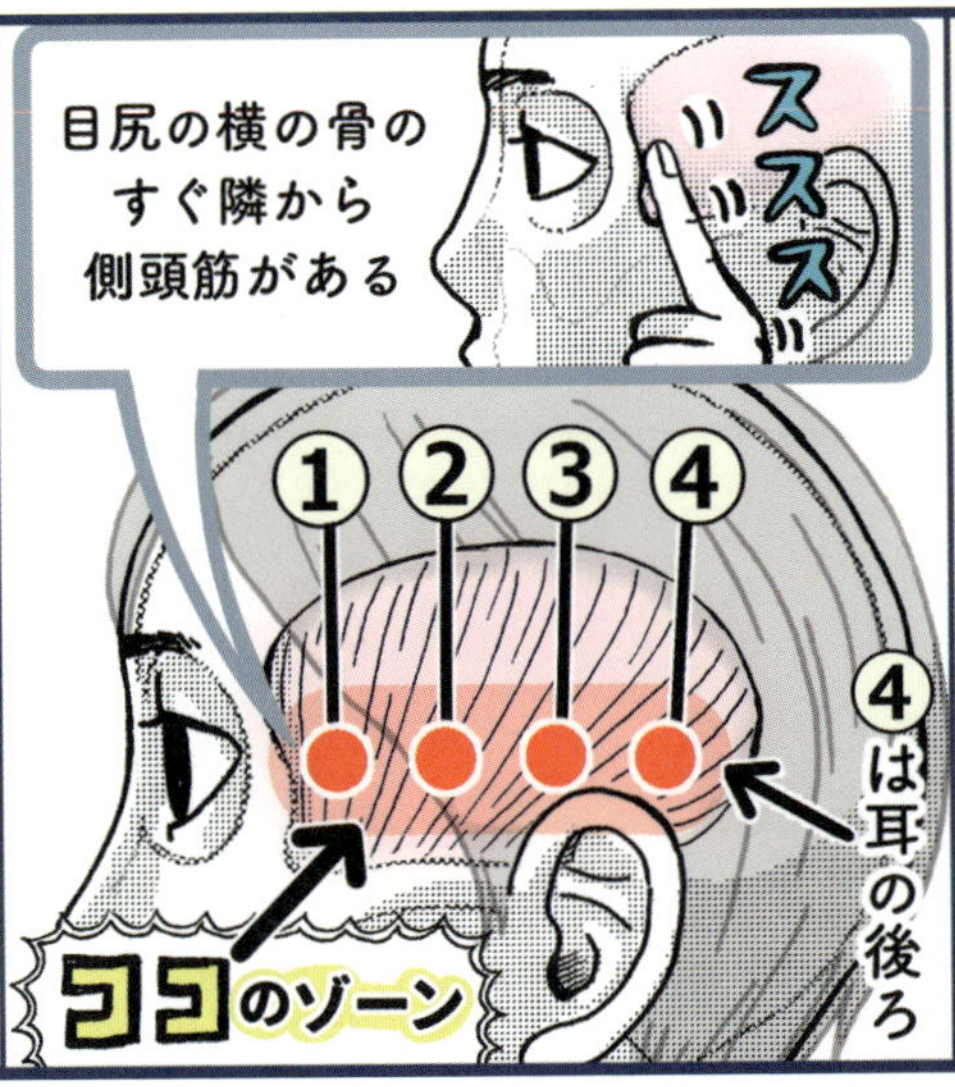
目尻の横の骨のすぐ隣から側頭筋がある
ススス
①
②
③
④
④は耳の後ろ
ココのゾーン

①から④まで順番にほぐしていく

2

①に両手の掌底を当て

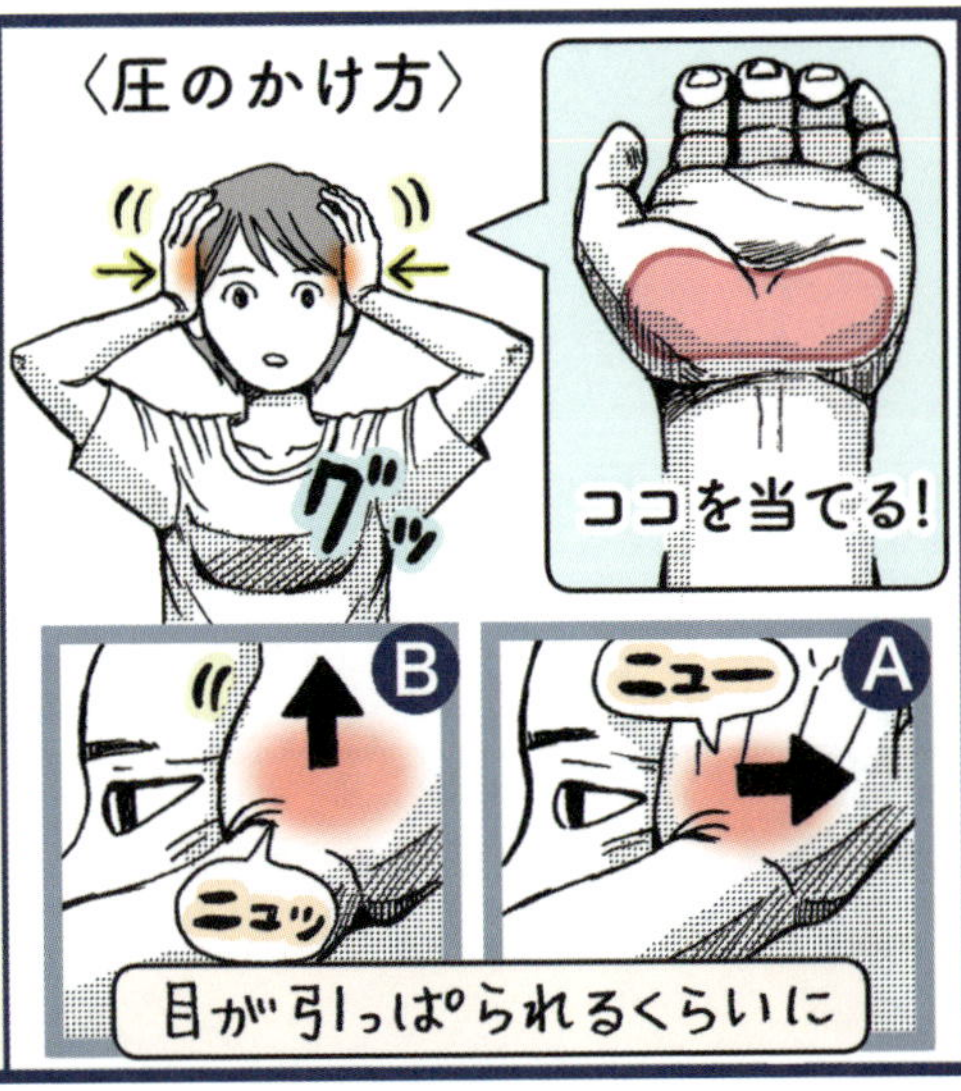
〈圧のかけ方〉
グッ
ココを当てる！
B
ニュッ
A
ニュー
目が引っぱられるくらいに

Ⓐ圧をかけて後方へ引き
Ⓑそのまま上へ引き上げてスタート

※噛み合わせて力が入ったり息を止めないように、
口を少し開けておこう。

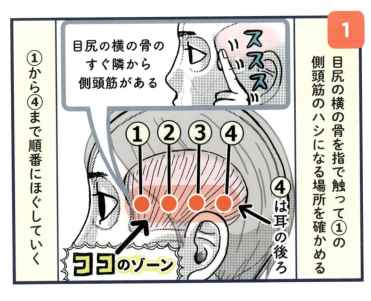

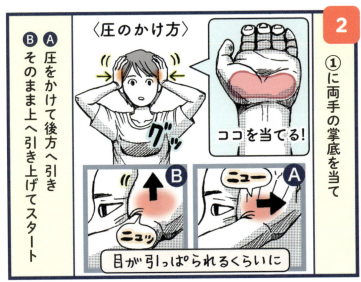

3

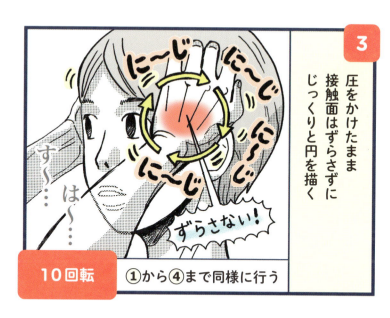

圧をかけたまま
接触面はずらさずに
じっくりと円を描く

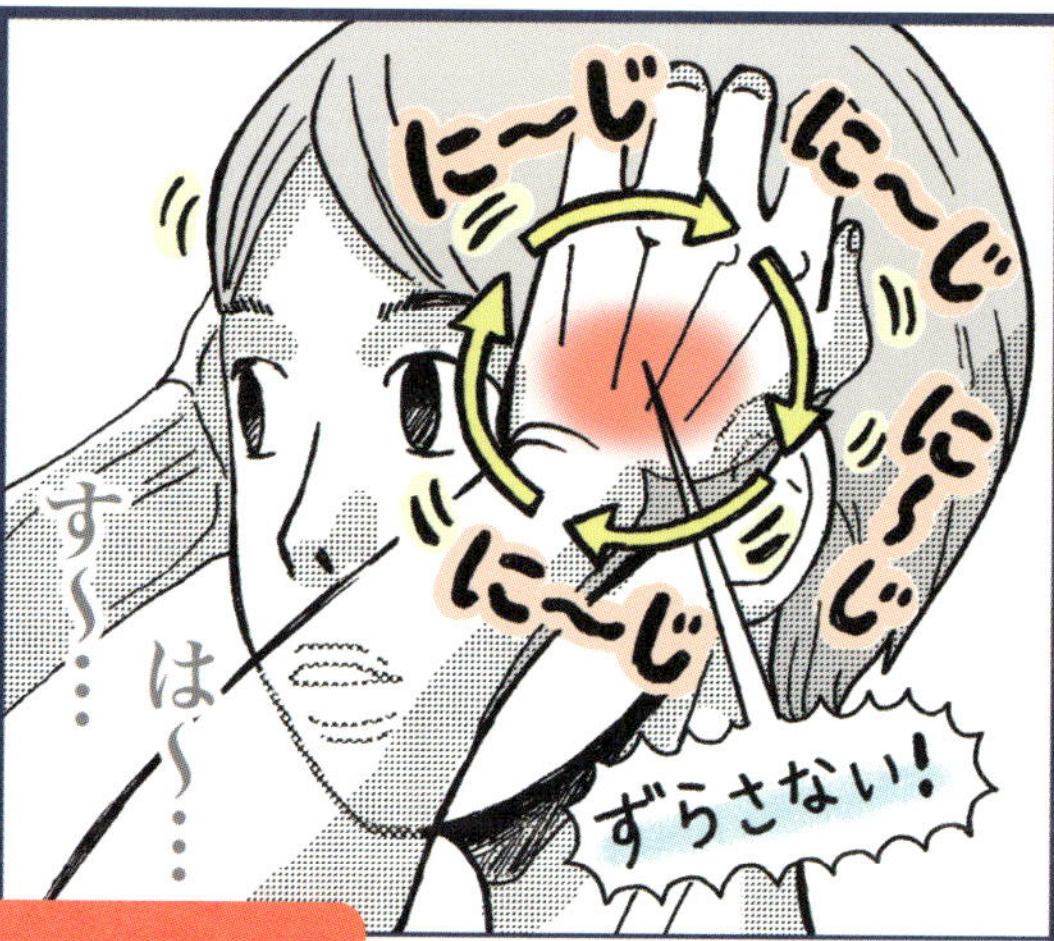
に〜じ
に〜じ
に〜じ
に〜じ
す〜…
は〜…
ずらさない!

10回転　①から④まで同様に行う

4

首に力が入ってしまったり
腕が上げにくい人は

やりやすい姿勢でやってみよう

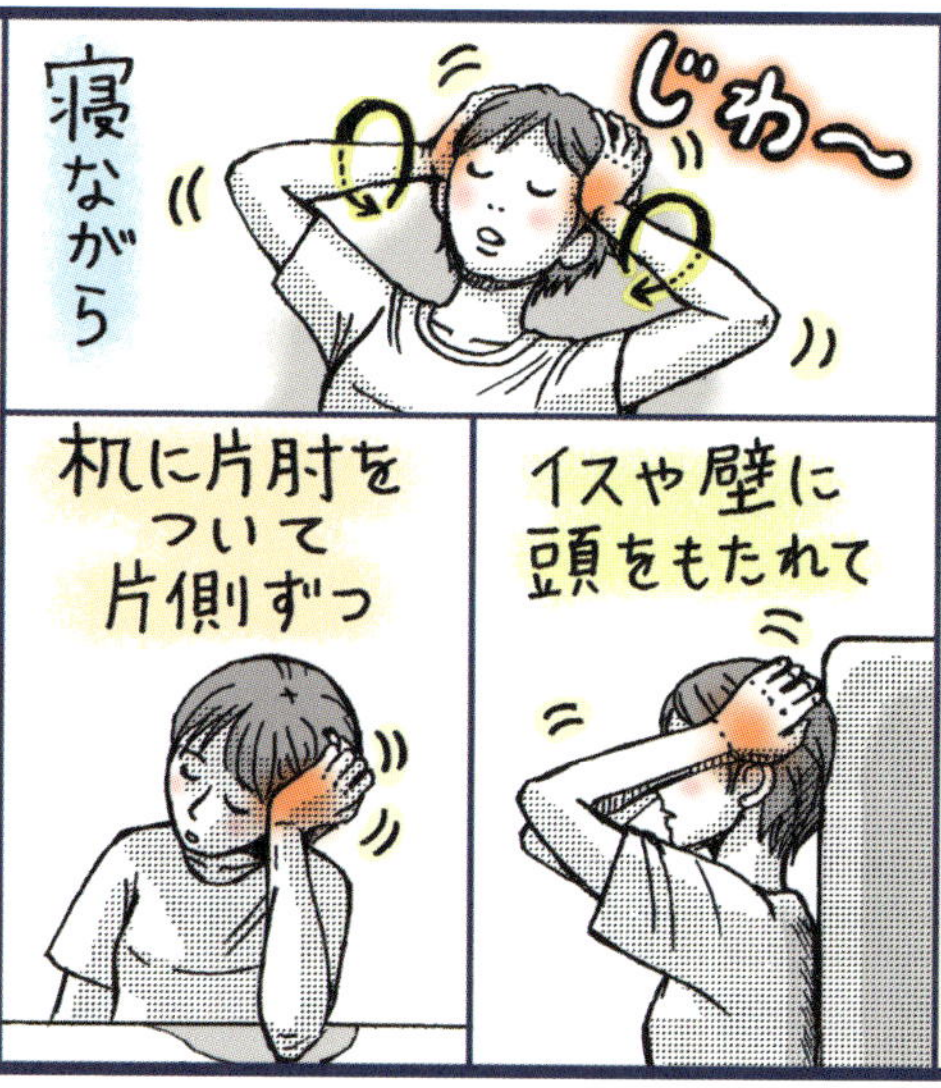
寝ながら
じわ〜
机に片肘をついて片側ずつ
イスや壁に頭をもたれて

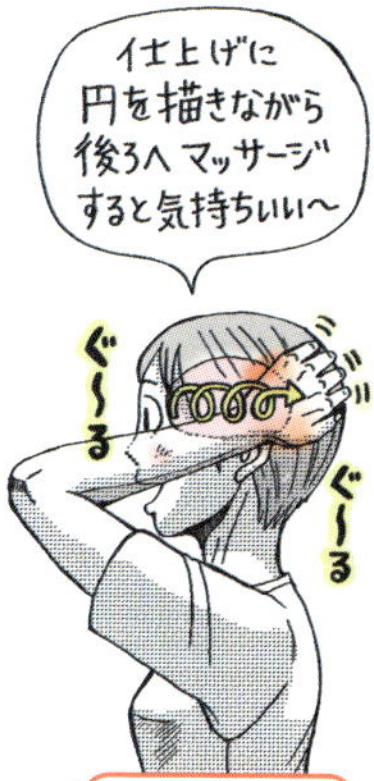
仕上げに円を描きながら後ろへマッサージすると気持ちいい〜
ぐ〜る
ぐ〜る

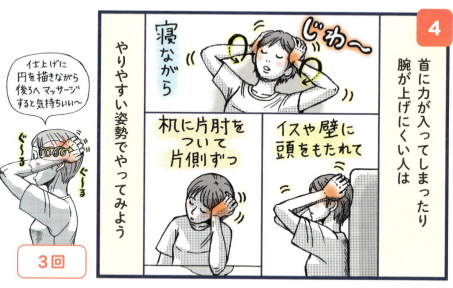

3回

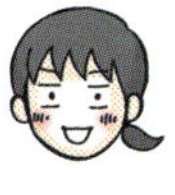

手で圧をかけながら「イタ気持ち良さ」を見つけていくような
イメージでじっくりやってみましょう。
昼にやればリフレッシュに、夜にやればリラックスモードに。

おつかれ
体のコリ

首の後ろのコリ・目の疲れ

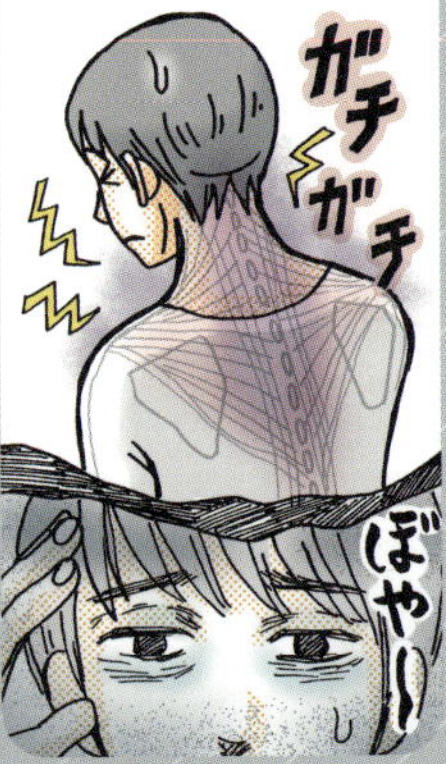

Chapter1
Trigger point

後頭部トリガーほぐし

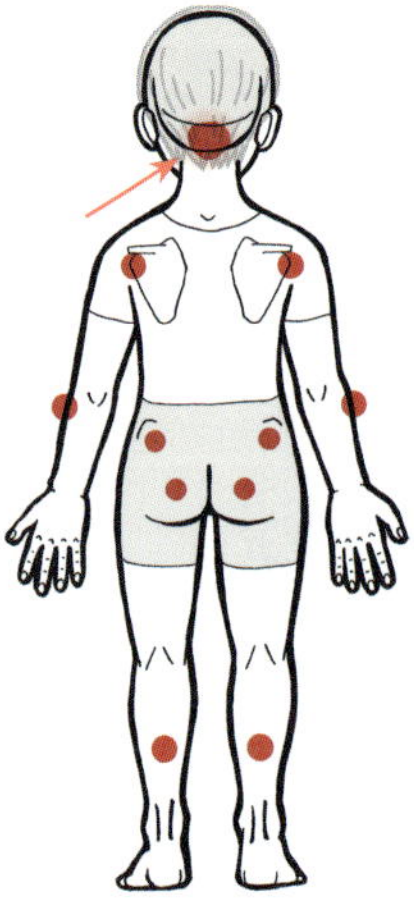

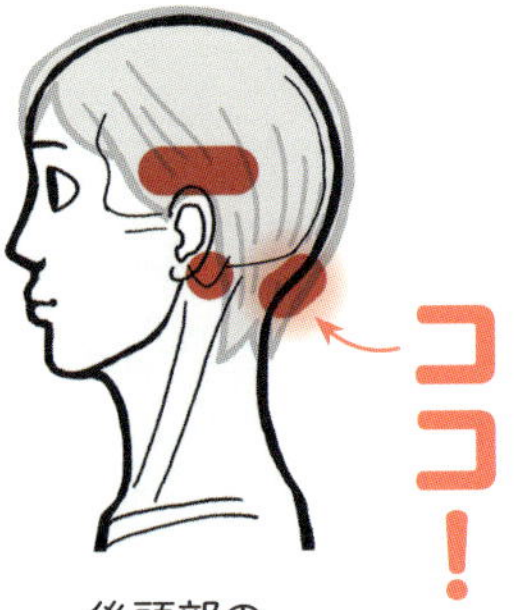

後頭部の
頭と首を
つなぐところ

ココを押さえる!

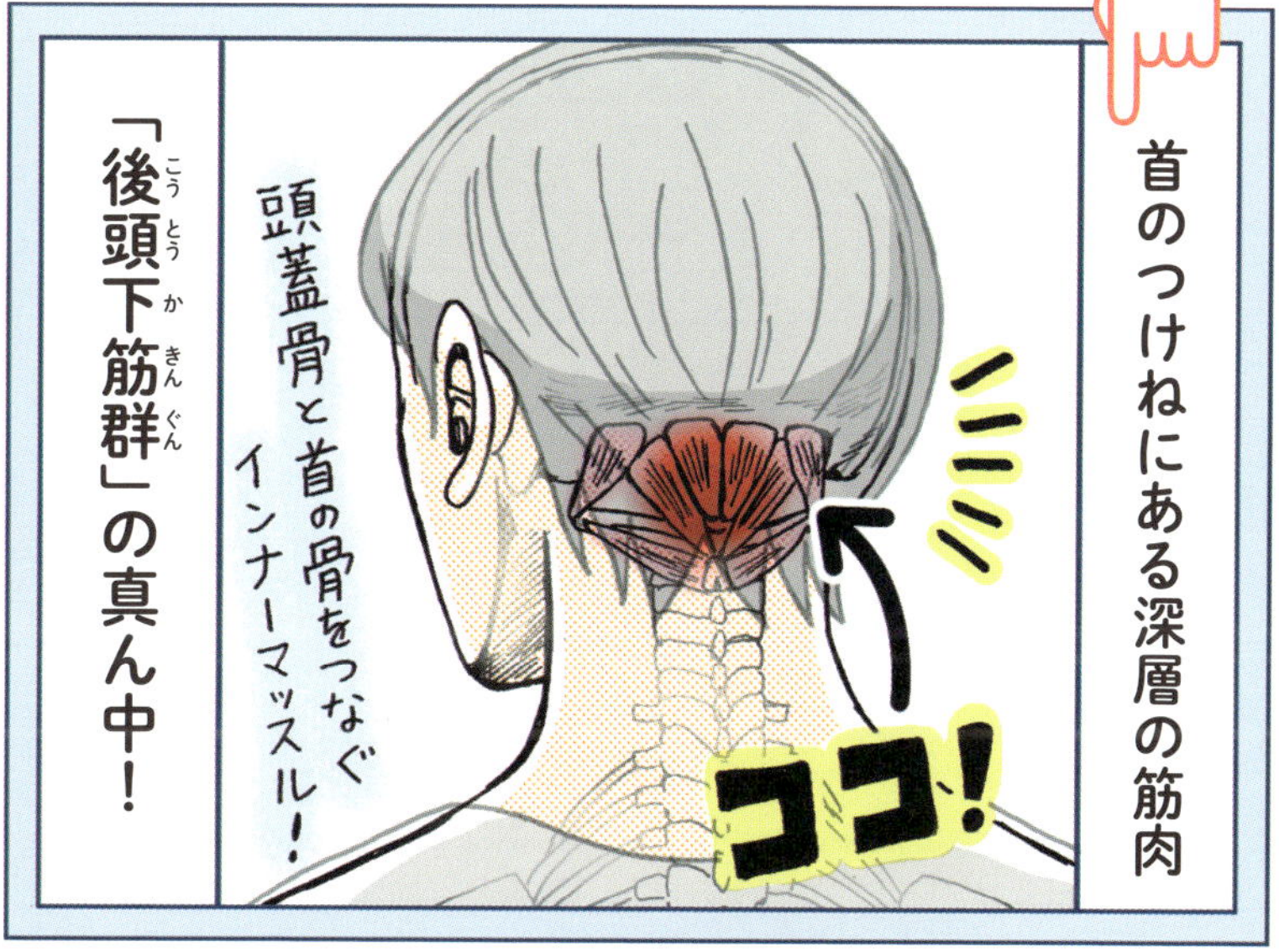
首のつけねにある深層の筋肉
ココ!
頭蓋骨と首の骨をつなぐインナーマッスル!
「後《こう》頭《とう》下《か》筋《きん》群《ぐん》」の真ん中!

後頭下筋群は、スマホなどの画面の見過ぎや、ストレートネック・猫背によって凝ってしまう筋肉です!

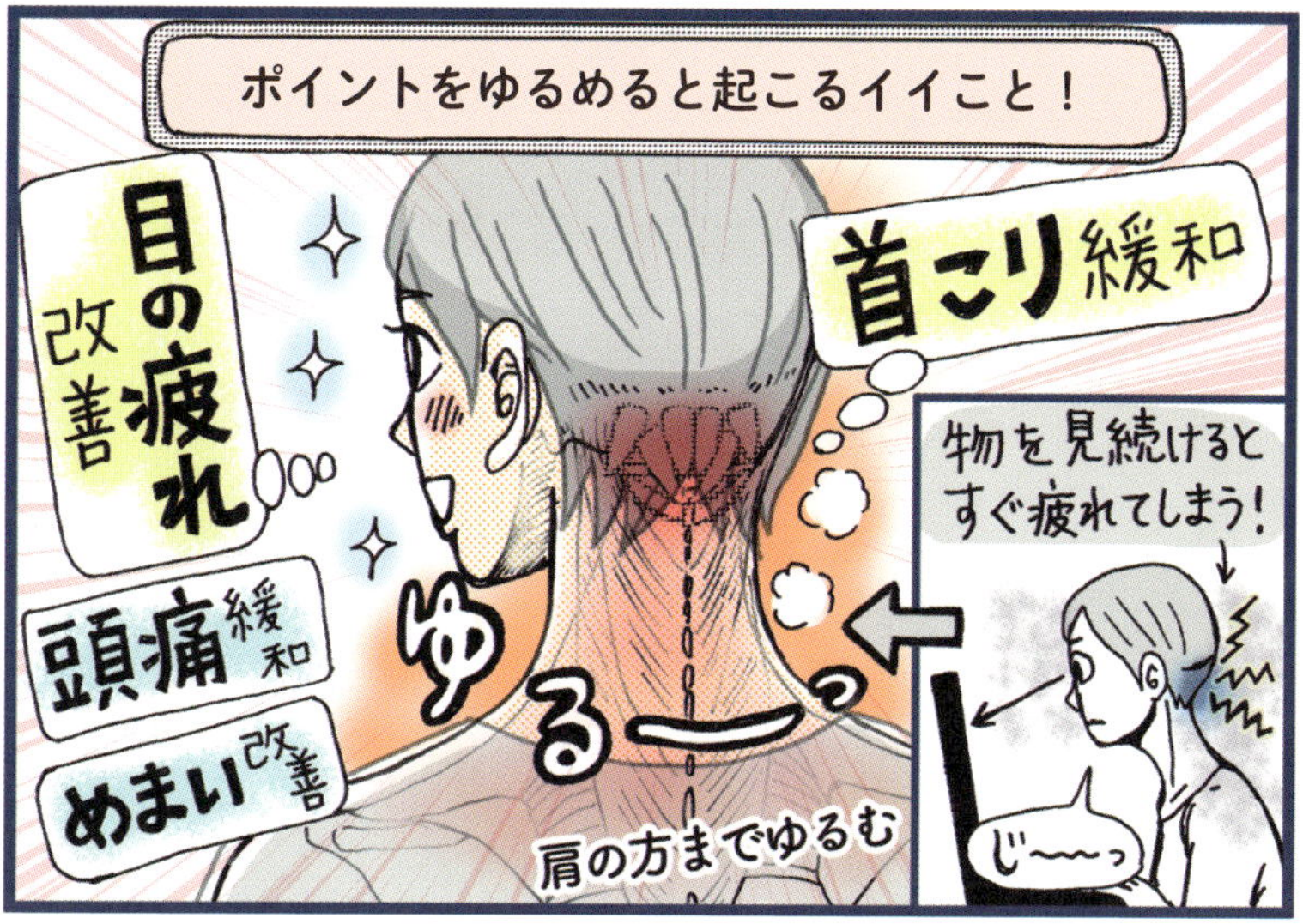
ポイントをゆるめると起こるイイこと!
首こり緩和
目の疲れ改善
頭痛緩和
めまい改善
ゆるーっ
肩の方までゆるむ
物を見続けるとすぐ疲れてしまう!
じ〜〜っ

眼精疲労による肩こりにも!

やり方は次ページ!

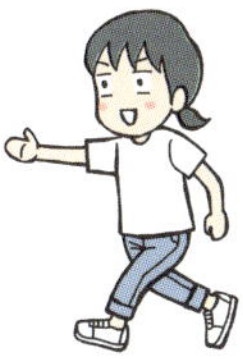

首の後ろのコリ・目の疲れに

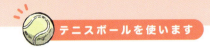

後頭部トリガーほぐし

1

後頭部のまるみの部分で
一番出ている骨の下のあたり

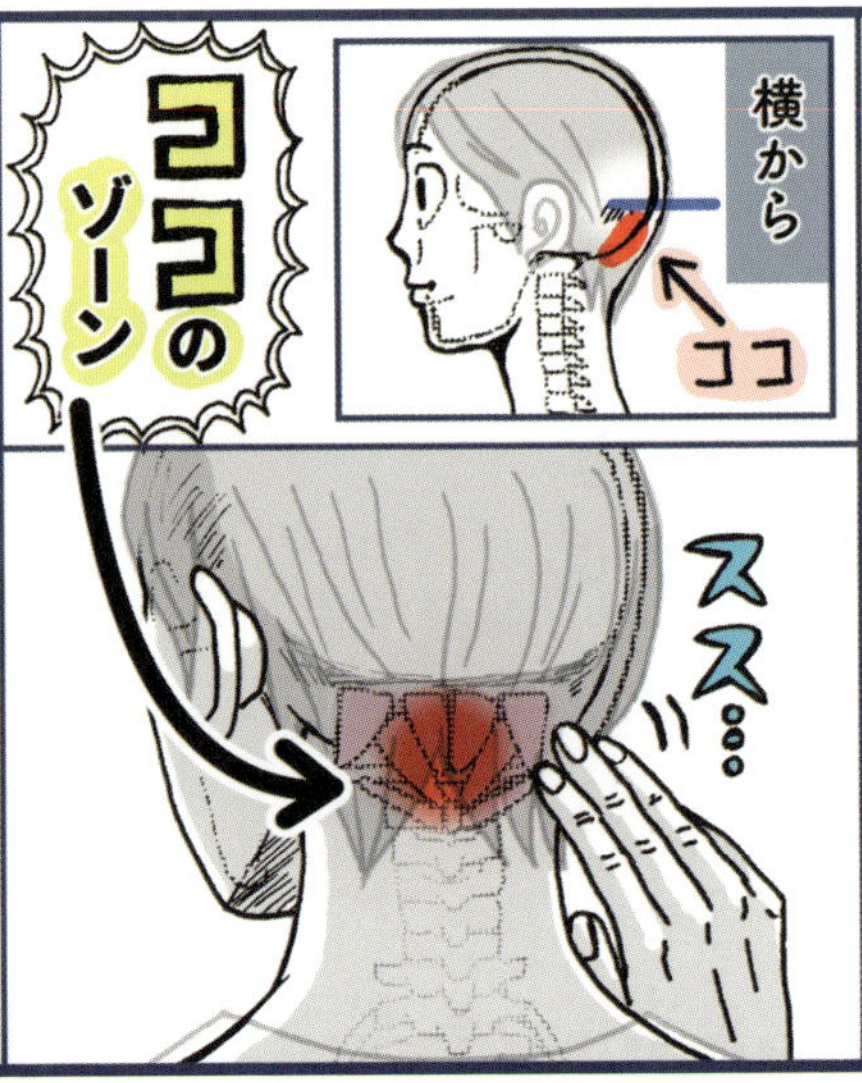
横から
ココ
ココのゾーン
スス…

くぼんでいる箇所がポイント。
触って確かめておく

2

寝た姿勢になり
テニスボールを手で持ちながら

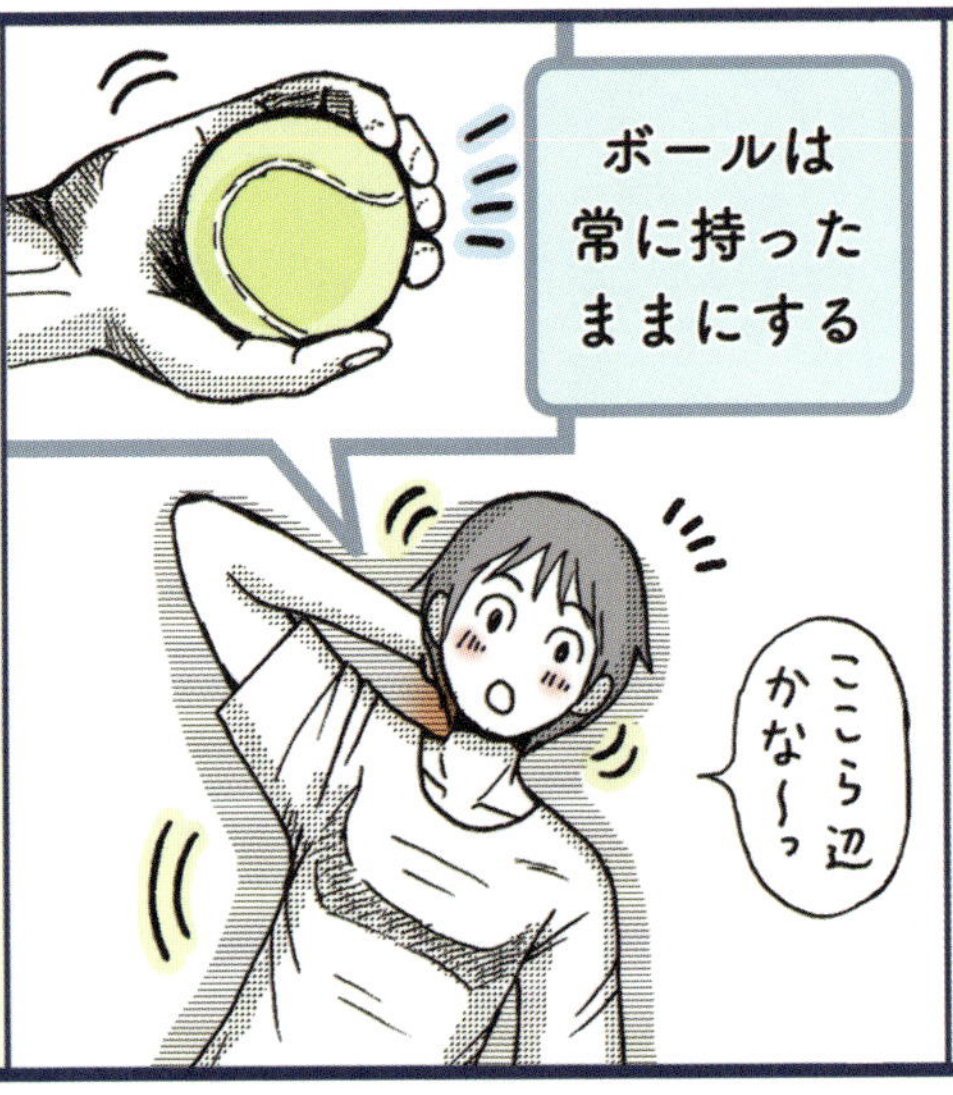
ボールは常に持ったままにする
ここら辺かな〜っ

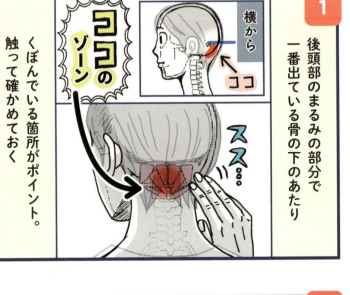

ポイントに当て頭の重みを乗せる

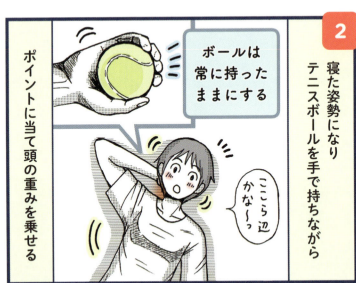

※左右どちらでも持ちやすい手でOK。

3

ボールが動かないように手で固定する

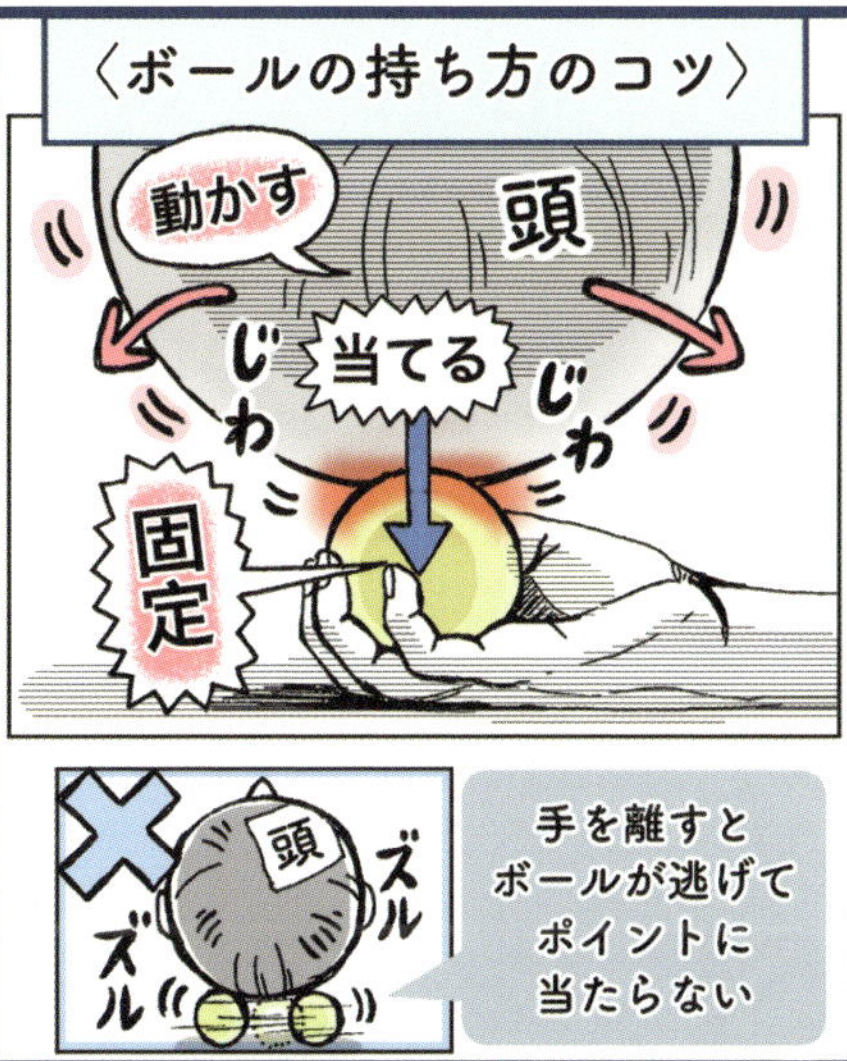

頭の方を動かして当たる部位を深くほぐす

4

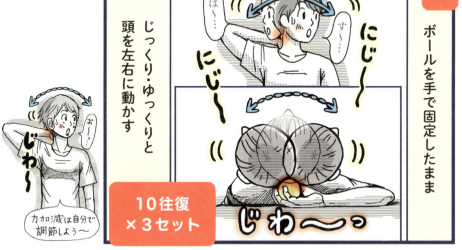

ボールを手で固定したまま

じっくり・ゆっくりと頭を左右に動かす

10往復×3セット

※1セットごとに頭の角度を微妙に変えながら行う。

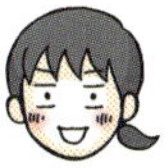

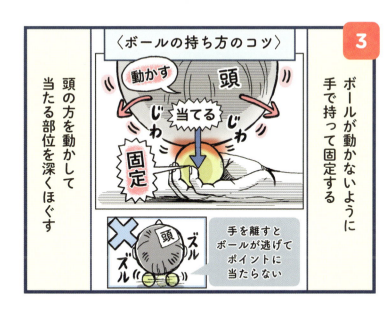

頭の左右の動きを大きくしたり小さくしたり
アゴの角度を上や下にほんのわずかに変えてみたりして
「イタ気持ち良さ」を見つけていくようにやってみましょう。

おつかれ体のコリ

肩こり・四十肩予防

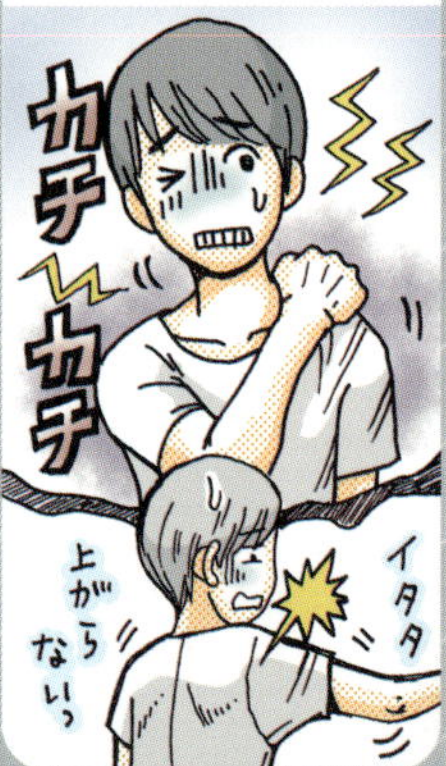

Chapter1 Trigger point

肩トリガーほぐし

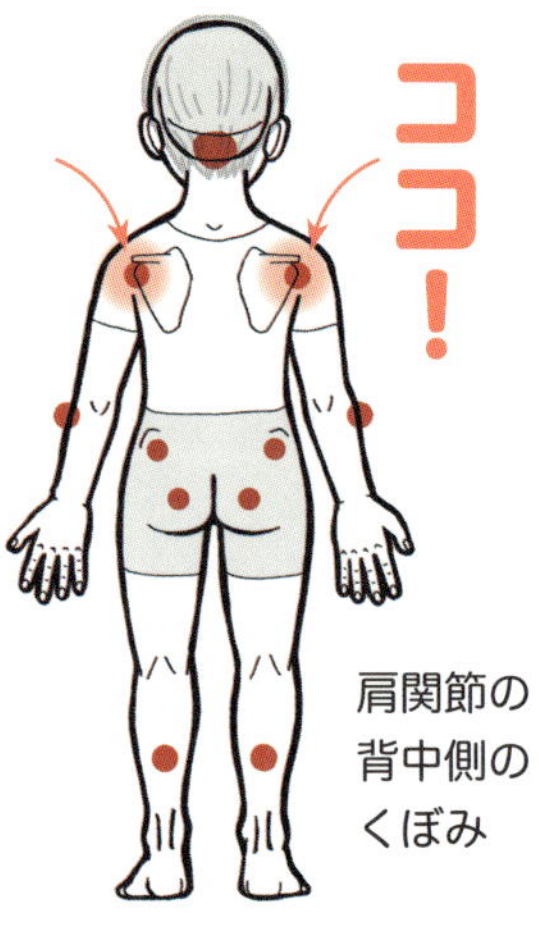

ココを押さえる！

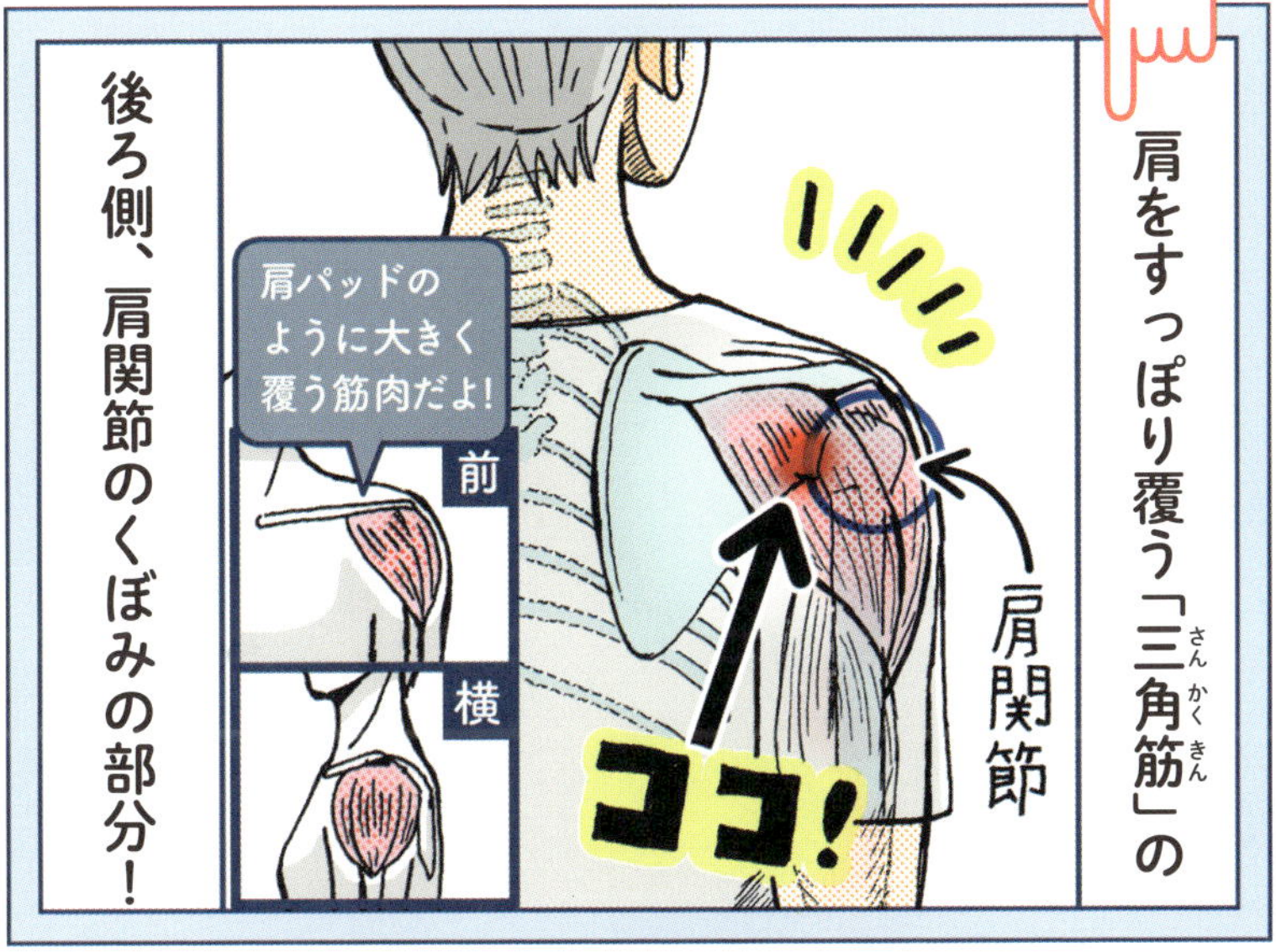
肩をすっぽり覆う「三《さん》角《かく》筋《きん》」の
後ろ側、肩関節のくぼみの部分！
肩パッドのように大きく覆う筋肉だよ！
前
横
肩関節
ココ！

三角筋は、PC作業や車の運転など腕を前に出した状態や、猫背姿勢などで疲労が蓄積されてしまいます。

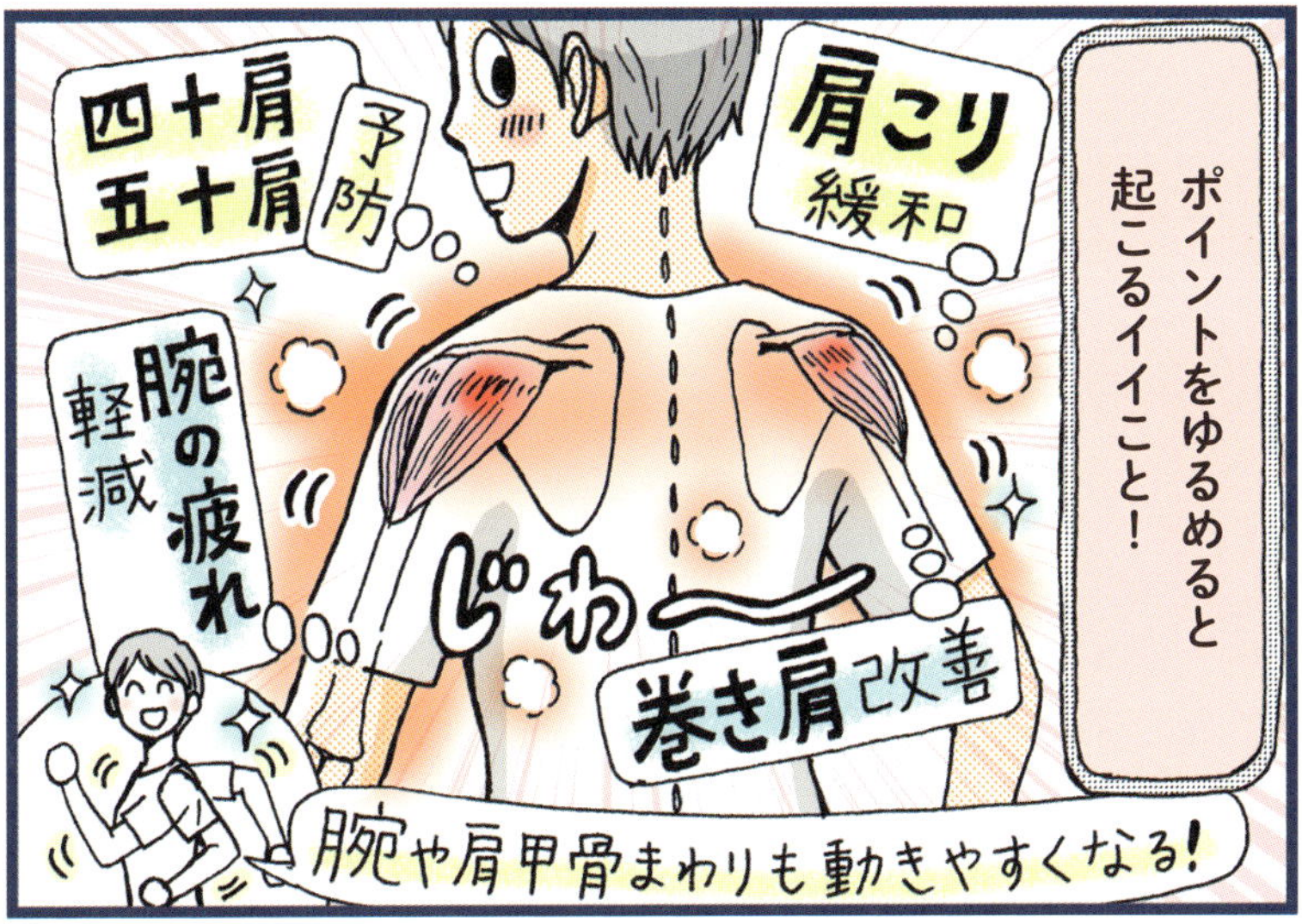
ポイントをゆるめると起こるイイこと！
肩こり 緩和
四十肩 五十肩 予防
腕の疲れ 軽減
じわ〜〜
巻き肩改善
腕や肩甲骨まわりも動きやすくなる！

猫背の改善にも！

やり方は次ページ！

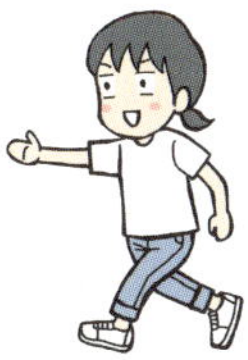

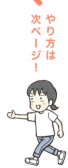

肩こり・四十肩予防に
肩トリガーほぐし

1

肩の後ろの「骨が一番ポコッと出ている部分」を指で探し

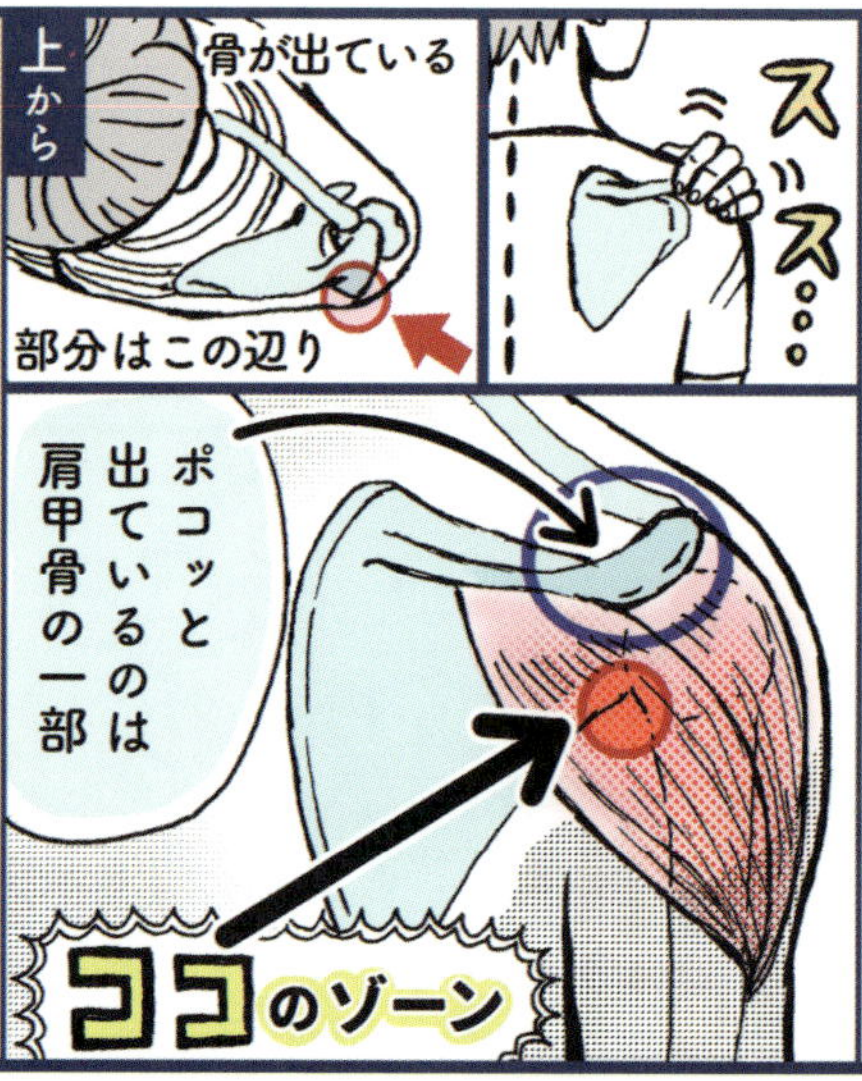

上から
骨が出ている
部分はこの辺り
ス〃ス…
ポコッと出ているのは肩甲骨の一部
ココのゾーン

その骨から指2本分下あたりがポイントゾーン

2

左手の指をポイントに強めに押して引っかけ、伸ばした右腕をくるくると回し

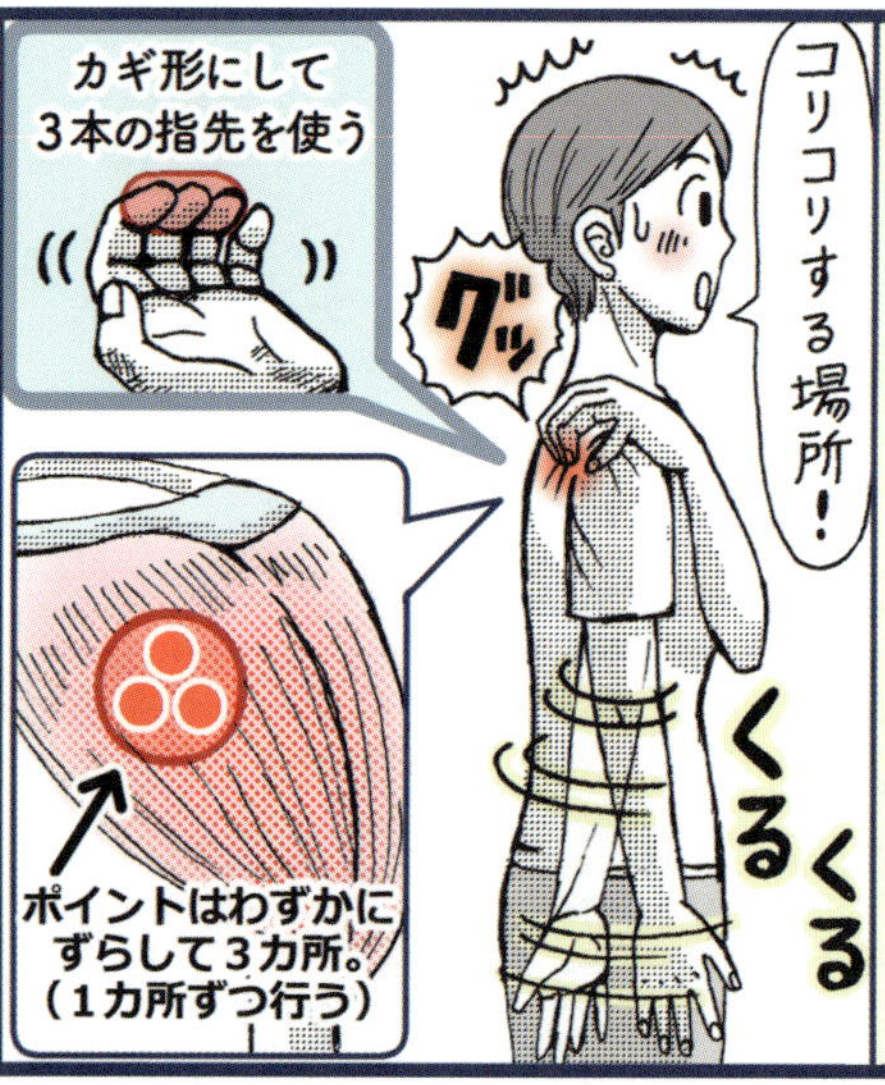

コリコリする場所！
グッ
カギ形にして3本の指先を使う
ポイントはわずかにずらして3カ所。（1カ所ずつ行う）
くるくる

イタ気持ち良い部分を確かめる

※指の腹で押さえる。3本で押さえづらければ2本でもOK。

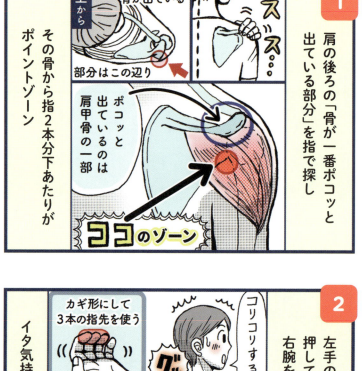

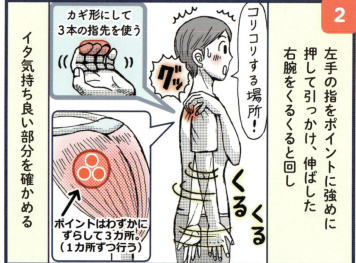

3

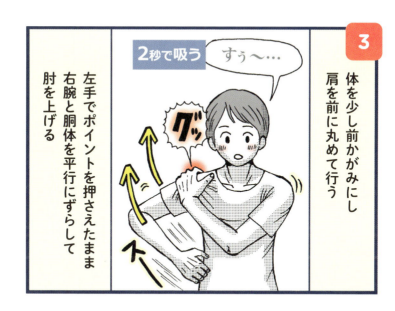

体を少し前かがみにし
肩を前に丸めて行う

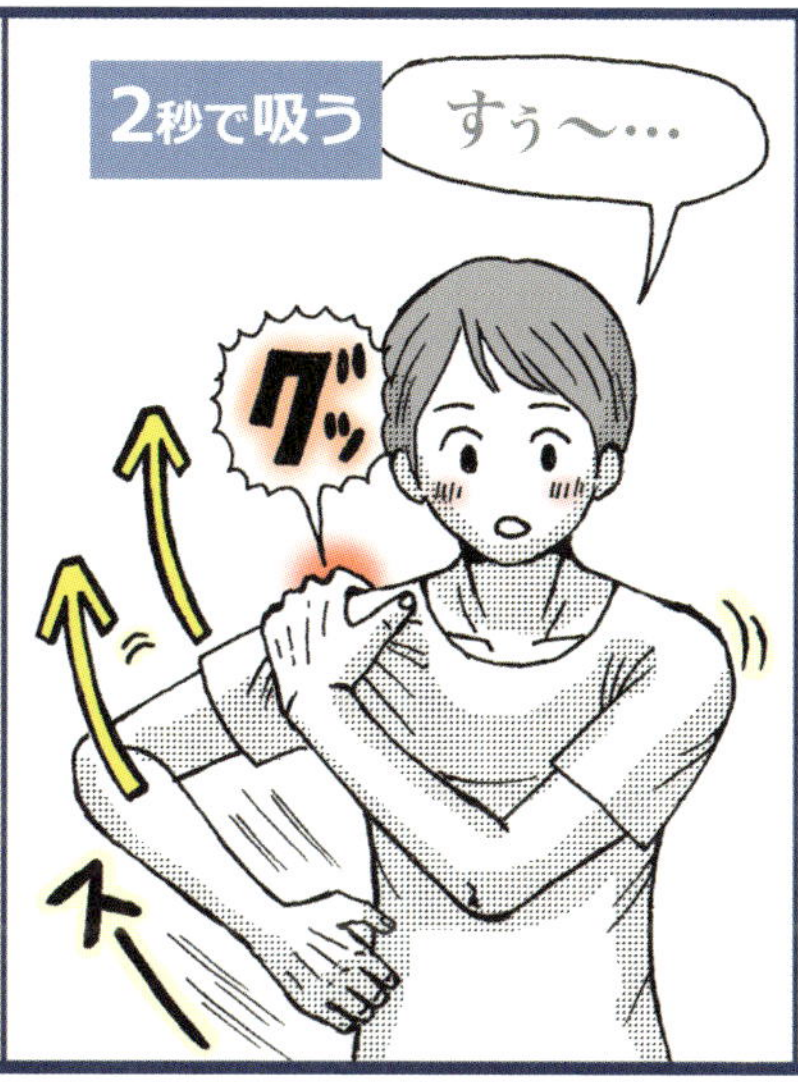
2秒で吸う
すぅ〜…
グッ
ス〜

左手でポイントを押さえたまま
右腕と胴体を平行にずらして
肘を上げる

4

右腕を胴体に沿わせて
左側へスイングさせる

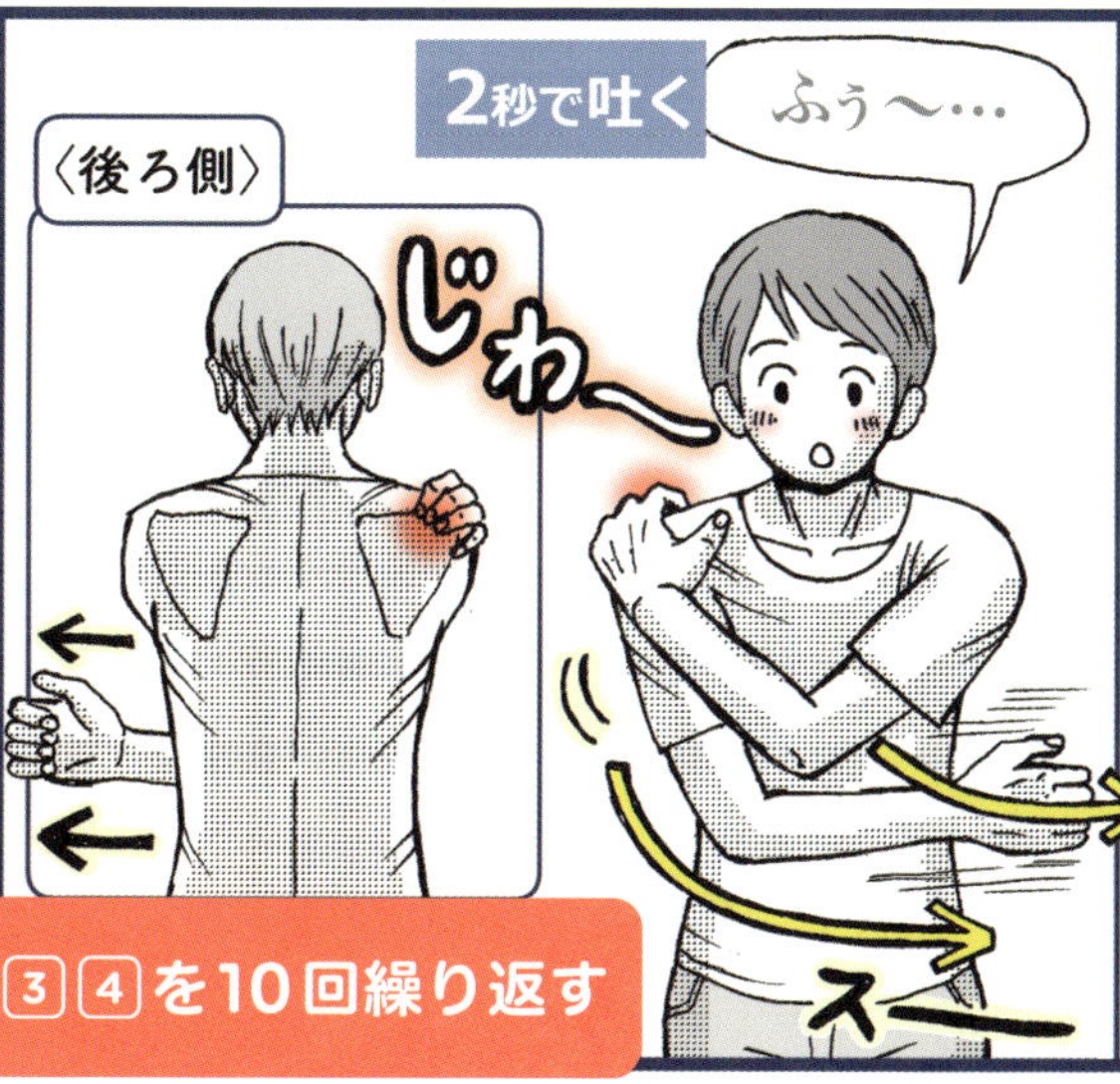
2秒で吐く
ふぅ〜…
〈後ろ側〉
じわ〜
ス〜

3 4 を10回繰り返す

仕上げに
肩を上に持ち上げて
下へ脱力〜を
繰り返すと
気持ちいい〜
ぐぐ
ぐぐ
ストン
10回

※3カ所をわずかにずらしてほぐしたら、反対側の三角筋も同様に行う。

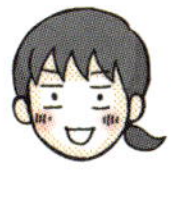

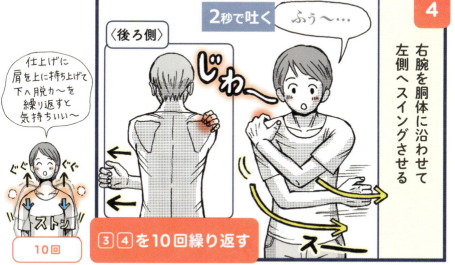

初めは、押さえられる方の肩を少し内巻きにすると
ポイントが見つけやすく、指で押さえやすいです。
肩こりがある人は特にイタ気持ち良い場所です！

おつかれ
体のコリ

肩こり・息苦しさ

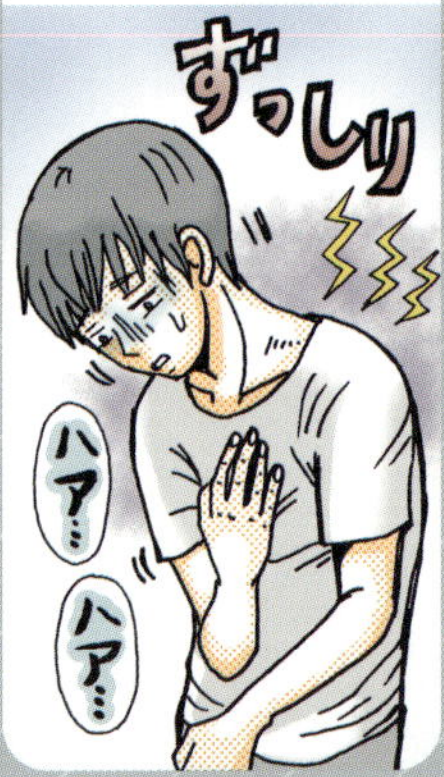

Chapter1
Trigger point

小《しょう》胸《きょう》筋《きん》トリガーほぐし

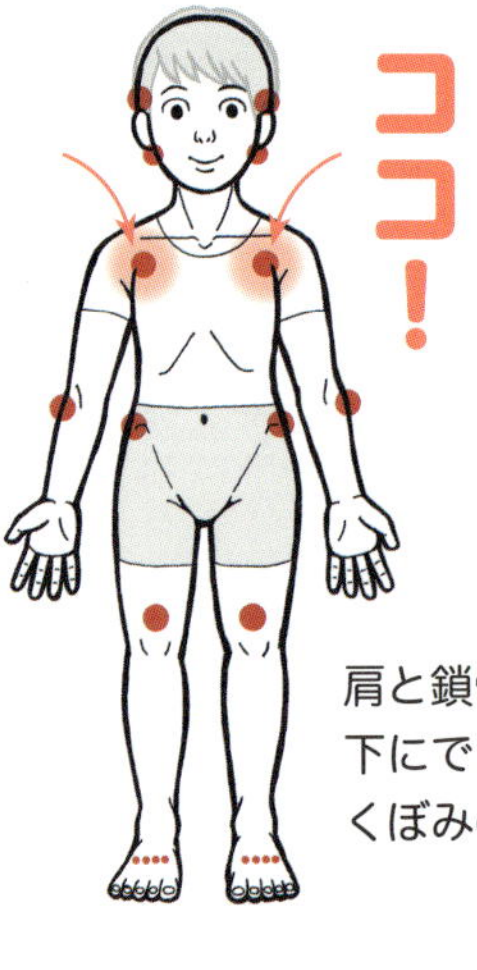

肩と鎖骨の
下にできる
くぼみのあたり

ココを押さえる！

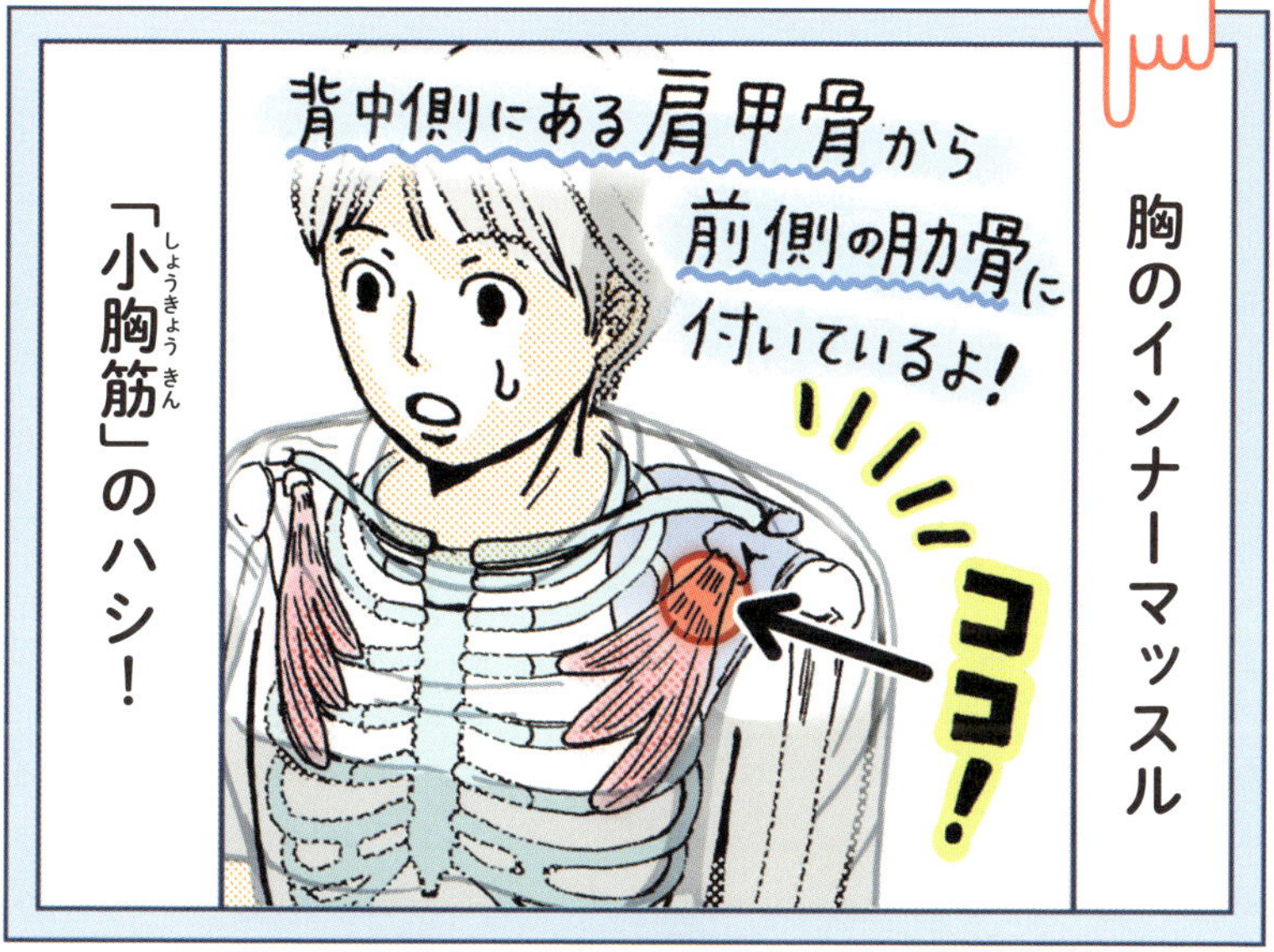
胸のインナーマッスル
背中側にある肩甲骨から前側の肋骨に付いているよ！
ココ！
「小胸《しょうきょう》筋《きん》」のハシ！

小胸筋は、スマホやPC作業などの前傾姿勢で硬く縮こまってしまう。
呼吸を補助する筋肉でもあります。

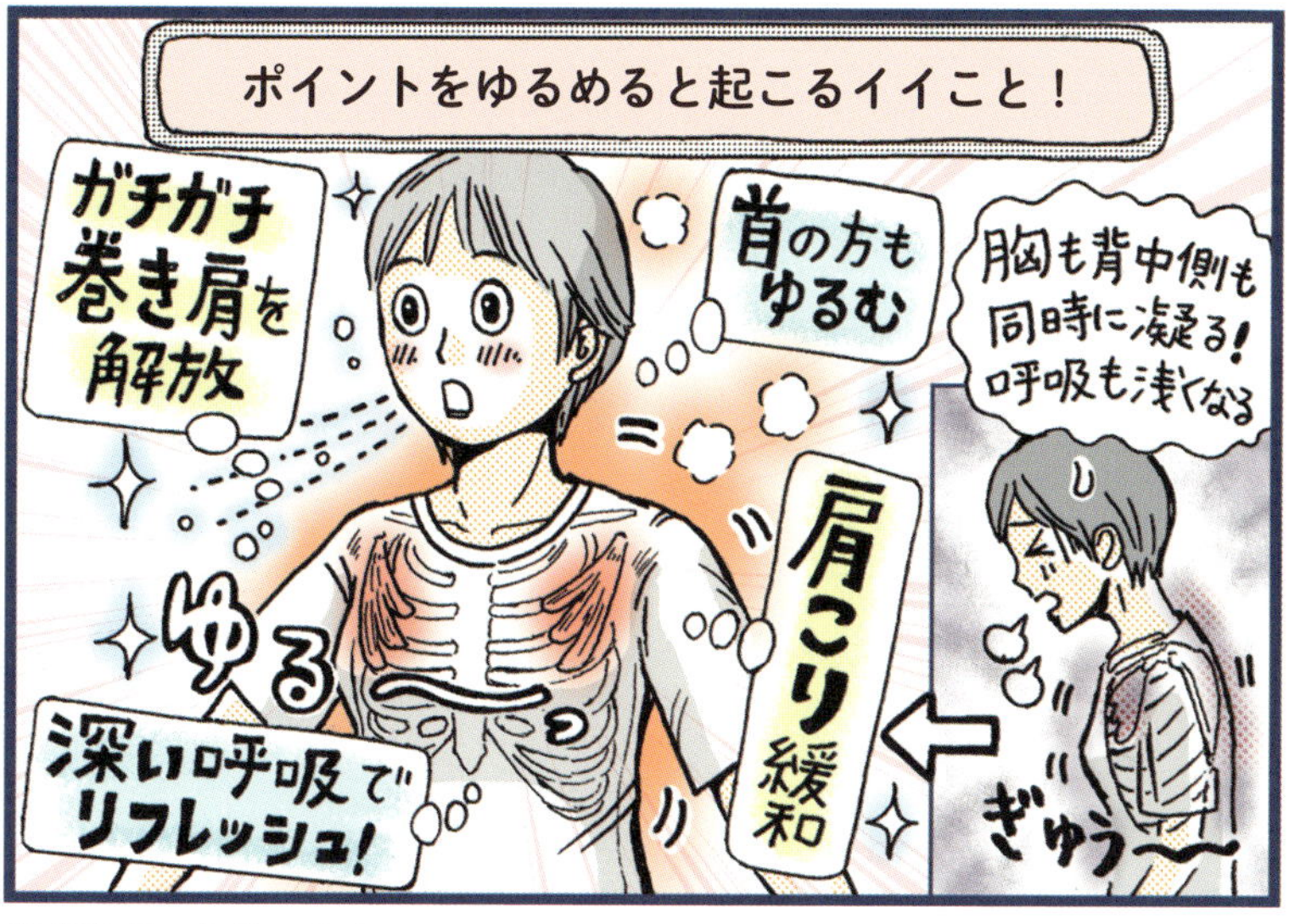
ポイントをゆるめると起こるイイこと！
胸も背中側も同時に凝る！呼吸も浅くなる
ぎゅう〜
首の方もゆるむ
肩こり緩和
ガチガチ巻き肩を解放
ゆる〜
深い呼吸でリフレッシュ！

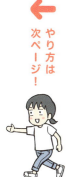

猫背姿勢・息苦しさもスッキリ！

やり方は次ページ！

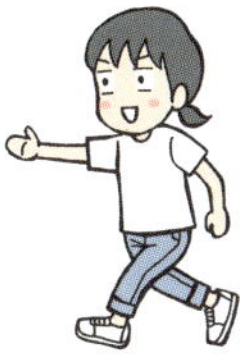

肩こり・息苦しさに

小胸筋トリガーほぐし

1

鎖骨と肩の間のくぼみを指で押して、イタ気持ち良いポイントゾーンを確かめる

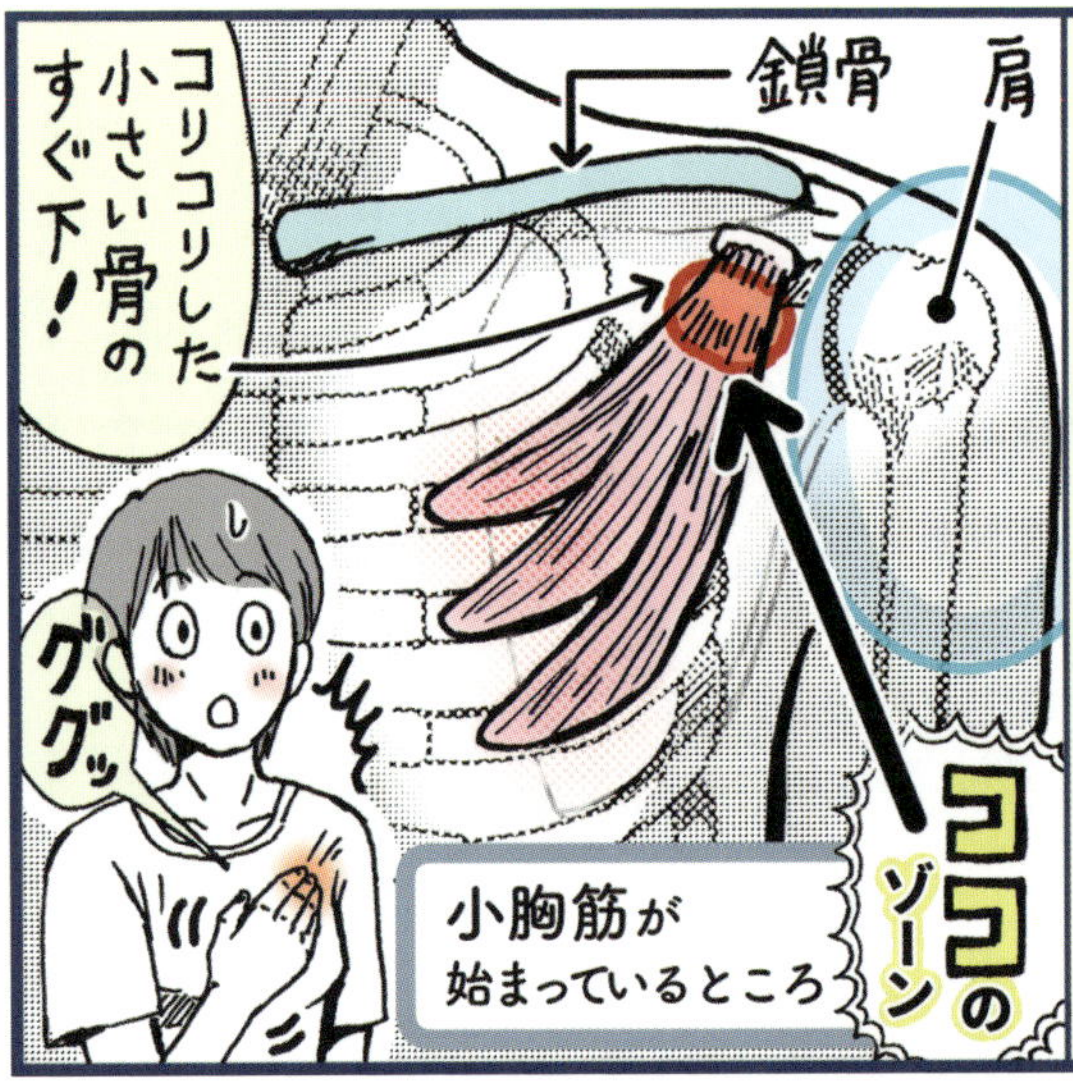

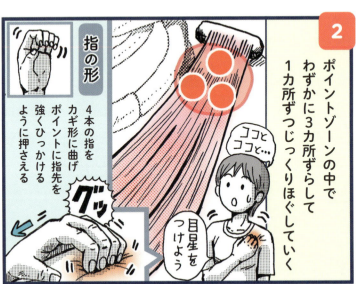

2

ポイントゾーンの中でわずかに3カ所ずらして1カ所ずつじっくりほぐしていく

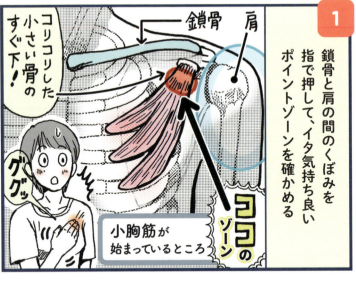

3

背すじは伸ばして行う。
ポイントを指でグッと押さえ

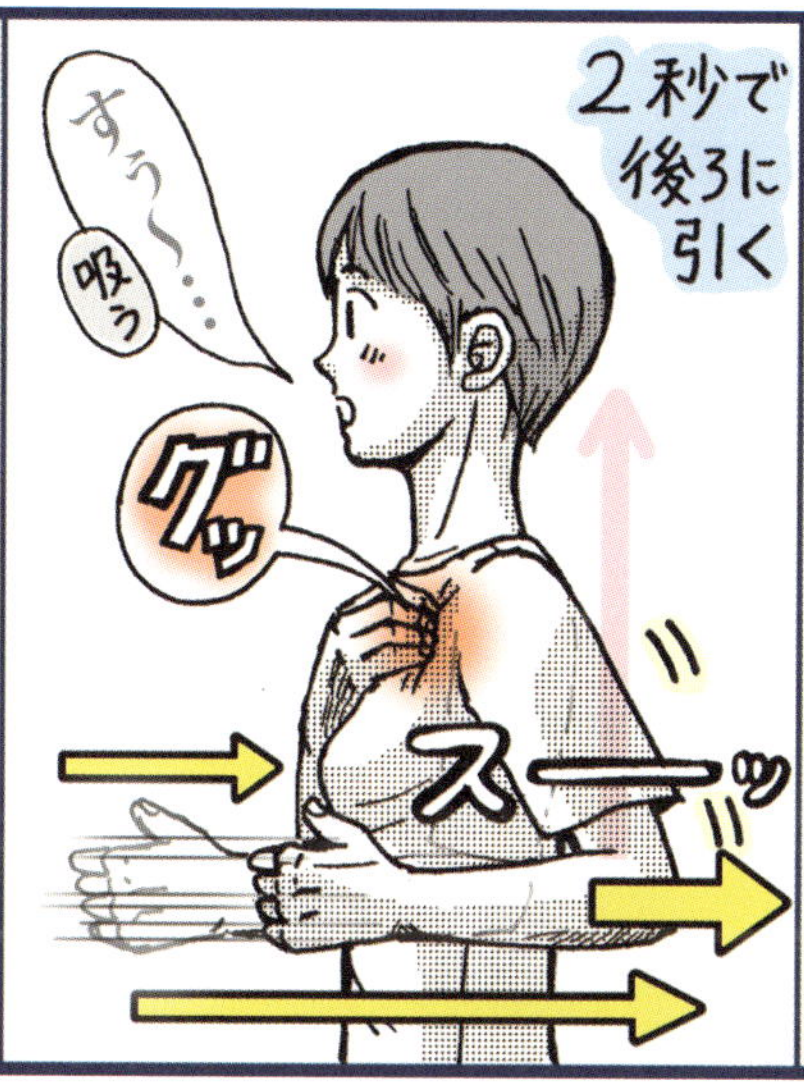

押さえられている方の腕の肘を曲げ
胴体に腕をぴったりと沿わせながら
水平に後ろへ引いていく

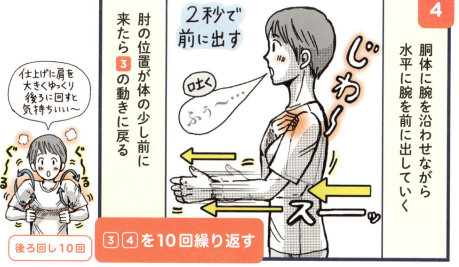

4

胴体に腕を沿わせながら
水平に腕を前に出していく

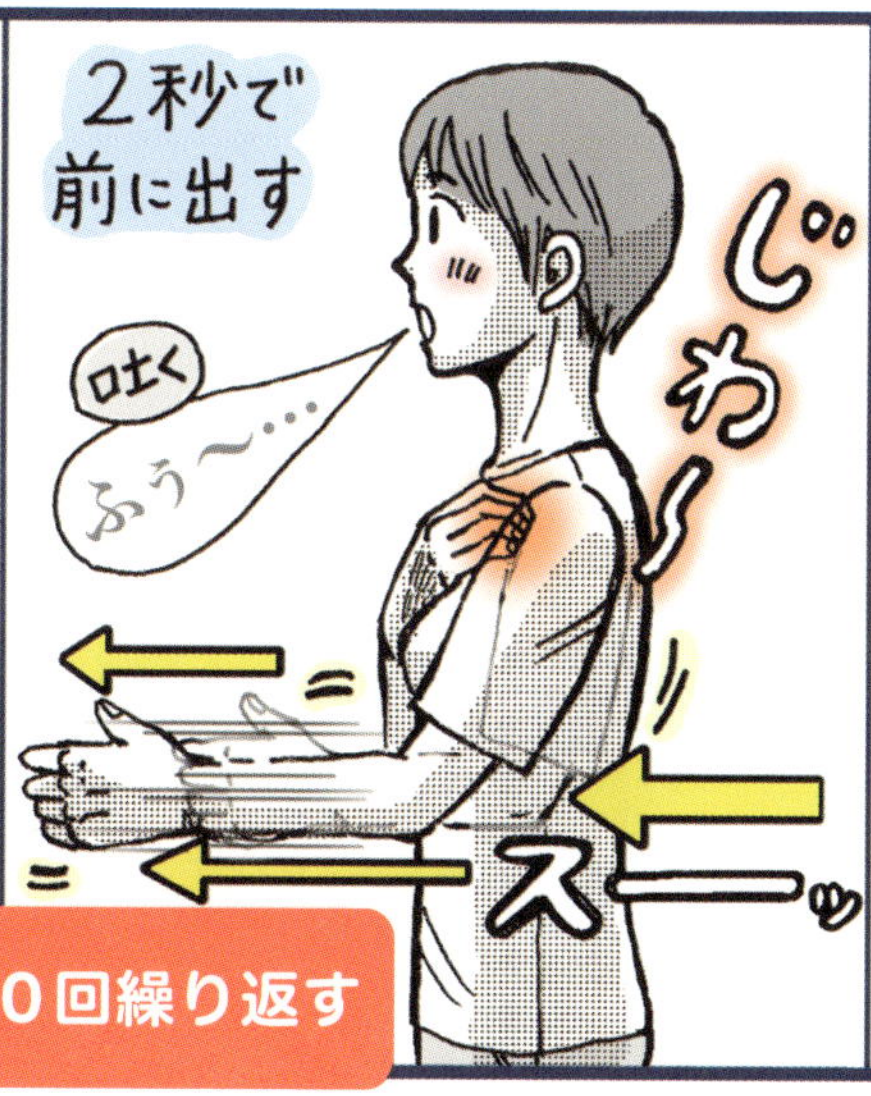

肘の位置が体の少し前に
来たら 3 の動きに戻る

後ろ回し10回

3 4 を10回繰り返す

※3カ所をわずかにずらしてほぐしたら、反対側の小胸筋も同様に行う。

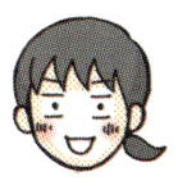

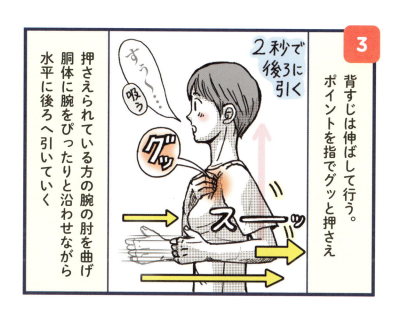

前後させる腕は力を抜いて動かしましょう。
手のひらを軽く握って親指を立てると
力が伝わりやすくなり、よりほぐれやすくなります。

おつかれ
体のコリ

腕の疲れ・腱《けん》鞘《しょう》炎《えん》予防

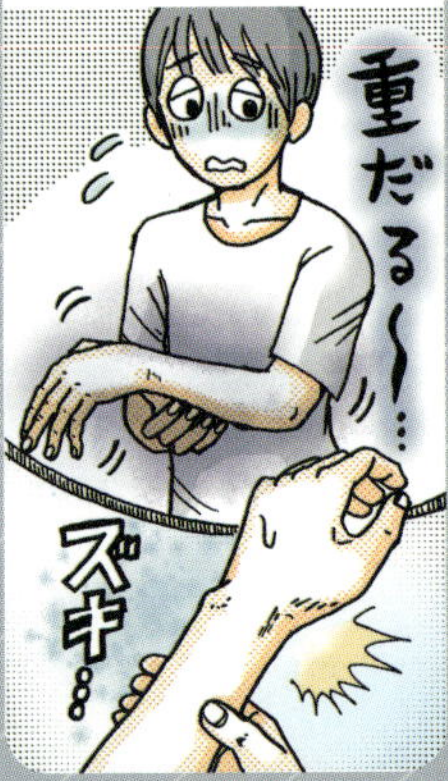

Chapter1
Trigger point

腕トリガーほぐし

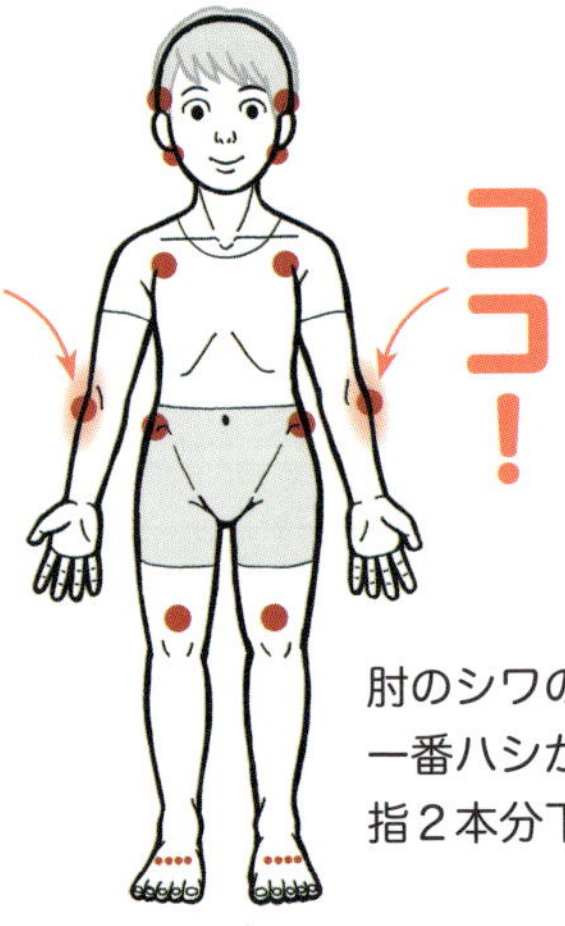

肘のシワの
一番ハシから
指2本分下

ココを押さえる！

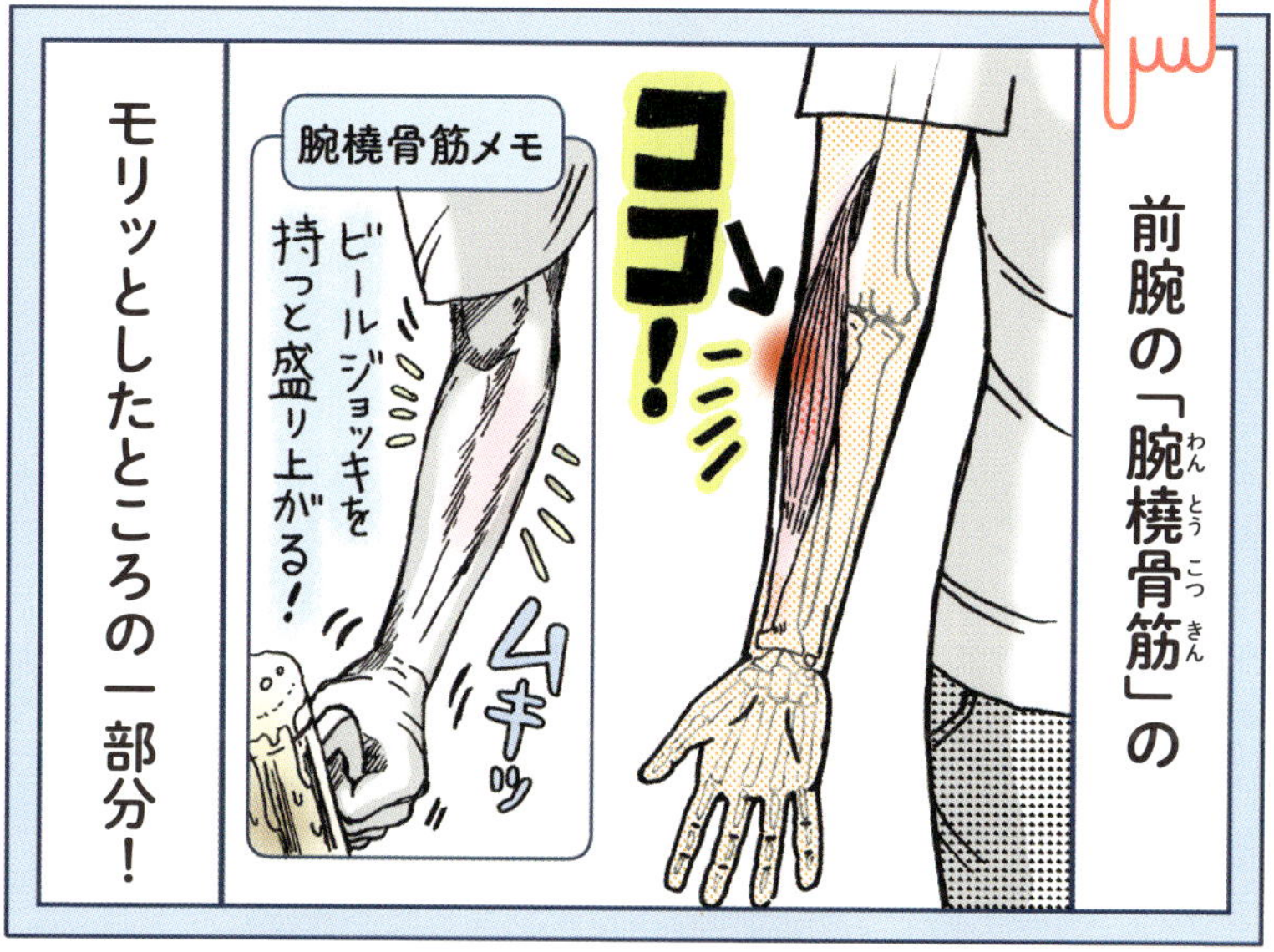

腕橈骨筋は、物を持つときに常に使われています。
肩こりの人にはほぼイタ気持ち良いポイントです！

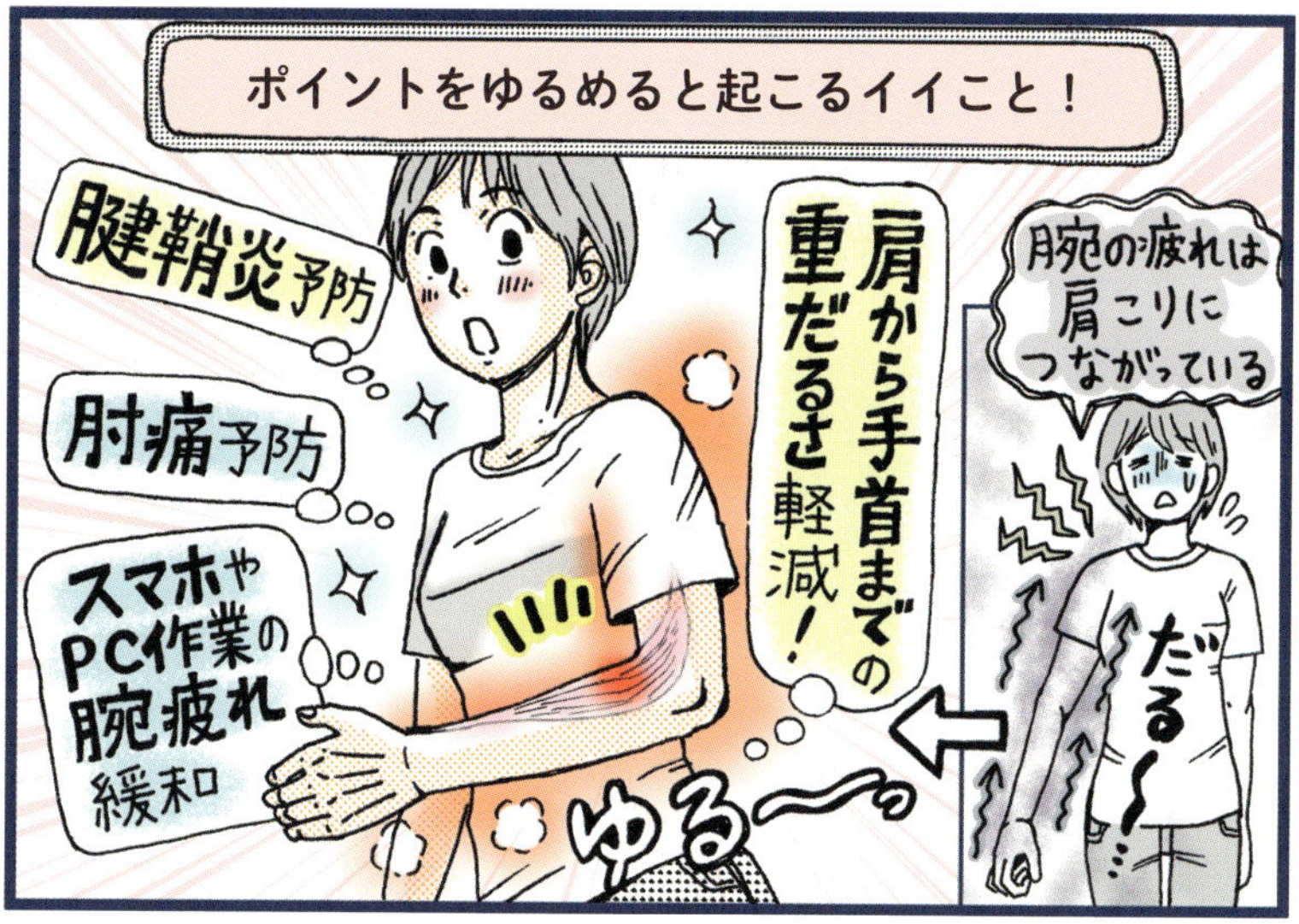
ポイントをゆるめると起こるイイこと！
腕の疲れは肩こりにつながっている
だる〜
肩から手首までの重だるさ軽減！
ゆる〜っ
腱鞘炎予防
肘痛予防
スマホやPC作業の腕疲れ緩和

肩こりの改善にも！

やり方は次ページ！

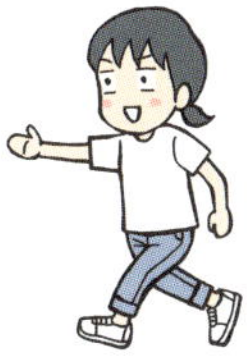

腕の疲れ・腱鞘炎予防に

腕トリガーほぐし

1

右腕の肘裏のシワの一番ハシから手首寄りに指2本分上の箇所を

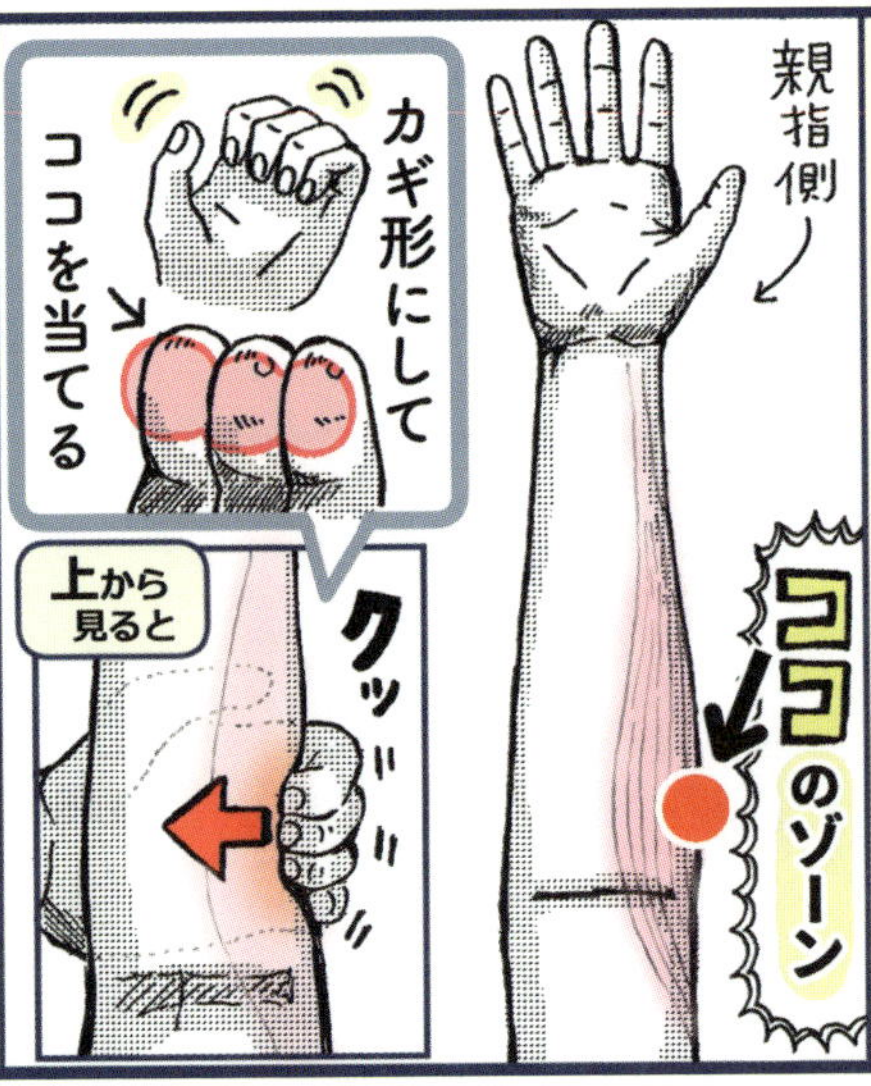

左手の人差し指〜薬指をカギ形にして下から握るようにつかむ

2

イタ気持ち良いポイントをみつけて捉える！

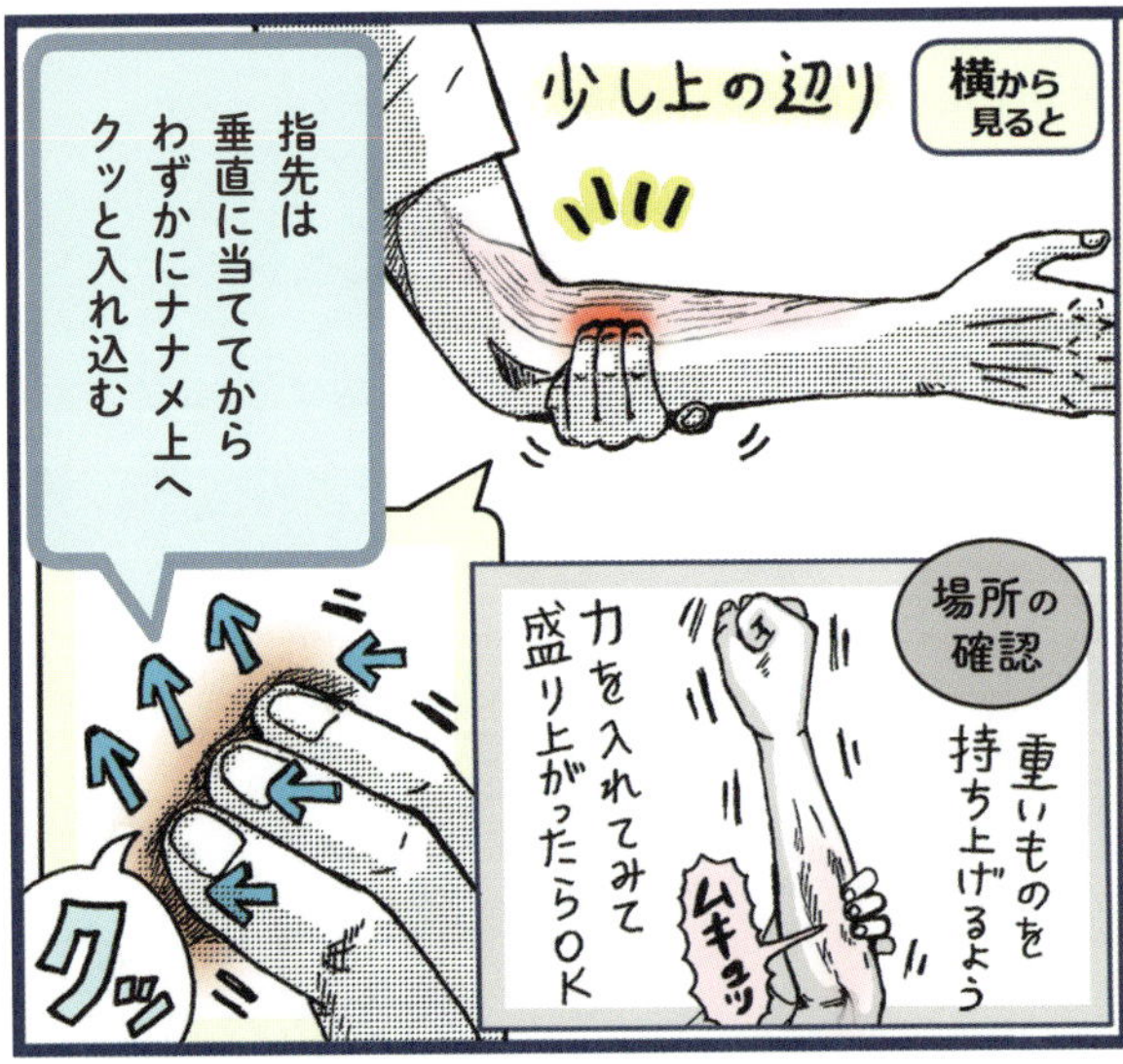

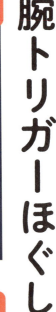

3

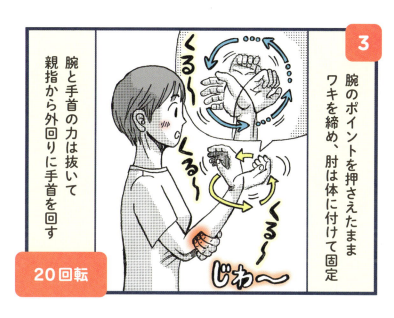

腕のポイントを押さえたまま
ワキを締め、肘は体に付けて固定

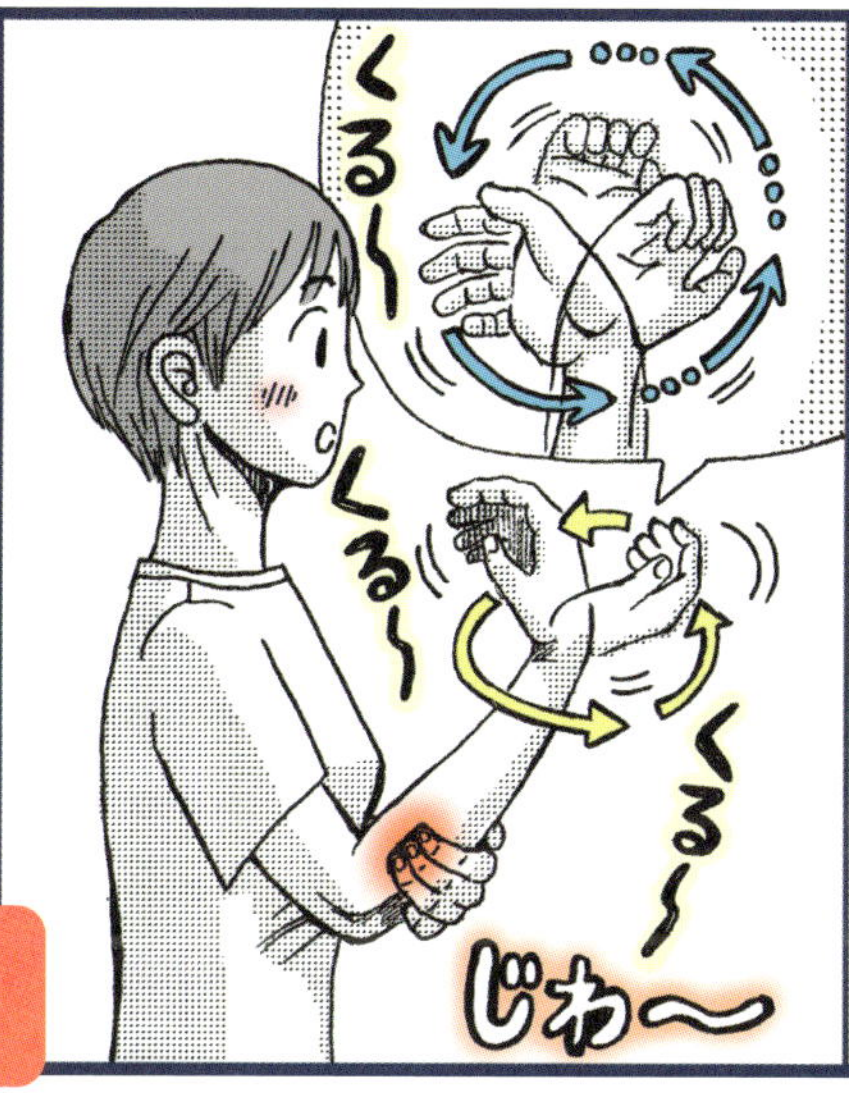

腕と手首の力は抜いて
親指から外回りに手首を回す

20回転

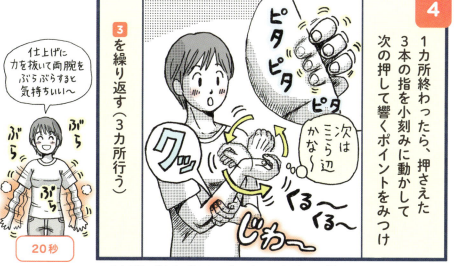

4

1カ所終わったら、押さえた
3本の指を小刻みに動かして
次の押して響くポイントをみつけ

3を繰り返す（3カ所行う）

20秒

※3カ所わずかにずらして行ったら、左腕も同様に。
呼吸は止めずにゆっくりと。

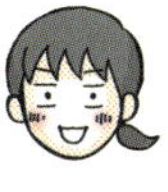

焦らずゆっくりと、丁寧に手首を回すのがコツです。
細かい手作業をする人や小さいお子様を抱っこして
腕が疲れている人にもオススメです。

おつかれ
体のコリ

腰痛・坐《ざ》骨《こつ》神経痛

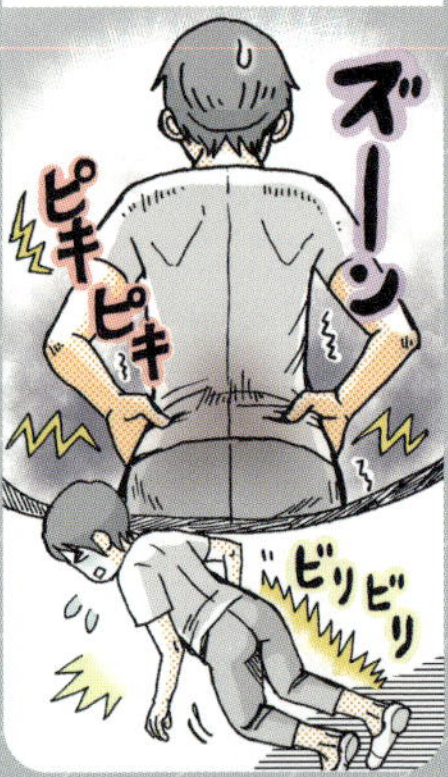

尻トリガーほぐし

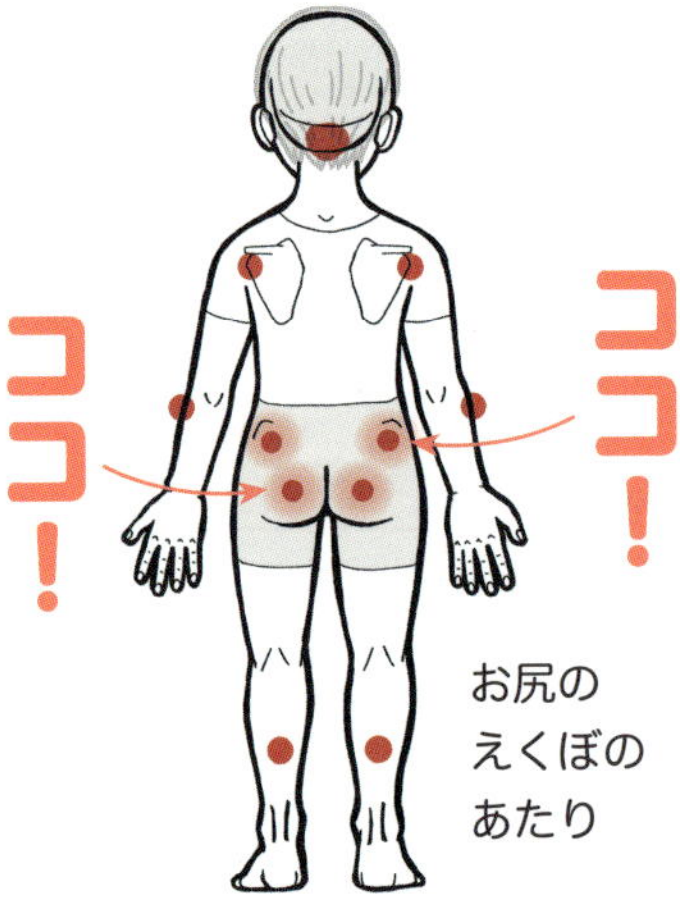

ココを押さえる！

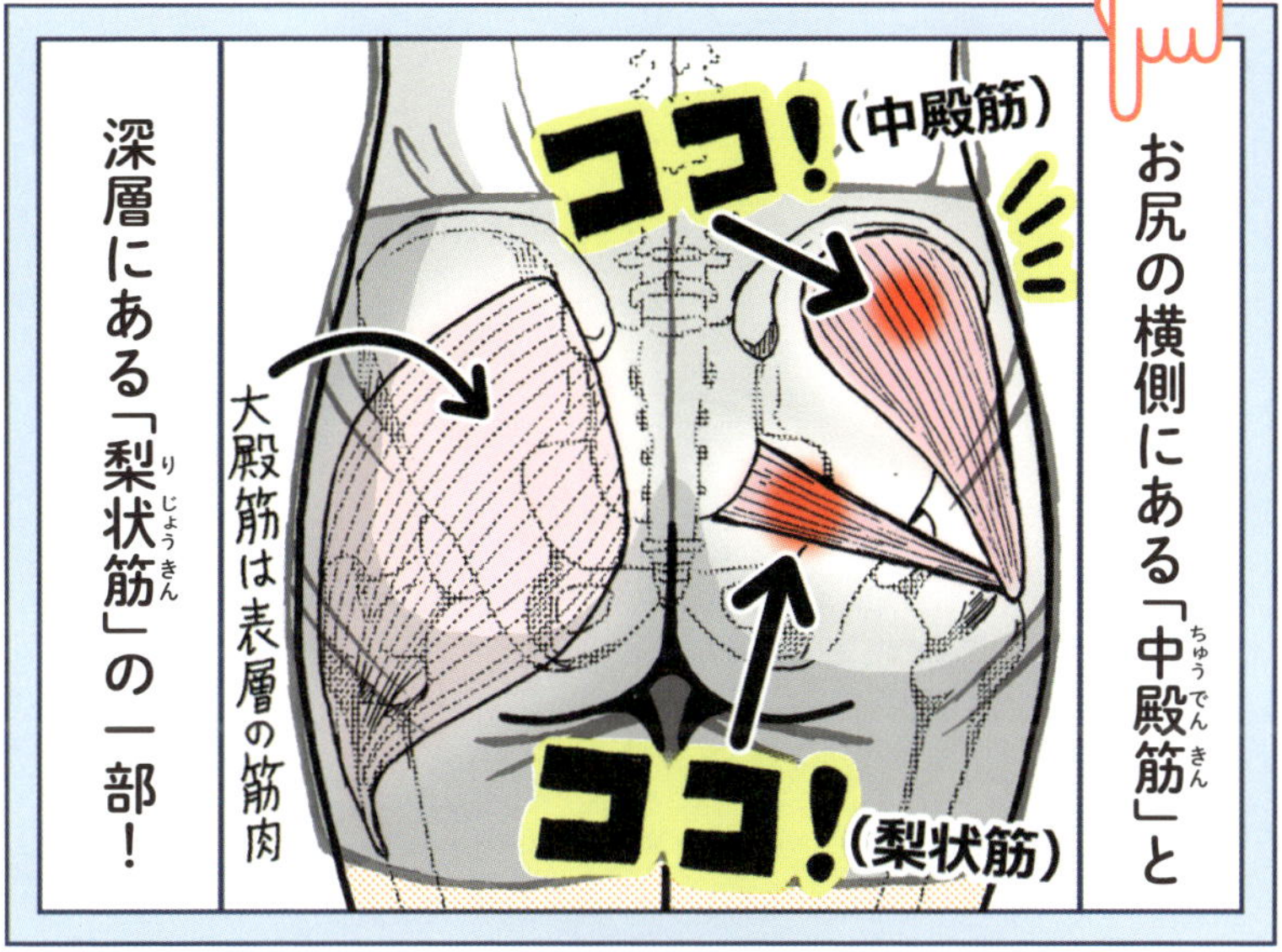
お尻の横側にある「中《ちゅう》殿《でん》筋《きん》」と
ココ！（中殿筋）
ココ！（梨状筋）
大殿筋は表層の筋肉
深層にある「梨《り》状《じょう》筋《きん》」の一部！

お尻の筋肉は、デスクワークや立ち仕事でも硬くなります。
座って脚を組んでいると中殿筋が凝りがちに！

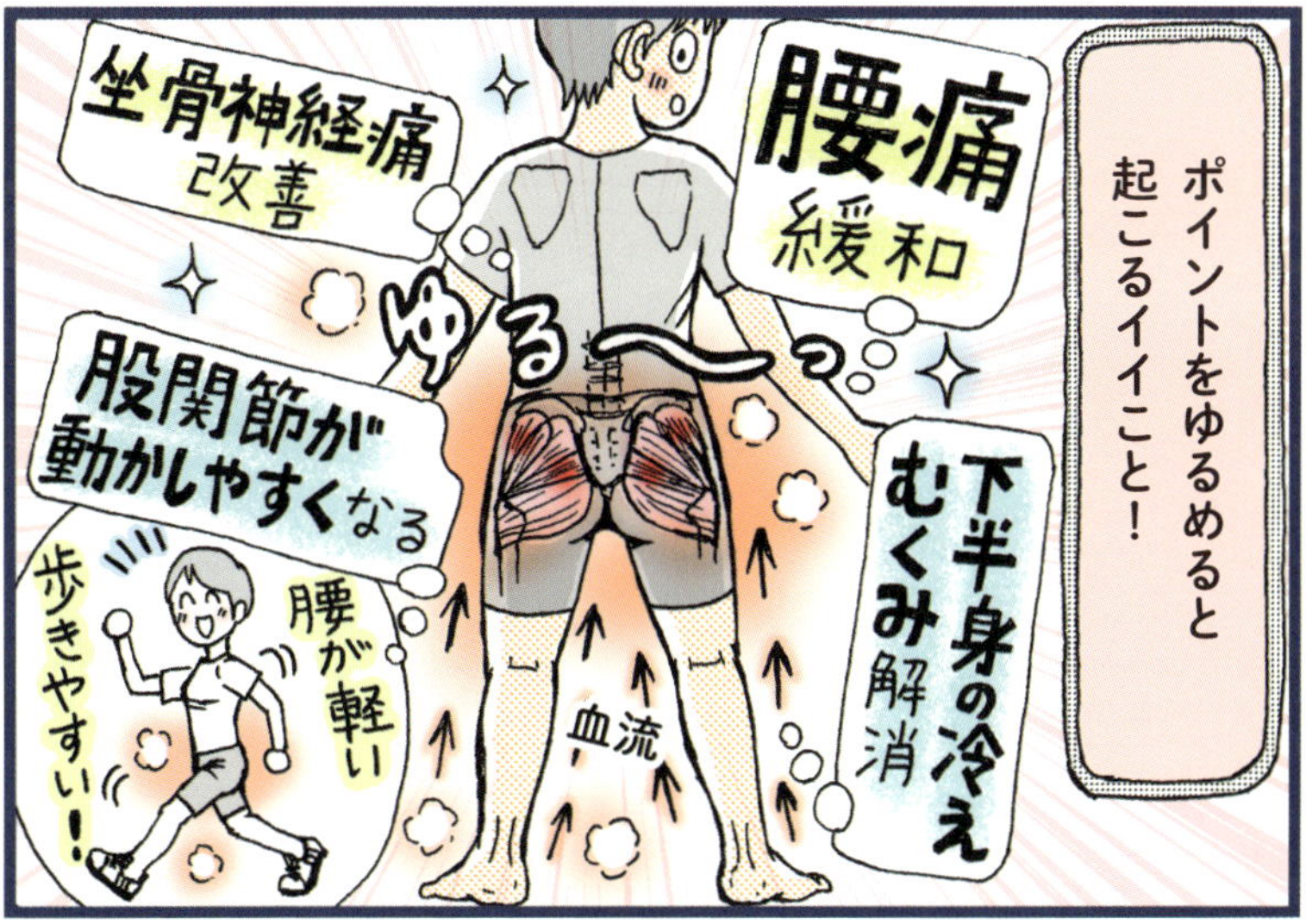
ポイントをゆるめると起こるイイこと！
腰痛
緩和
坐骨神経痛
改善
ゆる〜っ
下半身の冷え
むくみ解消
股関節が動かしやすくなる
腰が軽い
歩きやすい！
血流

腰の軽さ・歩きやすさに差が出ます！

← やり方は次ページ！

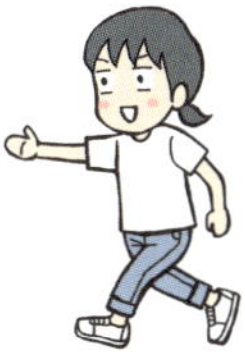

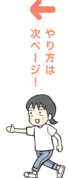

腰痛・坐骨神経痛に

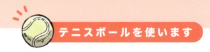

尻トリガーほぐし

1

お尻の上・横側の「中殿筋」のポイントを触って確かめる

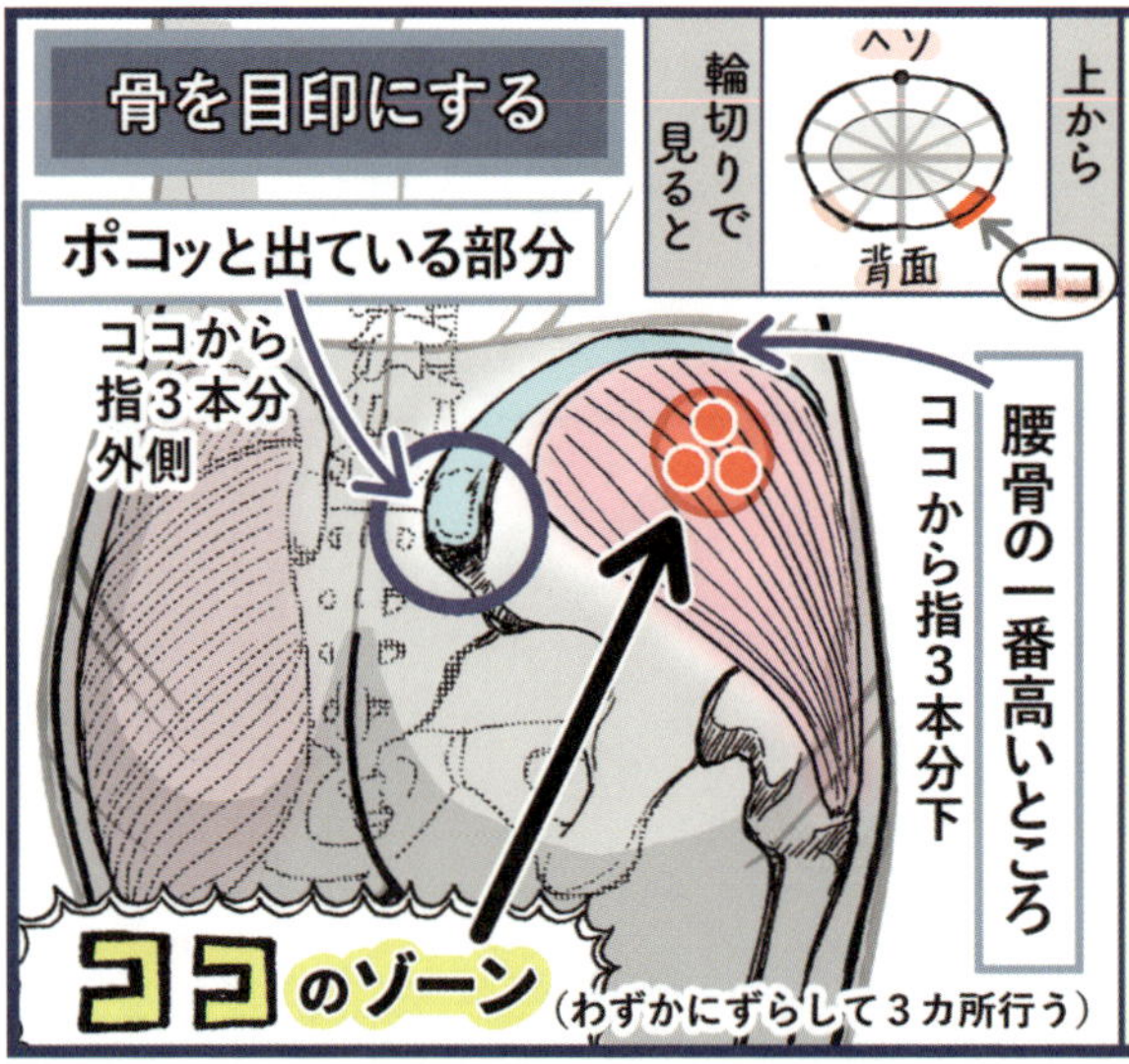

2

お尻のえくぼにある「梨状筋」のポイントを触って確かめる

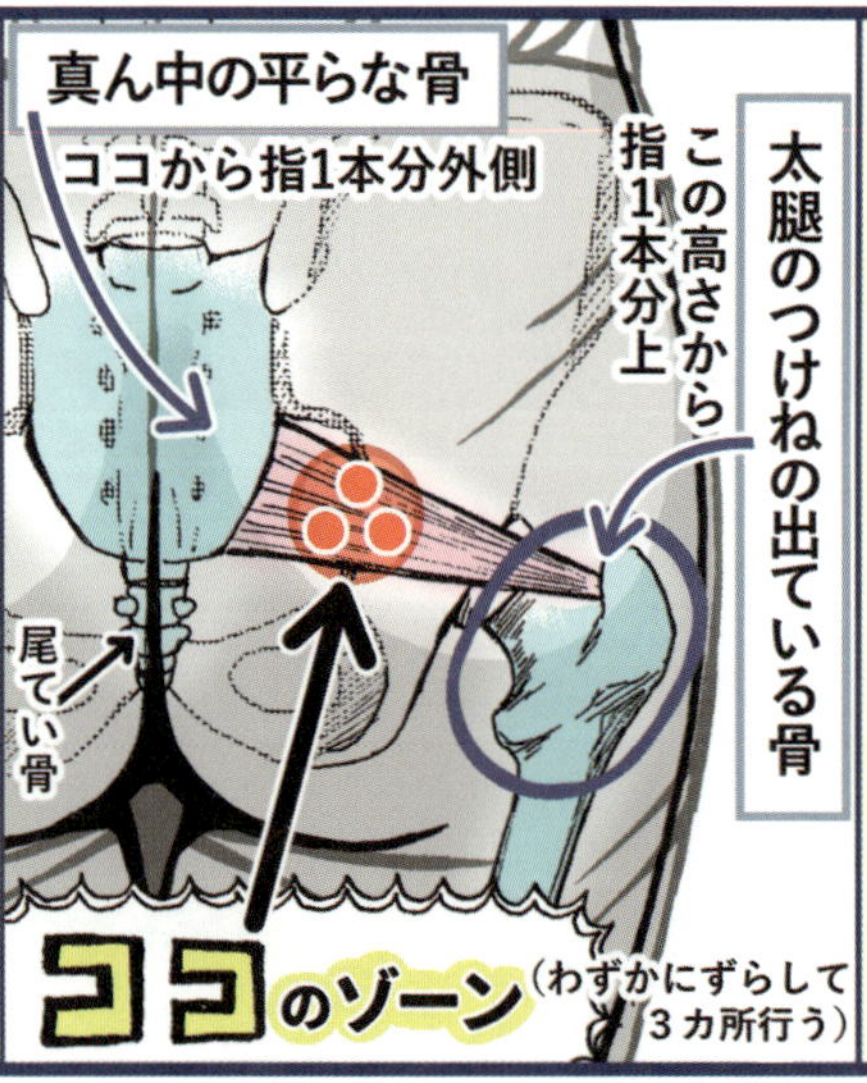

「中殿筋」「梨状筋」のポイントは両方同じ手順でほぐしていく

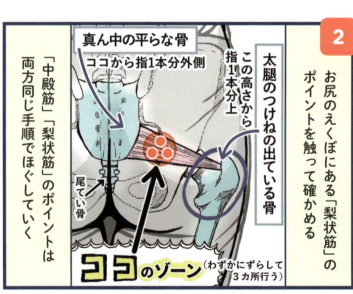

3

寝ながら両ひざを立てる。テニスボールを「中殿筋」のポイントに当てる

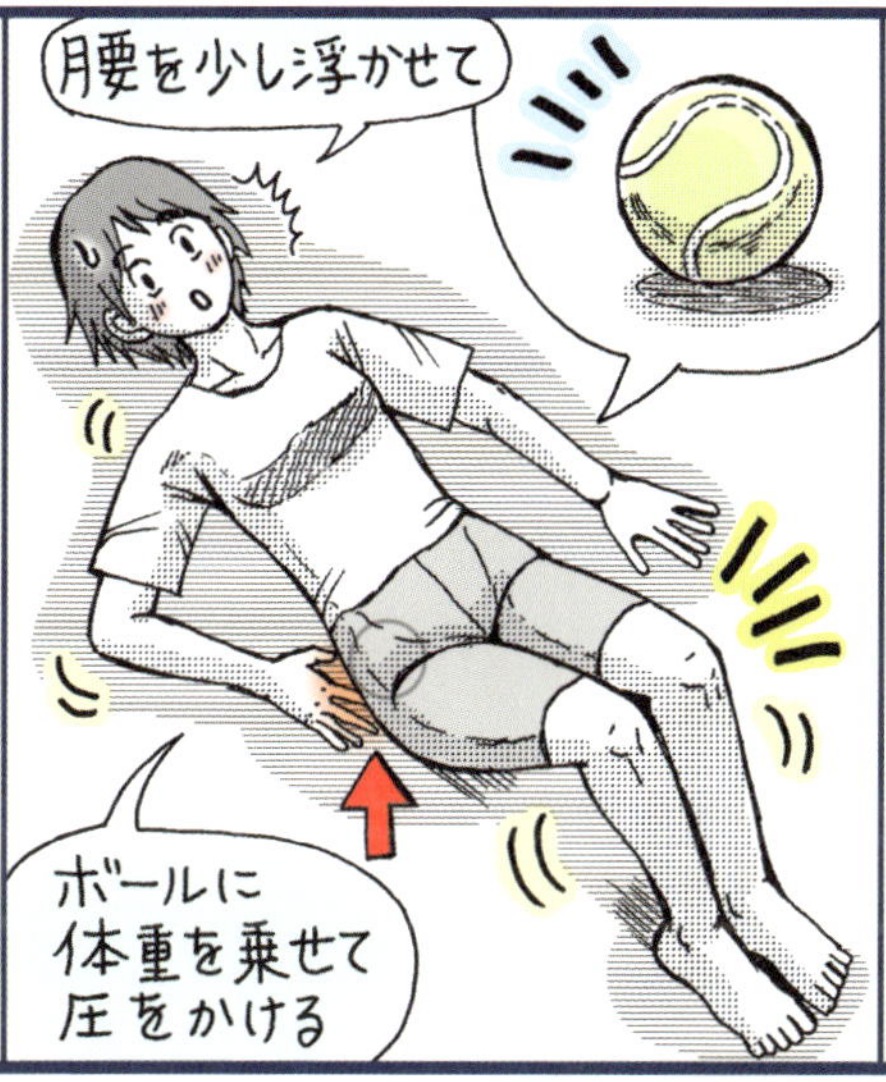

イタ気持ち良い場所を探してセット

4

Ⓐ両ひざと骨盤をボールを当てた方へゆっくり倒す

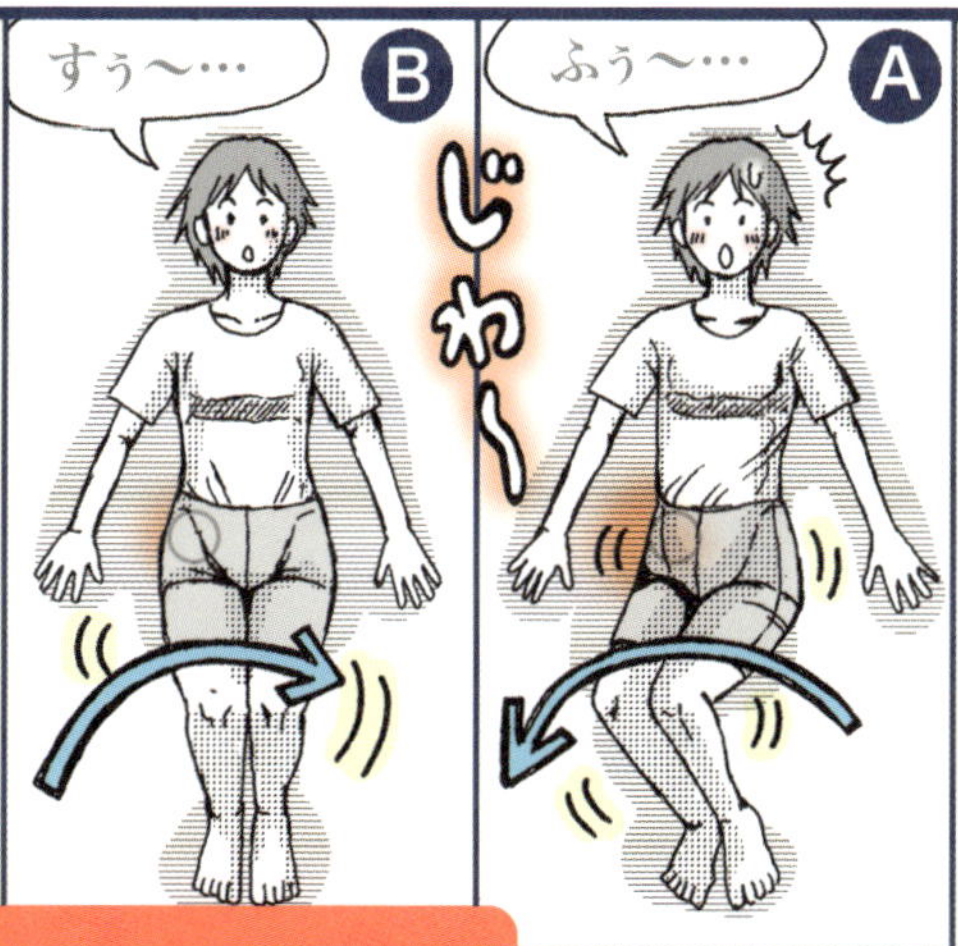

Ⓑゆっくり戻す

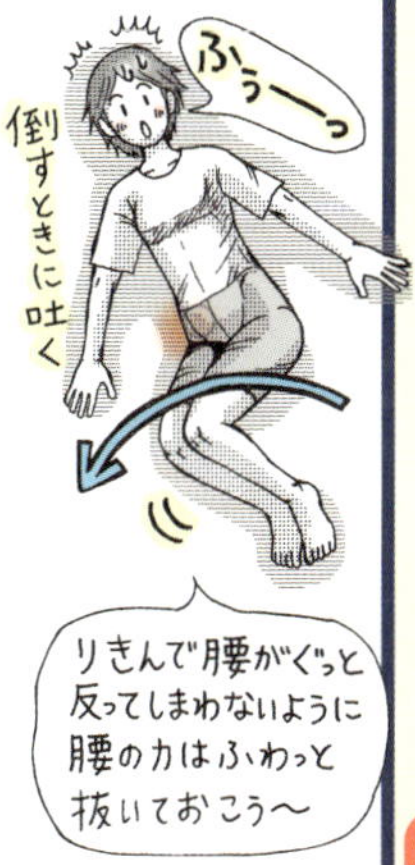

ⒶⒷを10回繰り返す（3カ所行う）

※反対側の「中殿筋」をほぐしたら、「梨状筋」も同じ手順で行う。

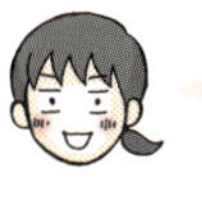

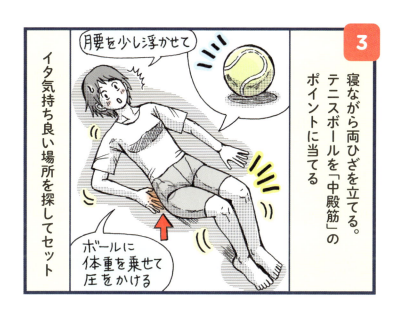

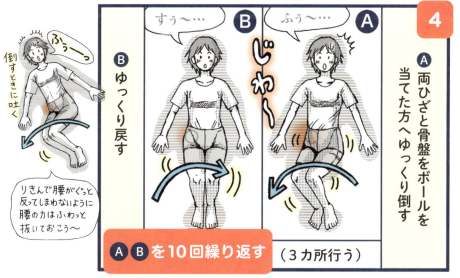

ひざを立てた両脚を倒す角度を微妙に変えて
ボールが当たる部分のイタ気持ち良さを調節しましょう。
脚を倒すときに呼吸を吐くと、刺激が深まります。

おつかれ
体のコリ

腰痛・姿勢改善

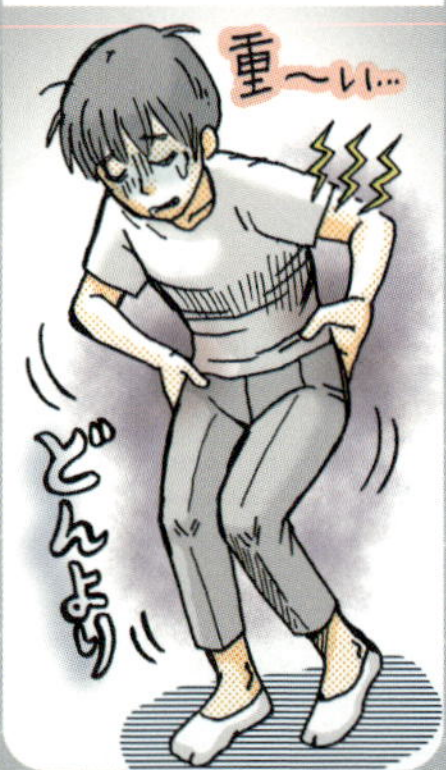

Chapter1
Trigger point

骨盤トリガーほぐし

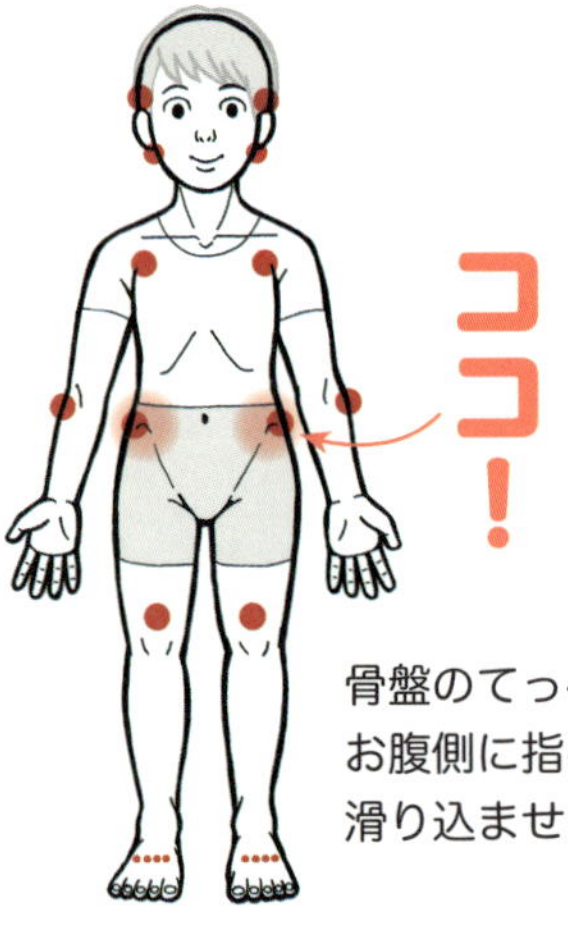

骨盤のてっぺんから
お腹側に指を
滑り込ませる

ココを押さえる！

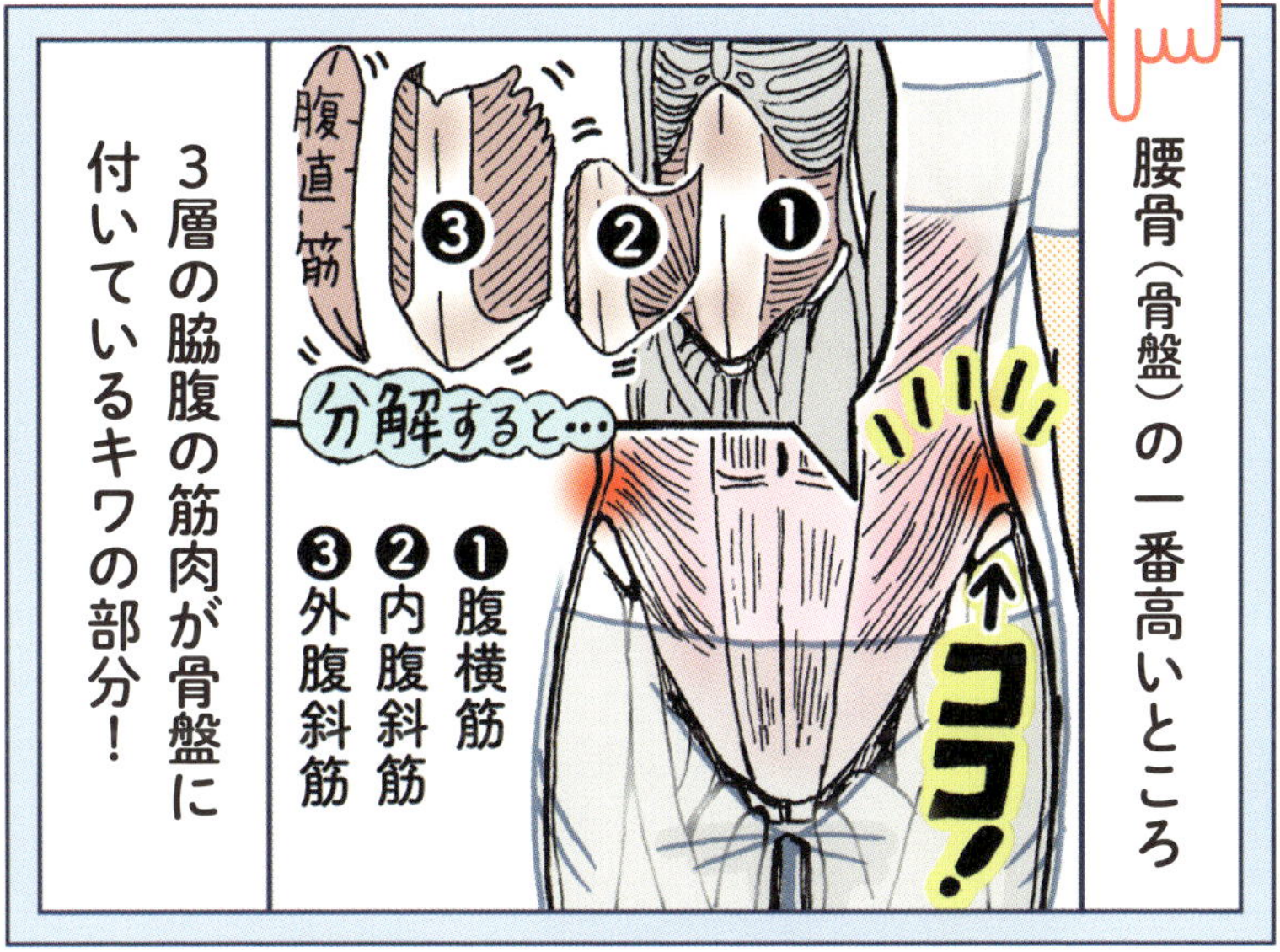

3つの腹筋は体幹と腰まわりを支え呼吸に関わります。
このポイントは上半身と下半身をつなぐ筋膜の交差点です！

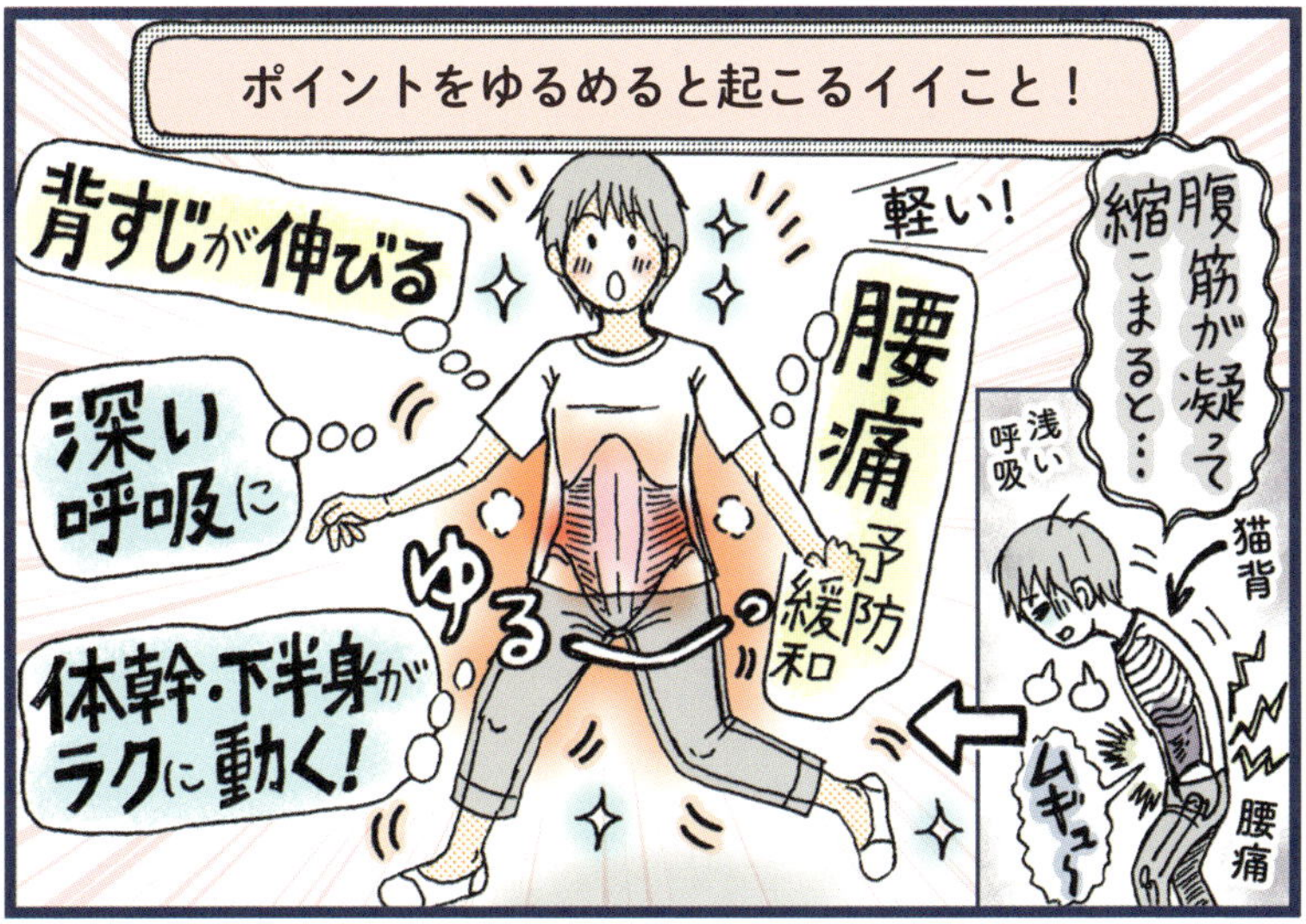

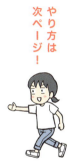

下半身の重だるさ・息苦しさの緩和にも！

やり方は次ページ！

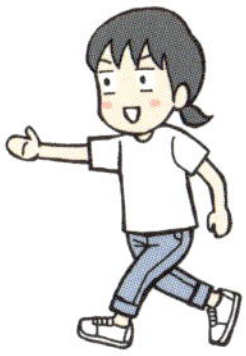

腰痛・姿勢改善に
骨盤トリガーほぐし

1
腰骨の一番高い場所をみつける

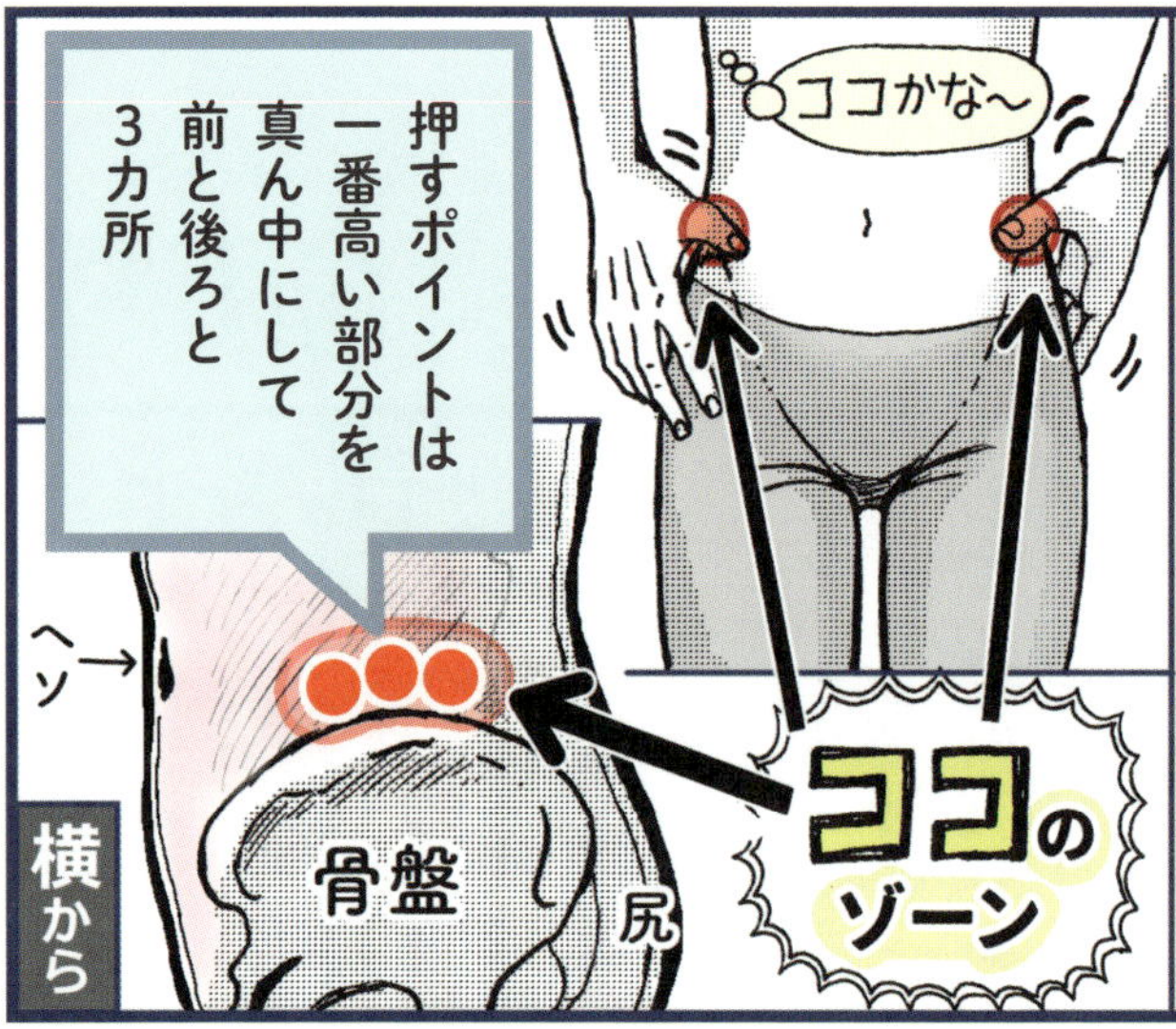

2
ポイントに親指を当て骨のキワの内側へ入れ込むようにグッと押さえる

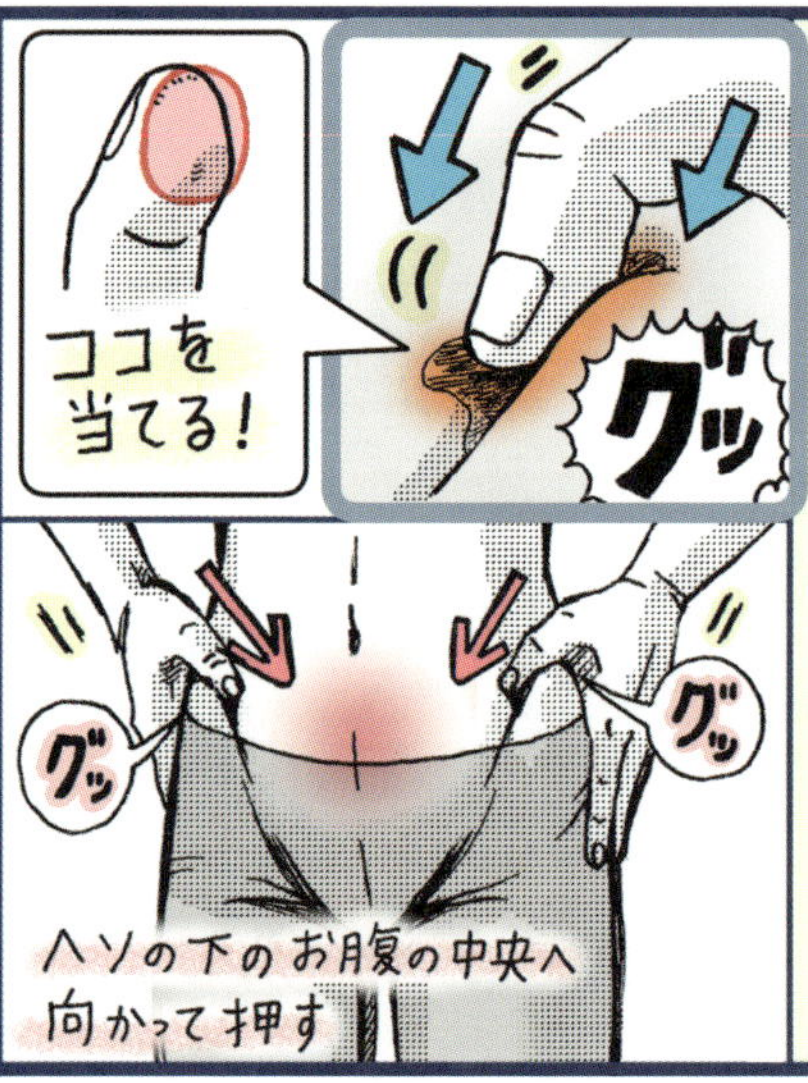

両側を同時に押さえたまま
ずっと同じ強さで行っていく

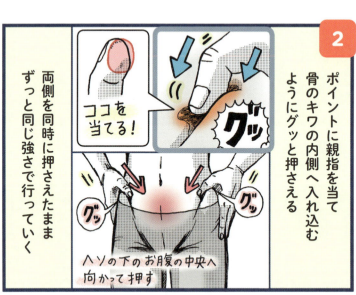

3

背すじを伸ばして立ち
足は腰幅より少し大きく開く

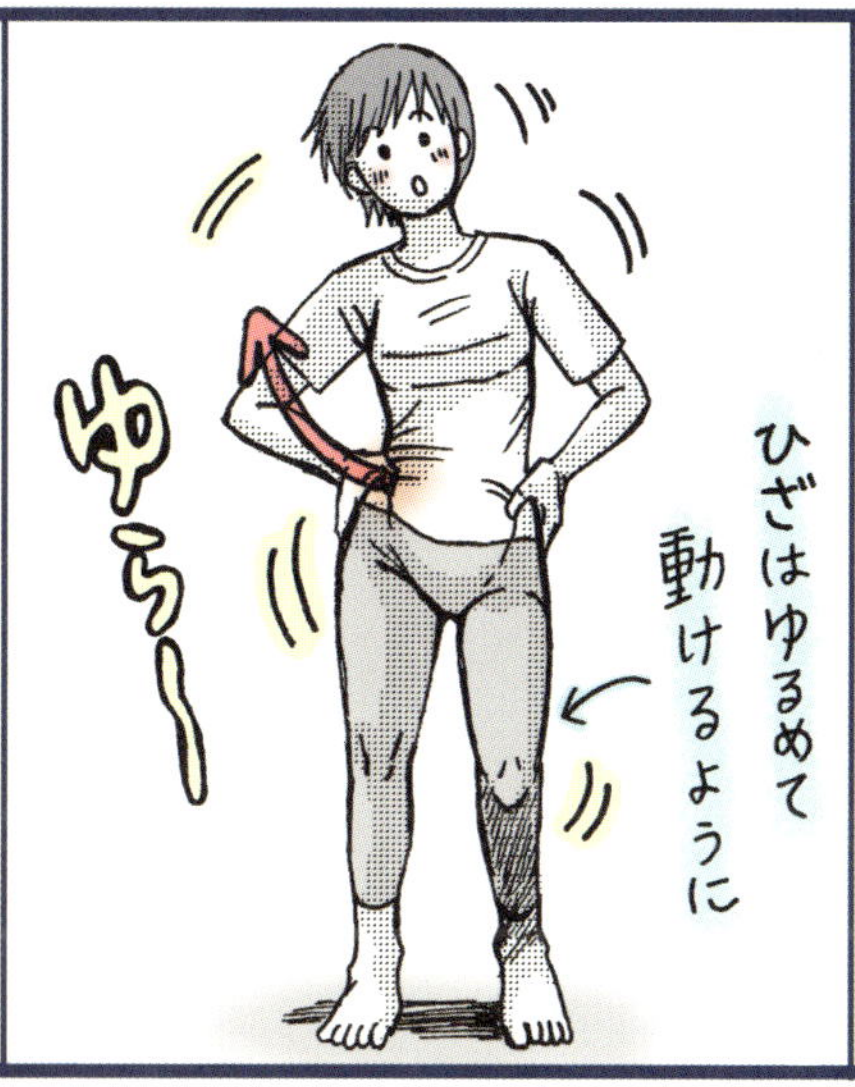
ひざはゆるめて
動けるように
ゆら〜

軽く腰を傾けるように
左右にゆっくりスイングしていく

4

左右に揺れるたび、片方の
親指から深めの刺激が入るのを
感じながら往復する

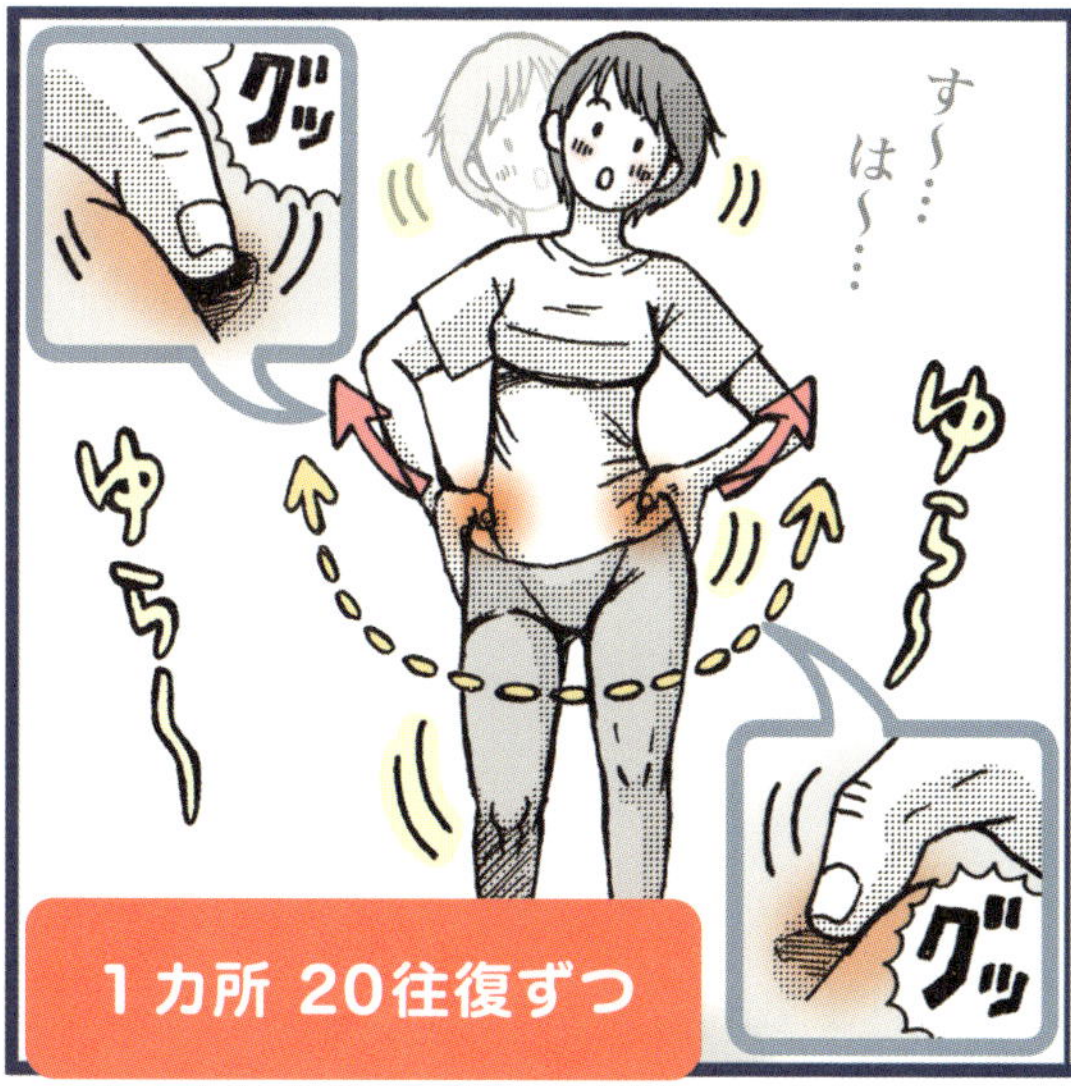
グッ
す〜…
は〜…
ゆら〜
ゆら〜
グッ

1カ所 20往復ずつ

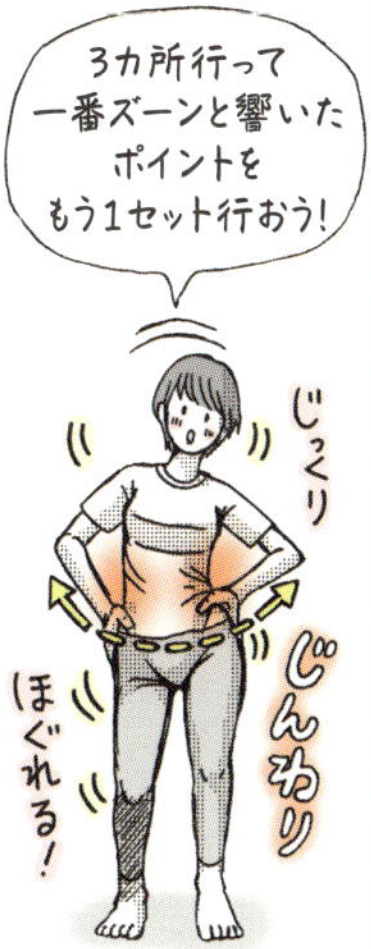
3カ所行って
一番ズーンと響いた
ポイントを
もう1セット行おう!
じっくり
じんわり
ほぐれる!

※3カ所をわずかにずらして同様に行う。呼吸は忘れずゆったりと。

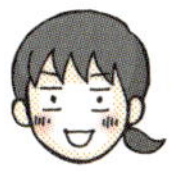

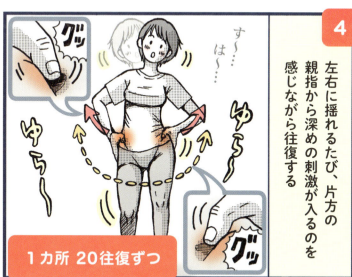

骨盤のキワを、親指でクッと入れ込むように
ちゃんと押さえられるかで気持ち良さが違ってきます。
腰まわりと体幹がポカポカして、体が軽くなります。

おつかれ体のコリ

ひざ痛・腰痛

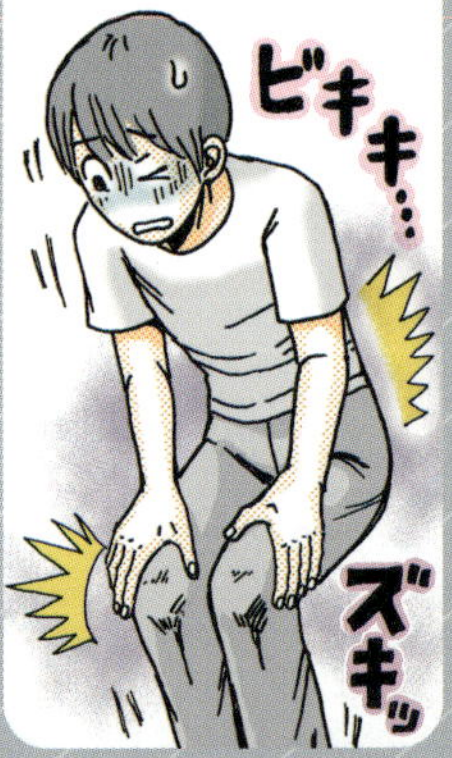

太もも トリガーほぐし

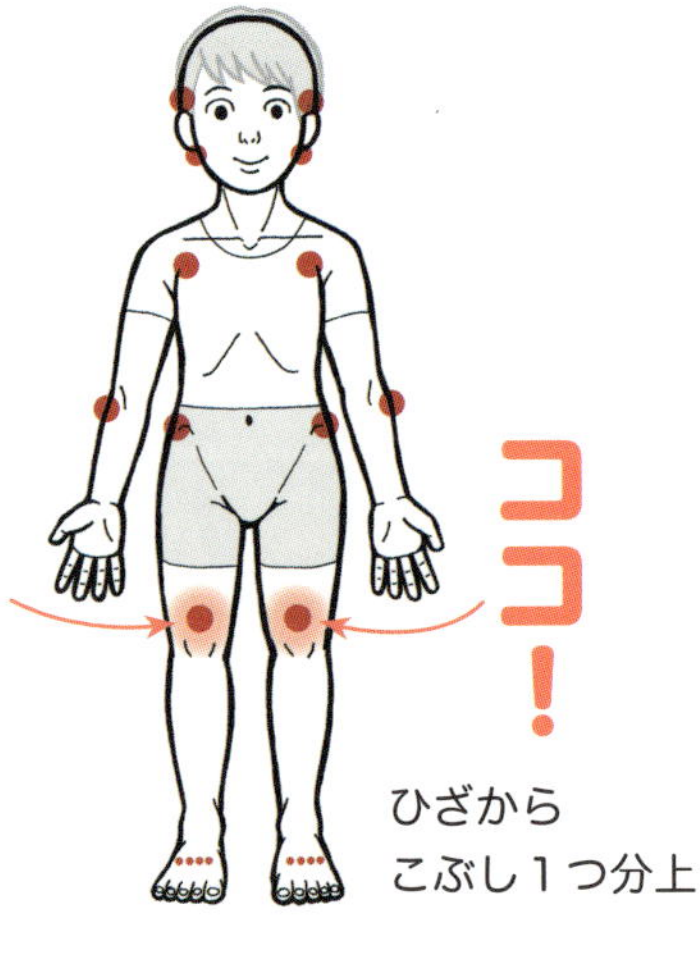

ココを押さえる！

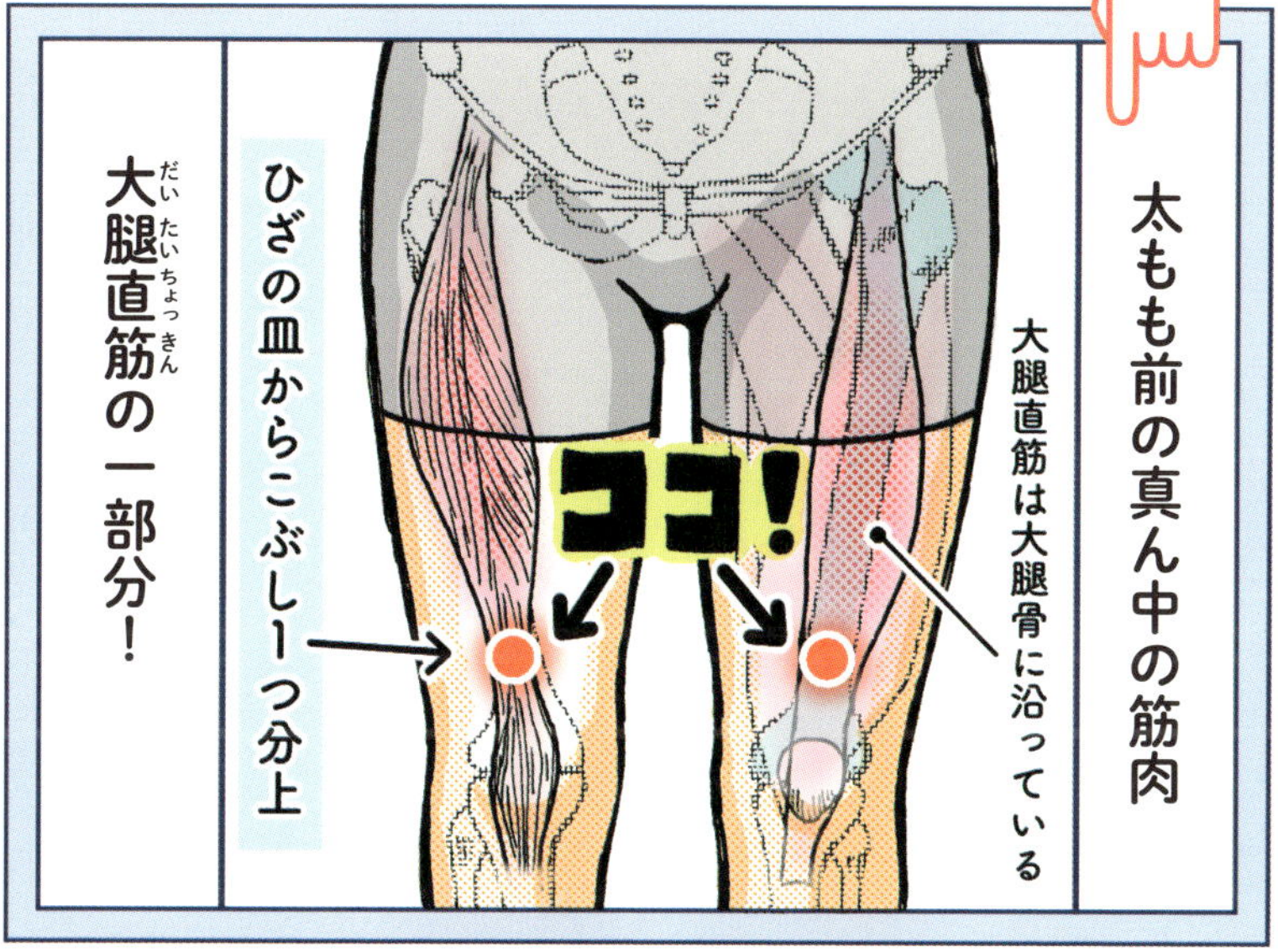
太もも前の真ん中の筋肉
大腿直筋は大腿骨に沿っている
ココ！
ひざの皿からこぶし1つ分上
大《だい》腿《たい》直《ちょっ》筋《きん》の一部分！

大腿直筋は太ももを上に持ち上げたり、ひざを伸ばしたりする筋肉。
全身で最も強くて大きい筋群「大腿四頭筋」の１つです。

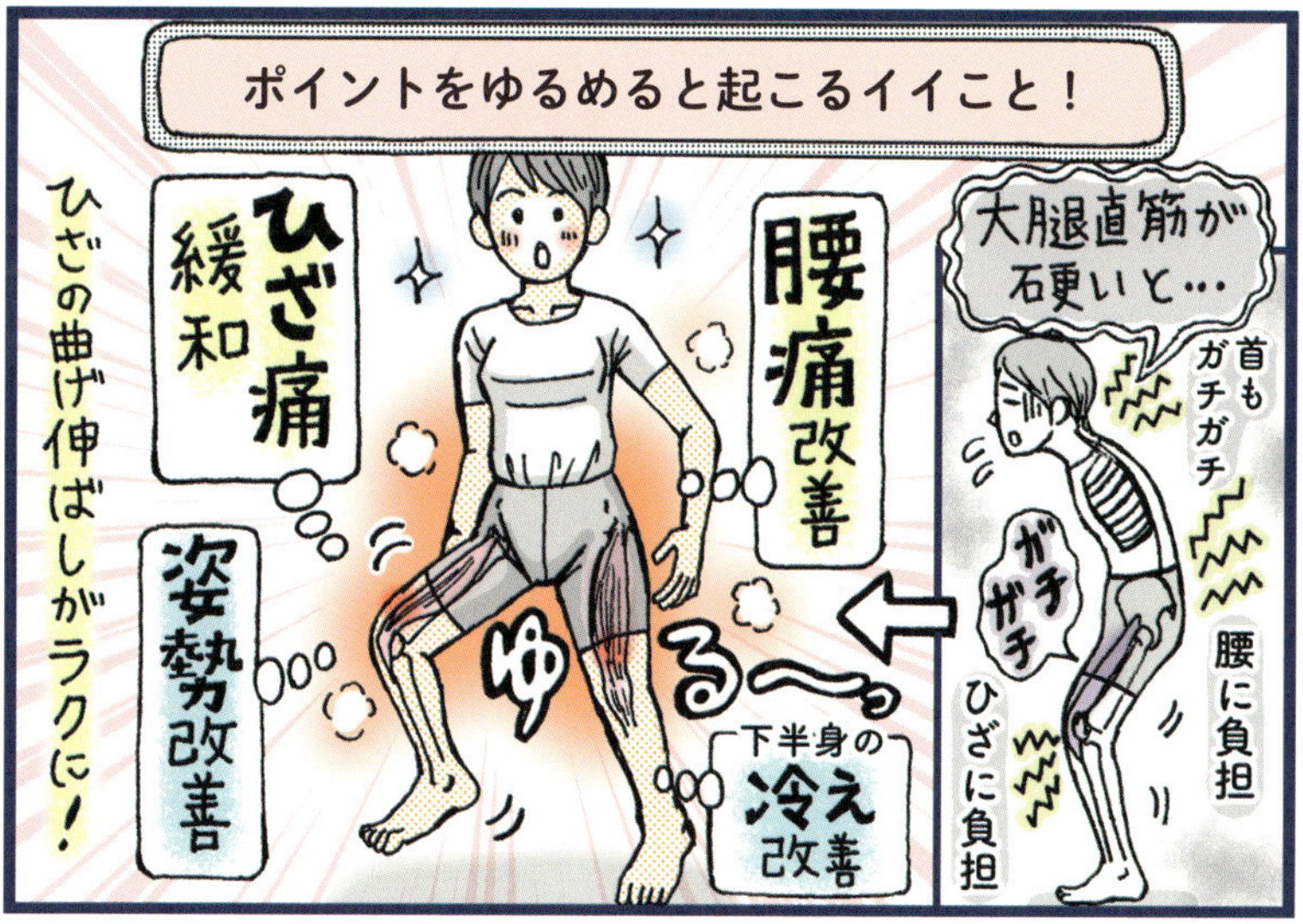
ポイントをゆるめると起こるイイこと！
大腿直筋が硬いと…
首もガチガチ
腰に負担
ひざに負担
ガチガチ
腰痛改善
下半身の冷え改善
ゆる〜っ
ひざ痛緩和
姿勢改善
ひざの曲げ伸ばしがラクに！

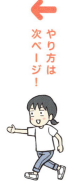

太ももが上がり歩きやすくなり、下半身のゆがみの改善にも。

やり方は次ページ！

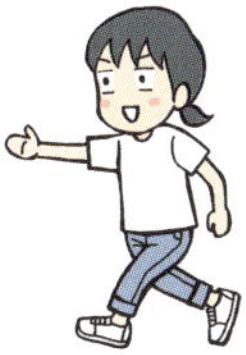

ひざ痛・腰痛に

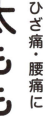

太ももトリガーほぐし

1

イスに座って行う。
ひざからこぶし1つ分上がポイント

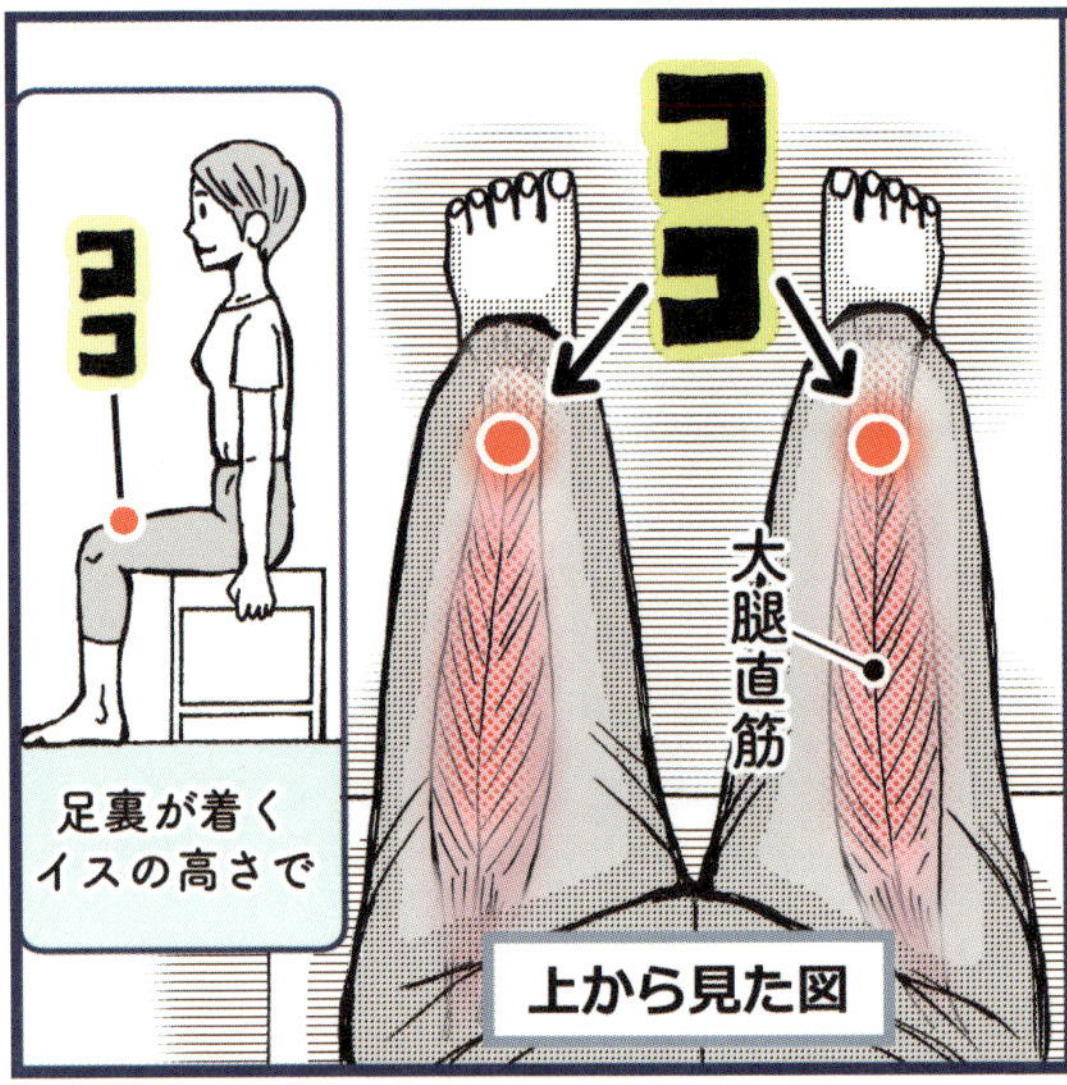
ココ
ココ
大腿直筋
足裏が着く
イスの高さで
上から見た図

2

右腕の手首を左手でつかみ
腕を麺棒のようにして

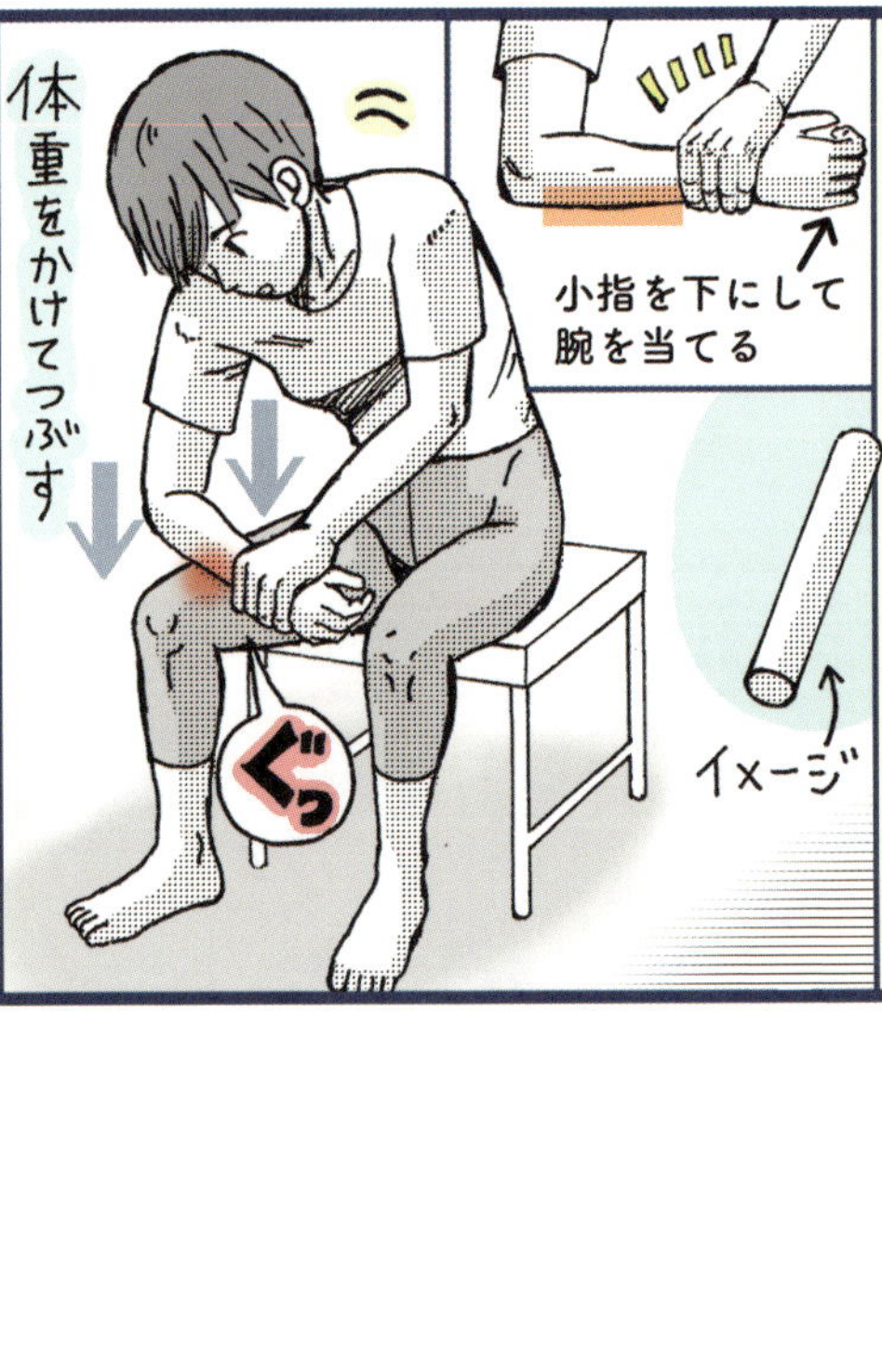
小指を下にして
腕を当てる
イメージ
体重をかけてつぶす
ぐっ

右の太もものポイントに当てる

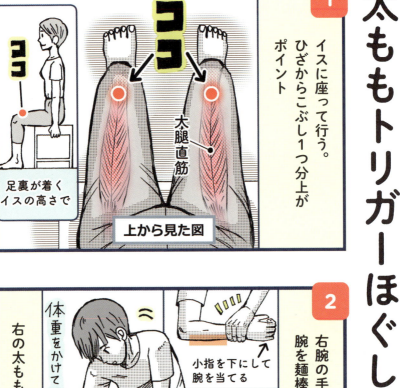

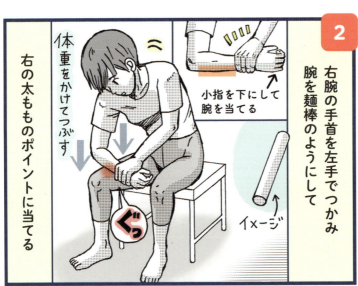

3

ポイントをイタ気持ち良く
腕で圧迫したまま

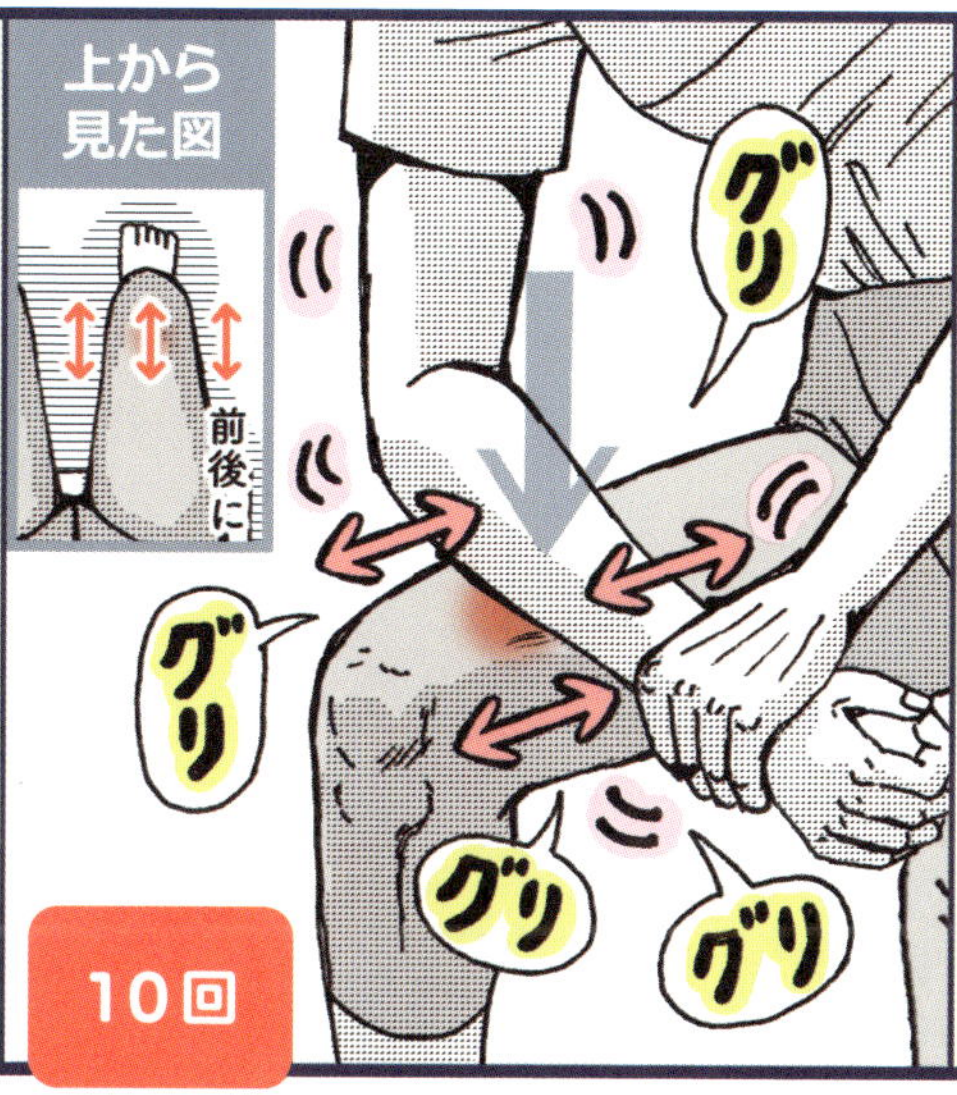
上から
見た図
前後に
グリ
グリ
グリ
グリ

小刻みに前後に動かしてほぐす

10回

4

太ももの真ん中より
少し上の高さから
ポイントまでまんべんなく

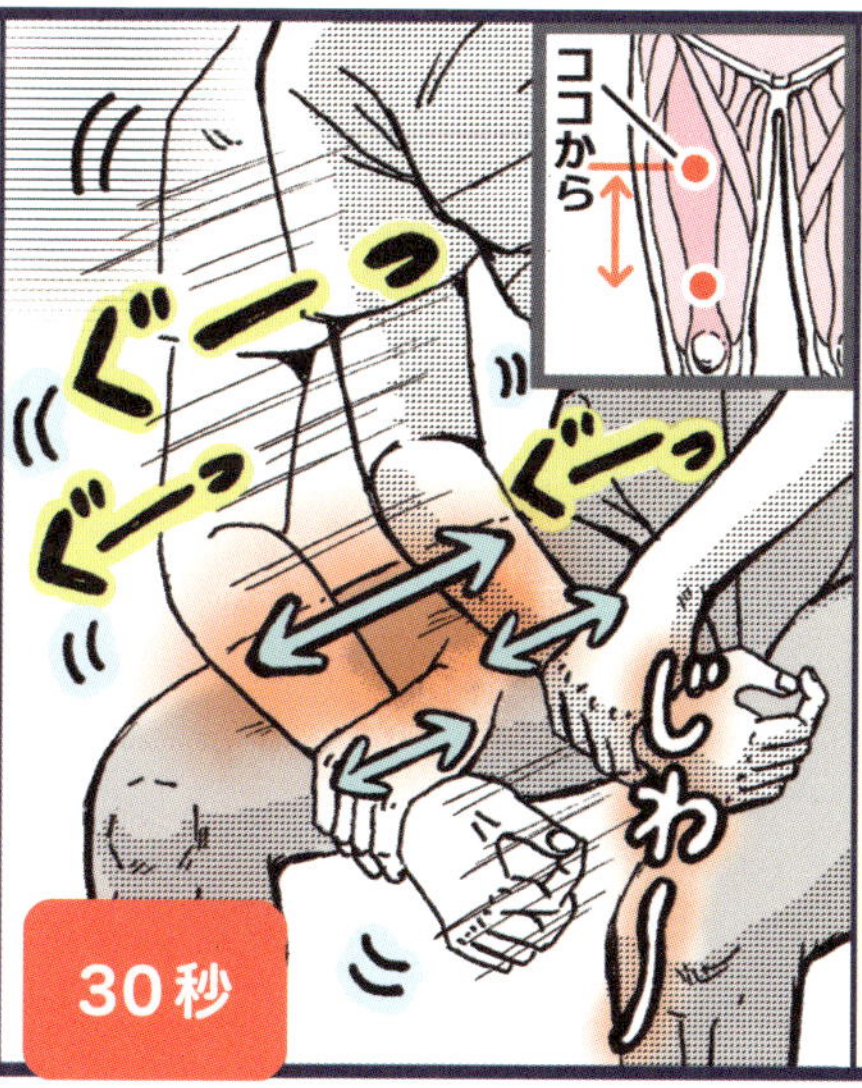
ココから
ぐーっ
ぐーっ
ぐーっ
じわ〜

軽く圧迫しながら、太ももの筋肉を
前後に動かしてほぐしていく

30秒

※左の太ももも、左腕を当てて同様に行う。

仕上げに
手のひらで太ももを
全体的にさすると
気持ちいい〜
サス
サス
サス
サス

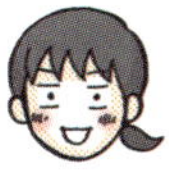

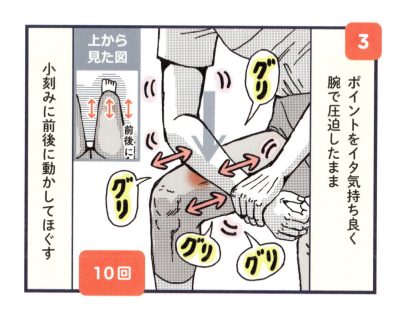

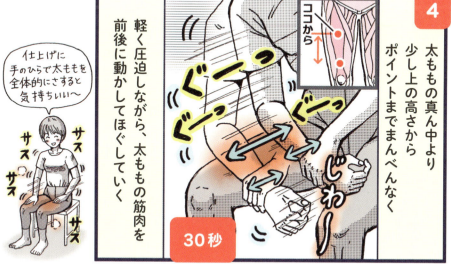

4 で太ももを広めにほぐしているときに
「イタ気持ち良い」場所を見つけたら
3 と同じ動きで圧迫してほぐすとgood！

おつかれ
体のコリ

脚の冷え・むくみ

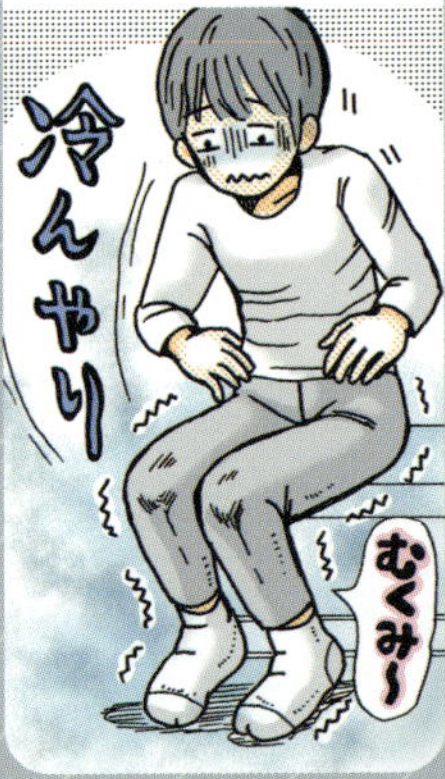

Chapter1
Trigger point

ふくらはぎトリガーほぐし

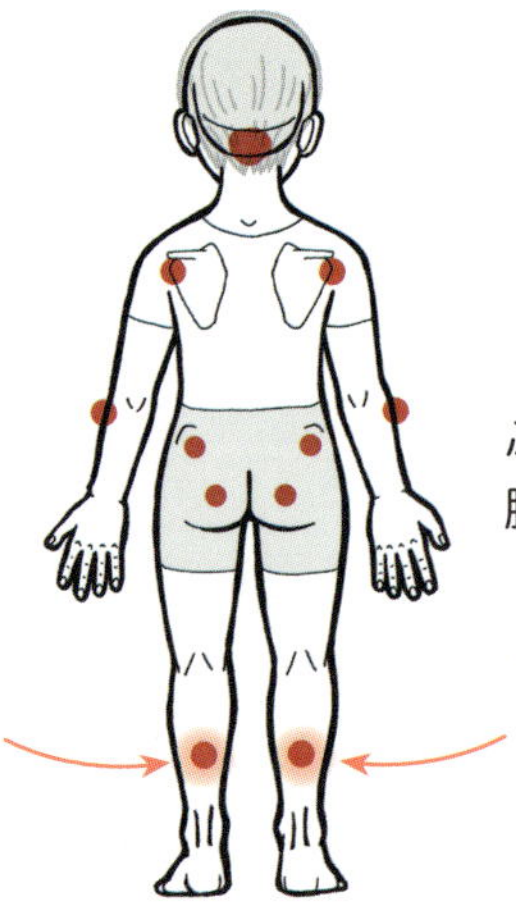

ふくらはぎの
膨らみ始め

ココ!

ココを押さえる！

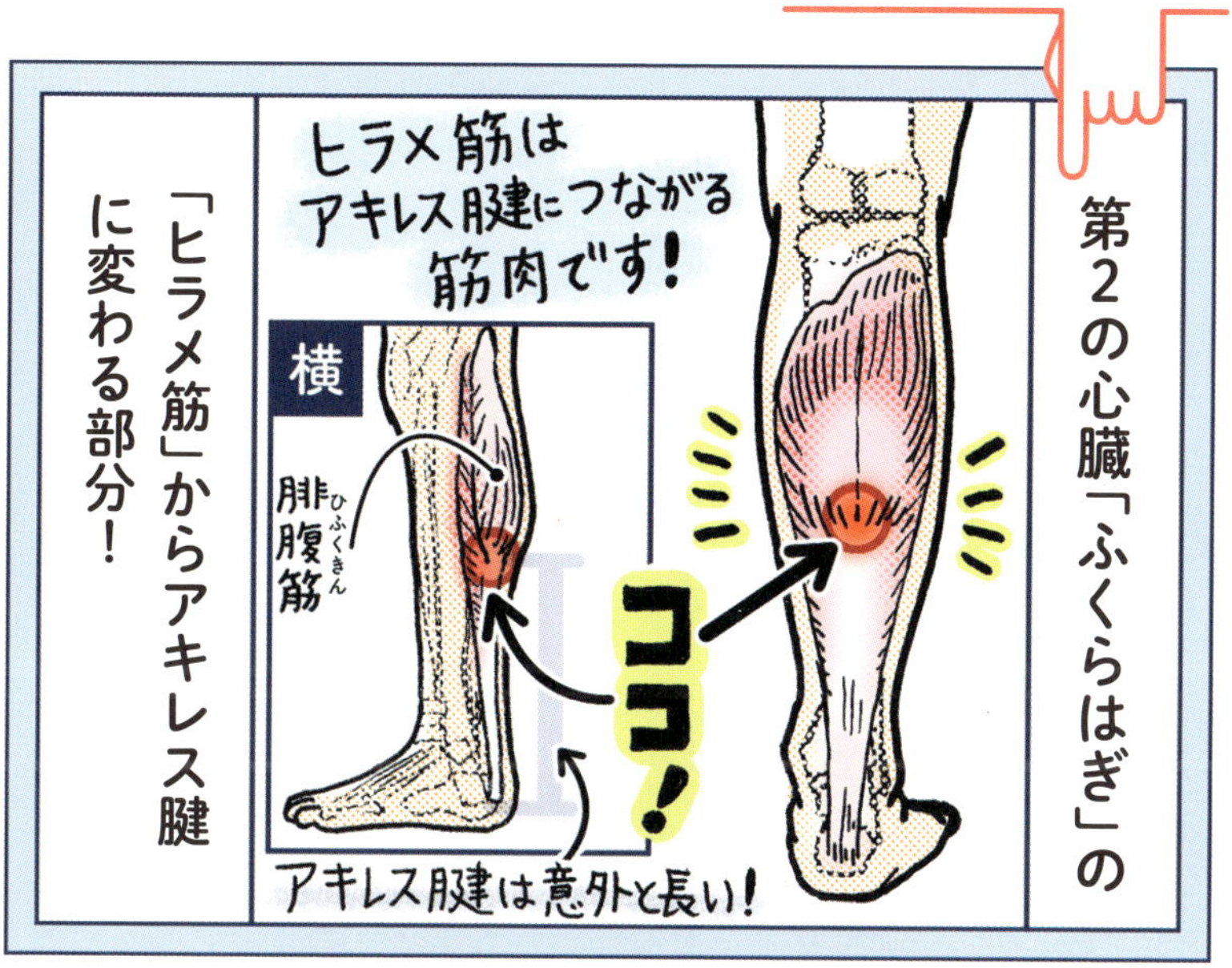

ヒラメ筋はふくらはぎの深層にあり重力から体を立てる
「抗重力筋」の１つでとても疲れやすい筋肉です！

やり方は次ページ！

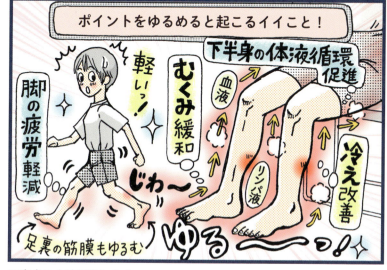

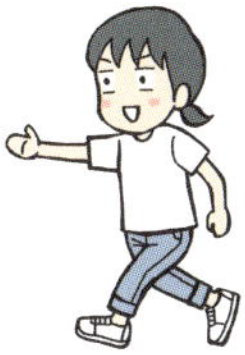

下半身の血流促進にも！

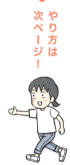

脚の冷え・むくみに

ふくらはぎトリガーほぐし

1

ふくらはぎのポコッとした
膨らみ始めの
ポイントゾーンを把握する

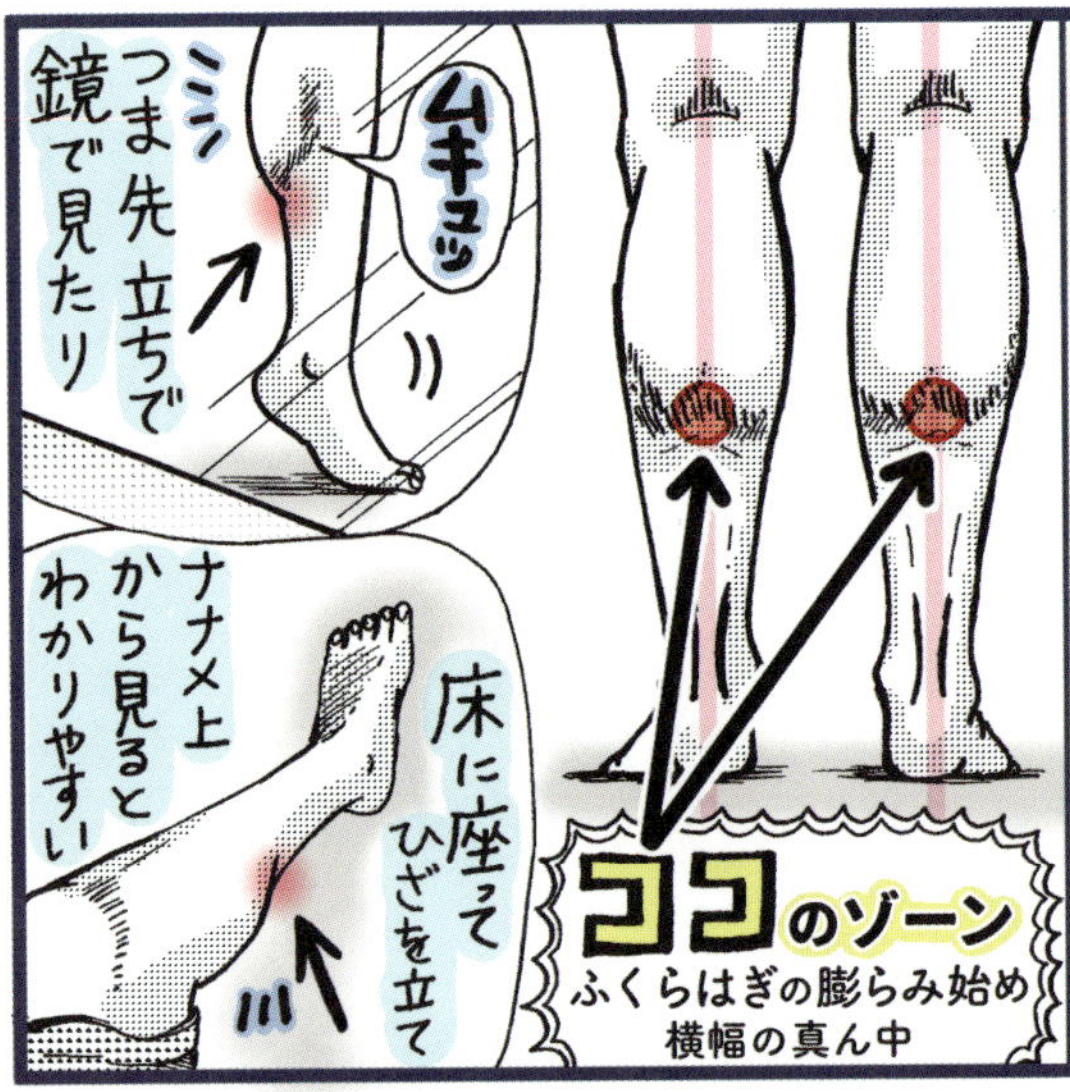

2

寝ながら片ひざを立て、ひざの上に
反対側の脚のポイントを当てる

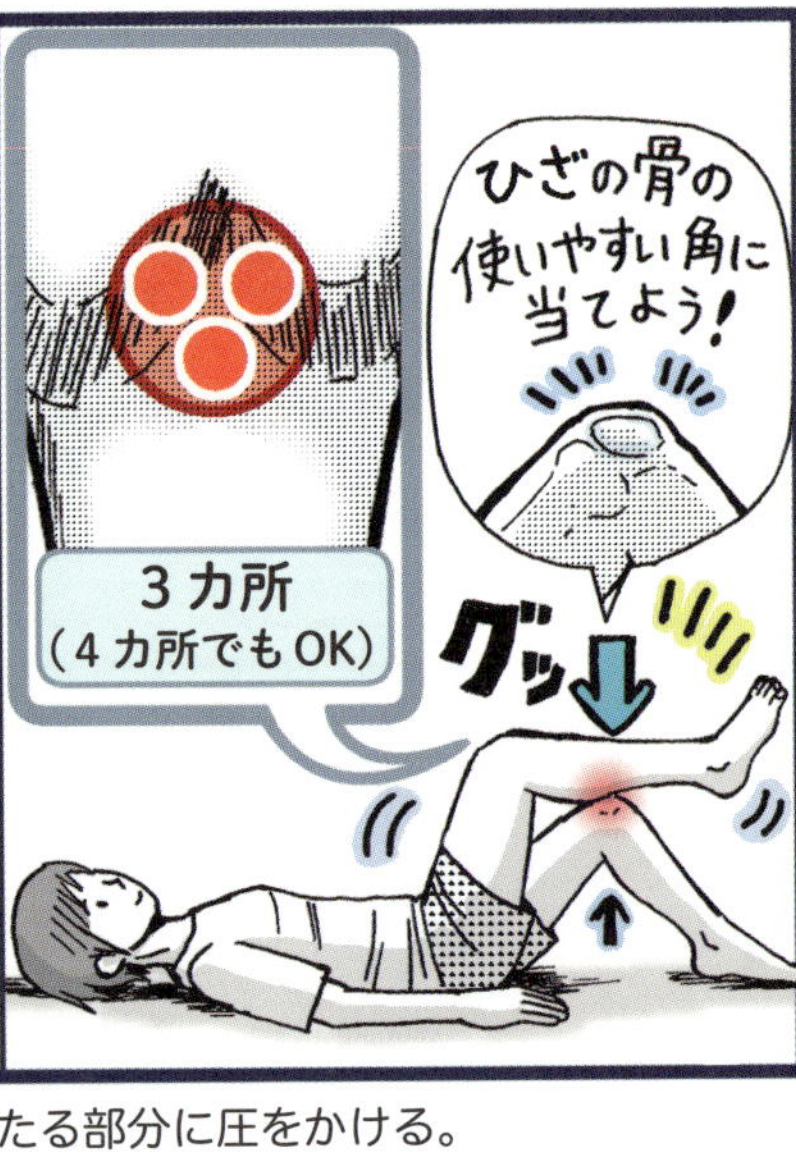

ポイントゾーンの中で3カ所
少しずつ場所をずらして確認する。
1カ所ずつじっくりほぐしていく

※ 脚の重みで当たる部分に圧をかける。

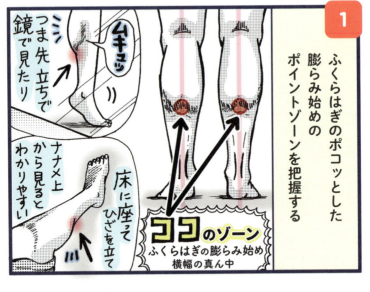

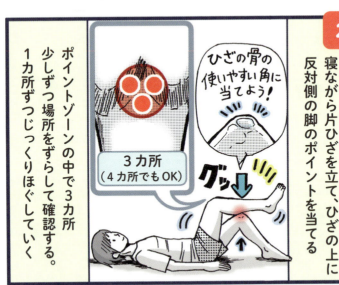

3

ひざの骨の角にポイントを当て
その接地点をずらさないまま

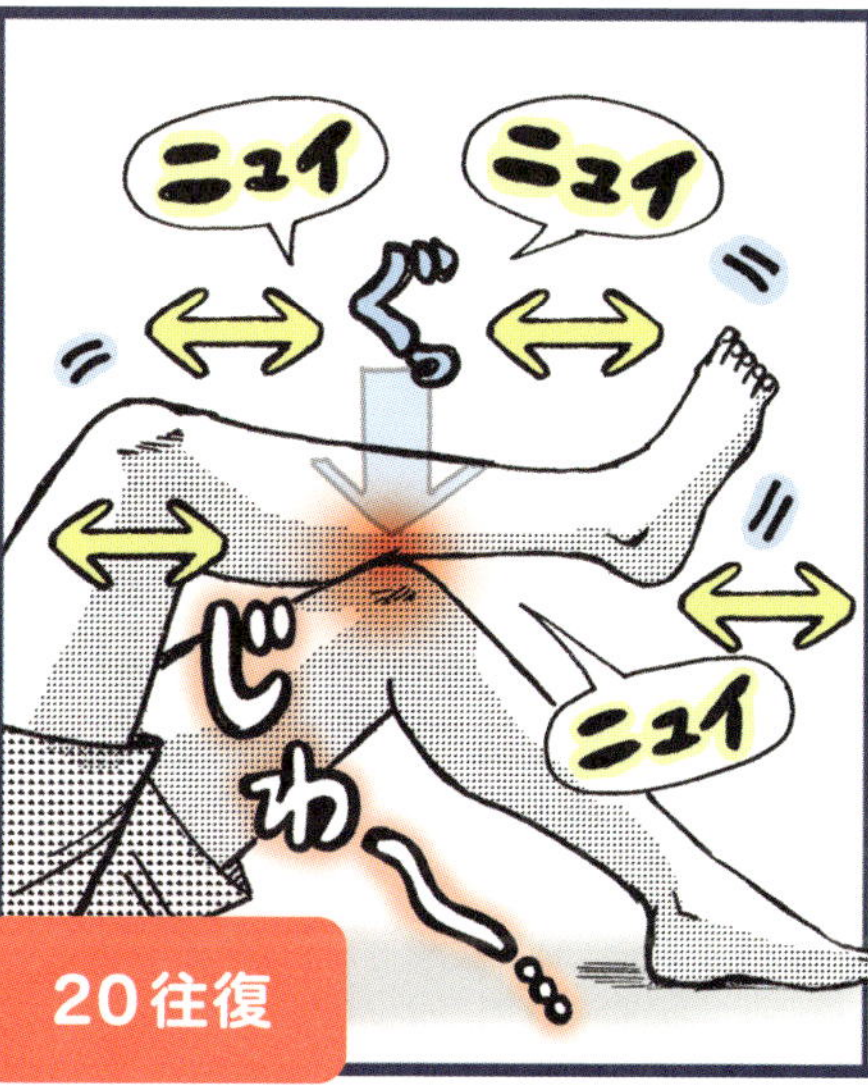

上の脚をわずかに前後に往復させ
しごくように圧をかける

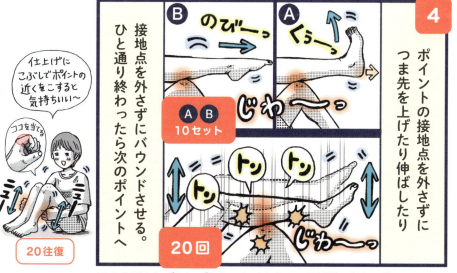

4

ポイントの接地点を外さずに
つま先を上げたり伸ばしたり

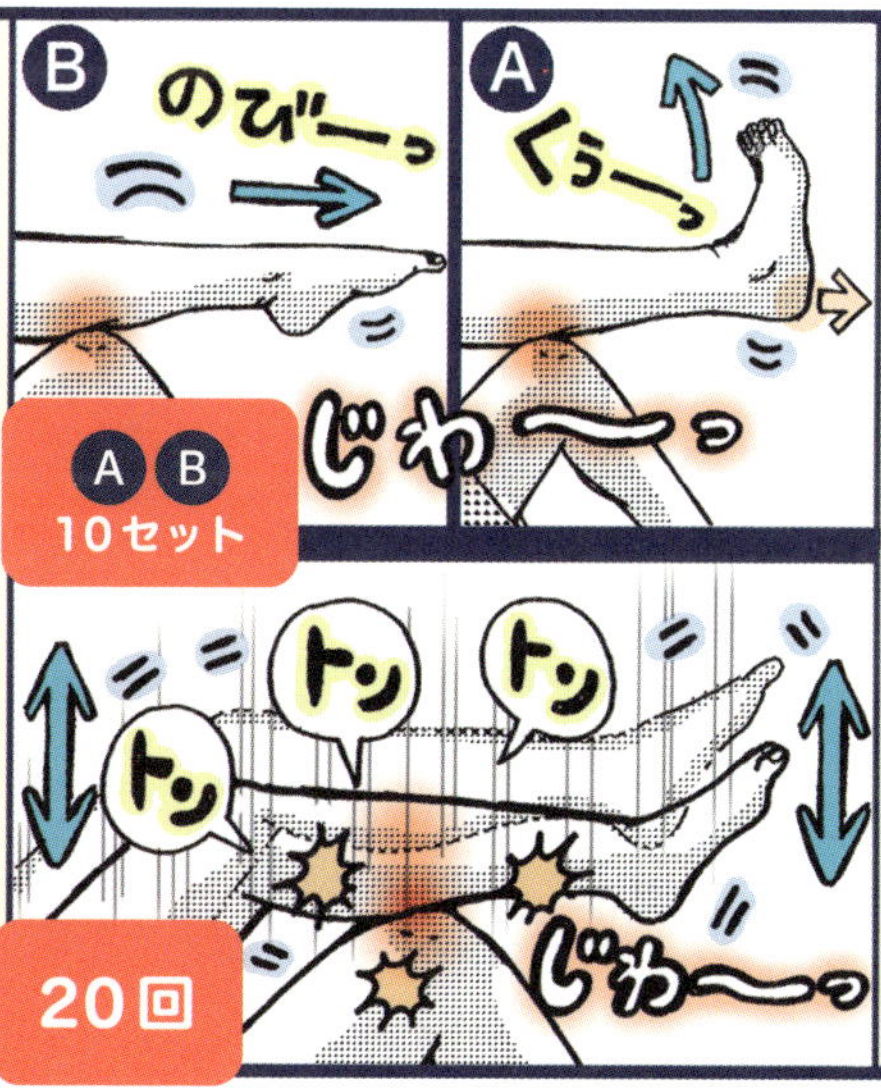

接地点を外さずにバウンドさせる。
ひと通り終わったら次のポイントへ

※ 3カ所をわずかにずらしてほぐしたら、反対側の脚も同様に。

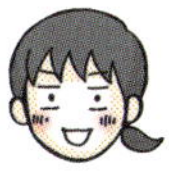

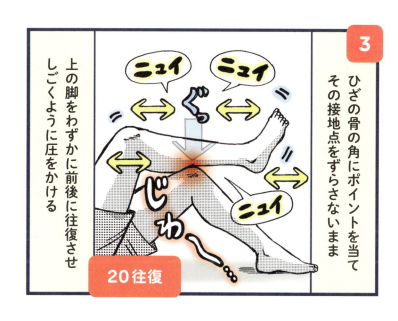

ポイントにひざの骨を当てて強めに小さくしごいたり
つま先をゆっくり動かすことが、深い刺激になっています。
歩き疲れの人にも、座りっぱなしの人にもオススメです。

おつかれ
体のコリ

足先の冷え・むくみ

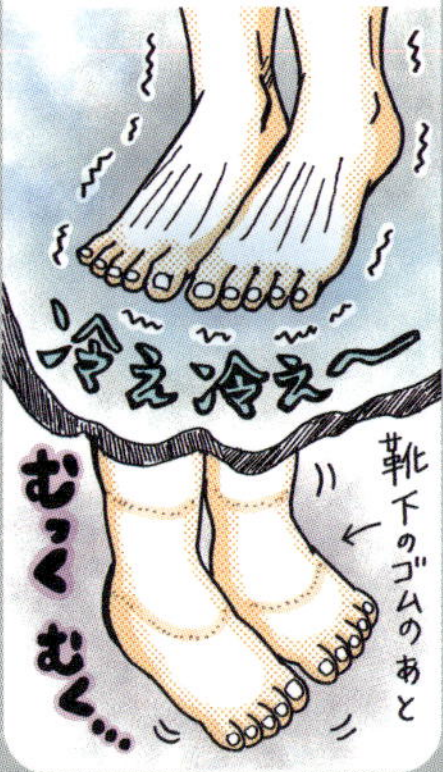

Chapter1
Trigger point

足の甲トリガーほぐし

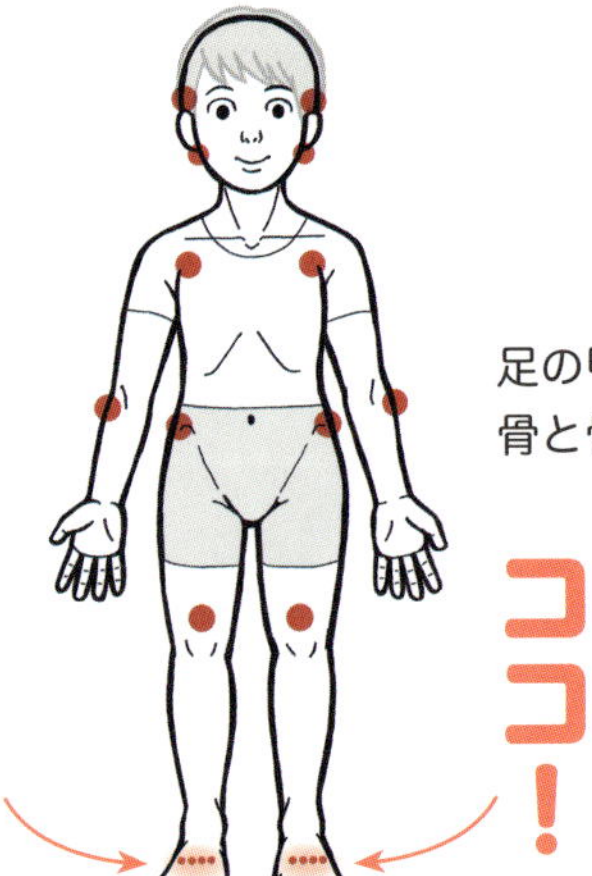

ココを押さえる!

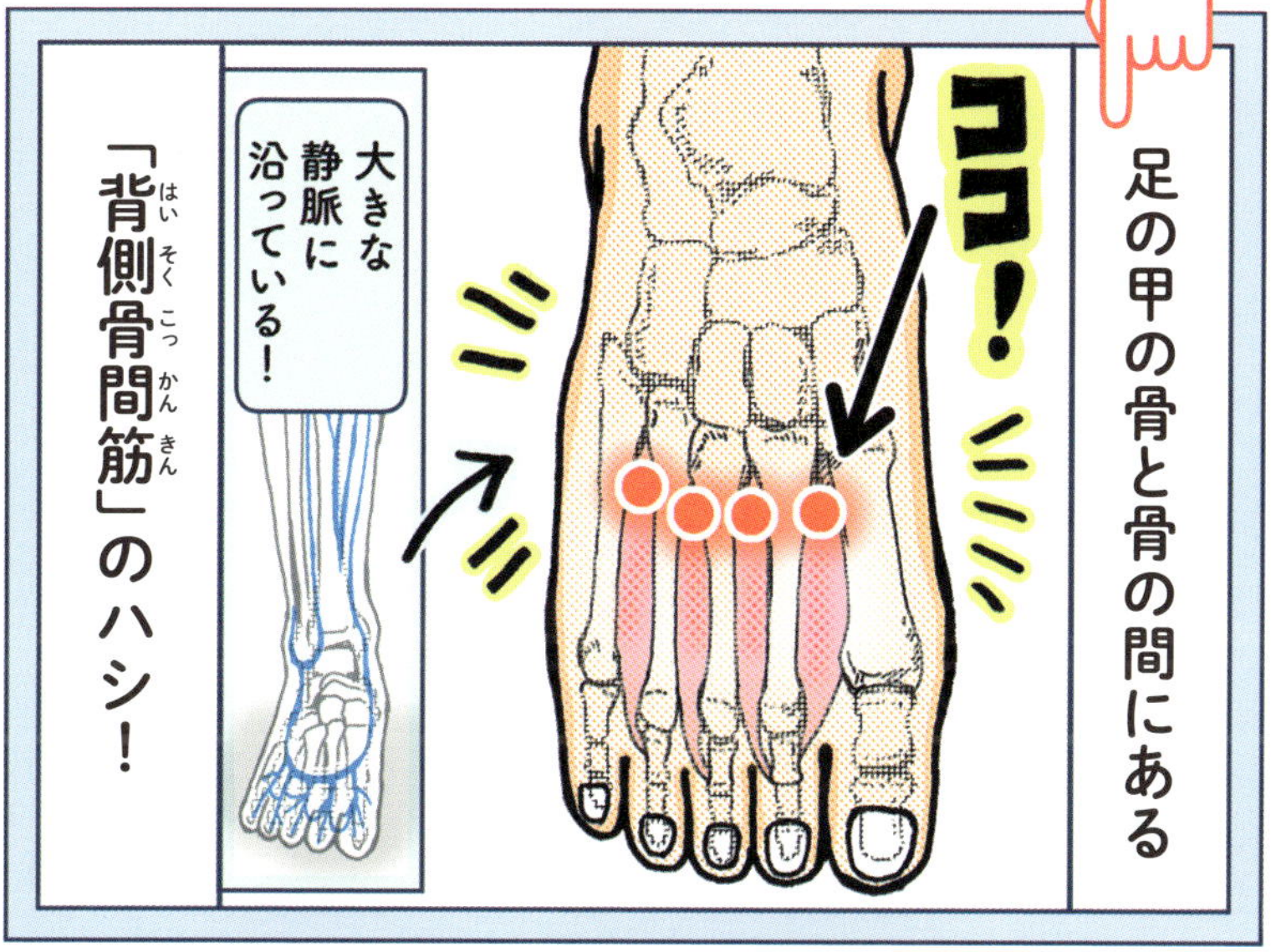
足の甲の骨と骨の間にある
ココ!
「背《はい》側《そく》骨《こっ》間《かん》筋《きん》」のハシ!
大きな静脈に沿っている!

背側骨間筋は、横幅のきつい靴を履いていると硬くなりやすく、
足の裏がうまく動かせない人も凝っています。

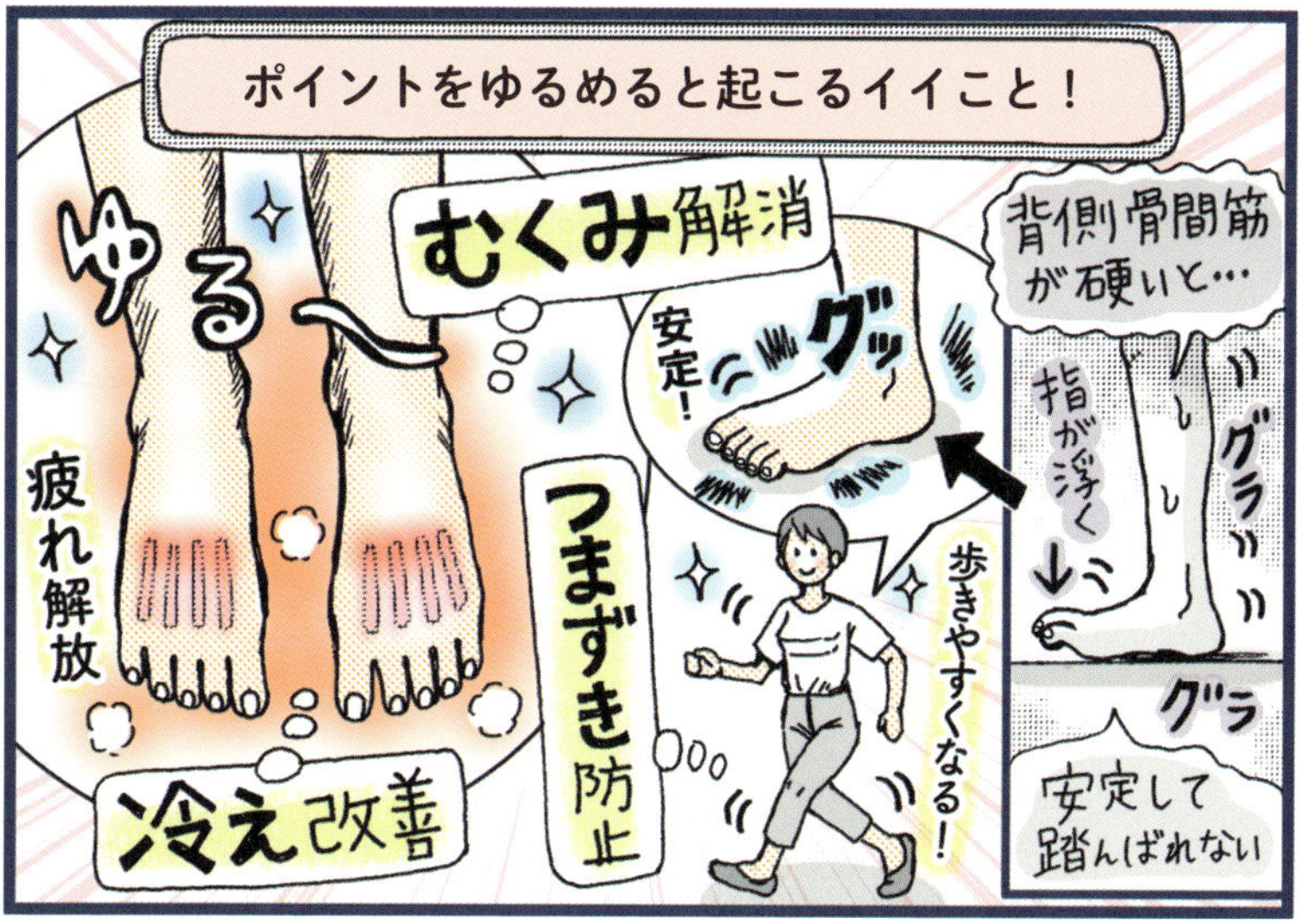
ポイントをゆるめると起こるイイこと!
ゆる〜
むくみ解消
疲れ解放
冷え改善
つまずき防止
安定!
グッ
歩きやすくなる!
背側骨間筋が硬いと…
指が浮く
グラ
グラ
安定して踏んばれない

足先の疲労緩和にも!

やり方は次ページ!

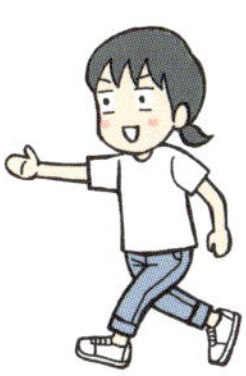

足先の冷え・むくみに

足の甲トリガーほぐし

1

右足の甲の親指と人差し指の骨の間を指でなぞって一番ハシの行きづまりへたどり

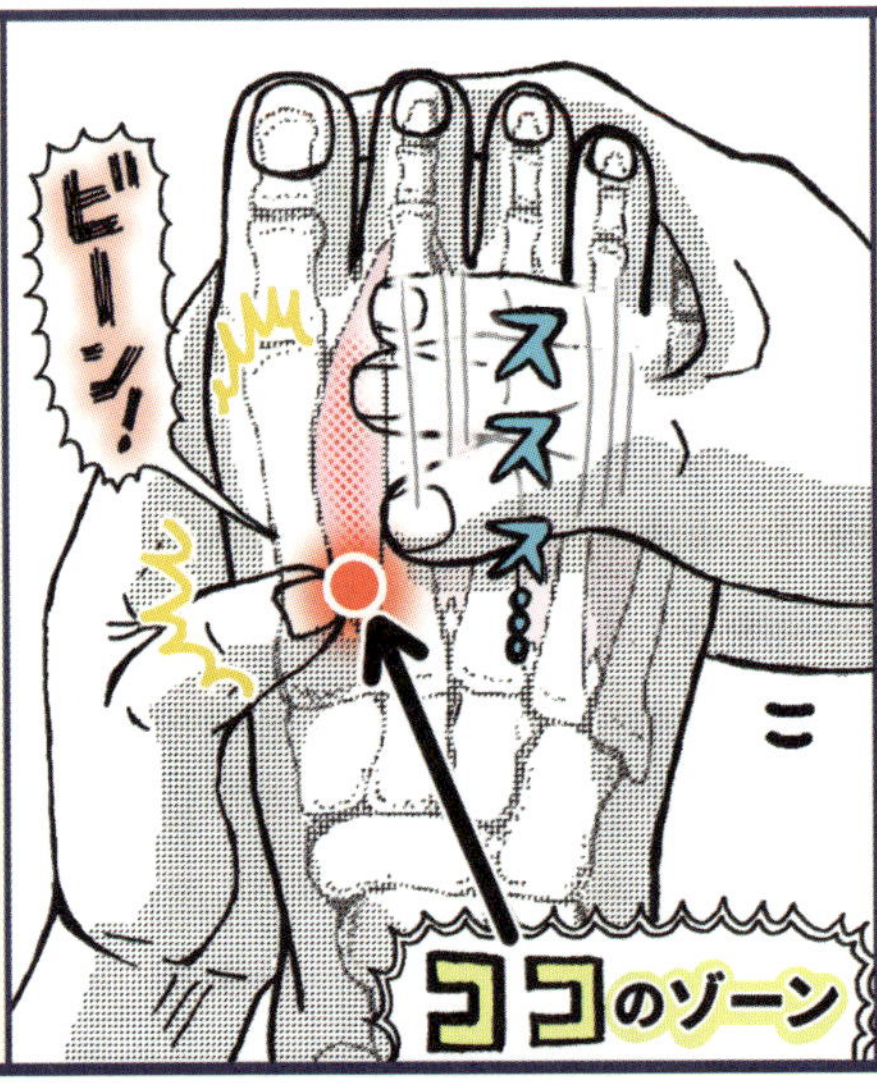

押すとイタ気持ち良い場所を探す

2

❶と同様の手順で人差し指から小指の間の❷～❹の場所も確かめておく

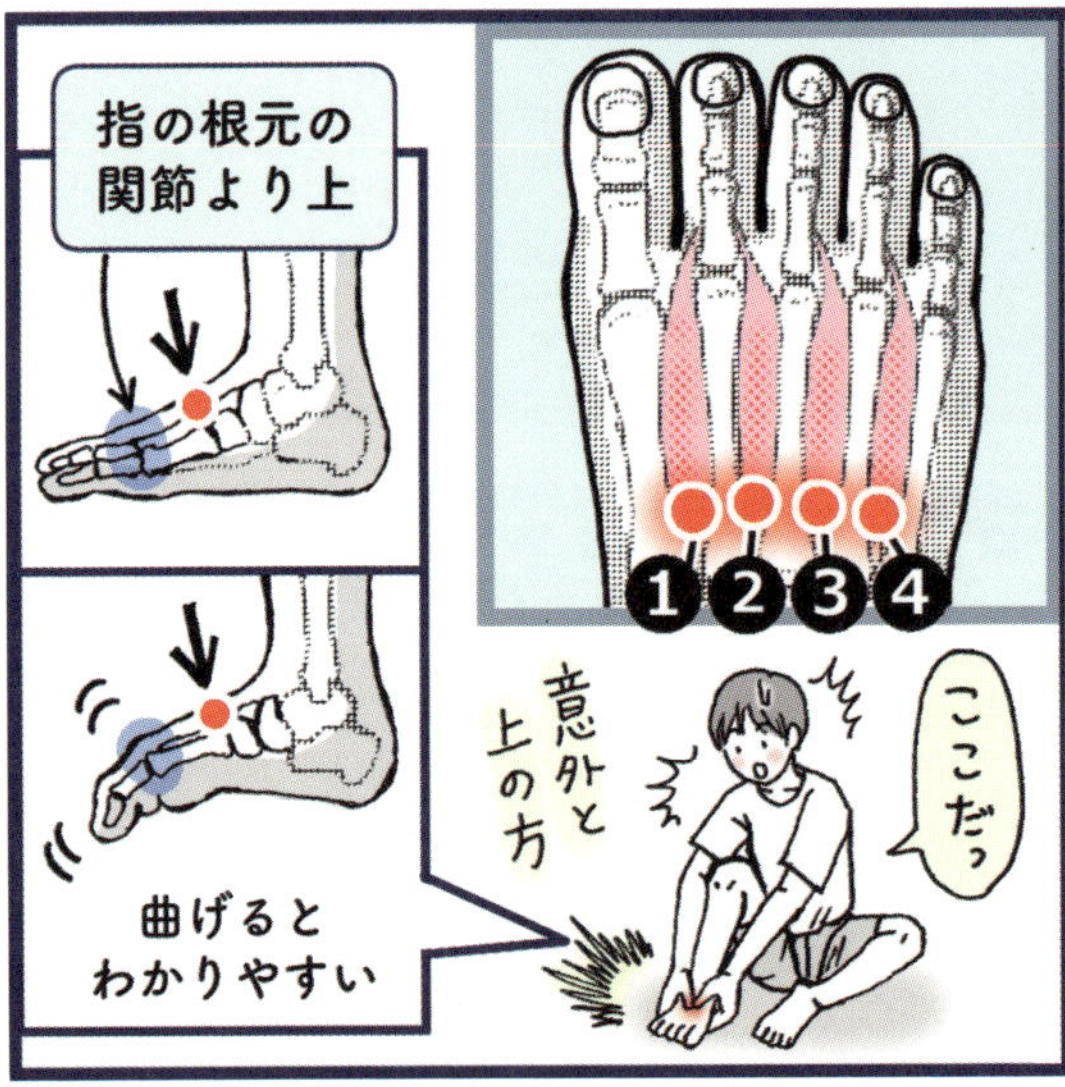

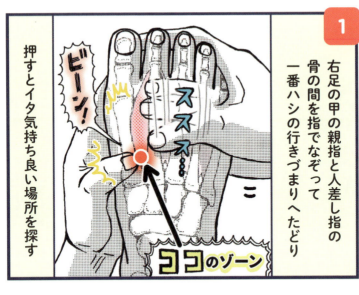

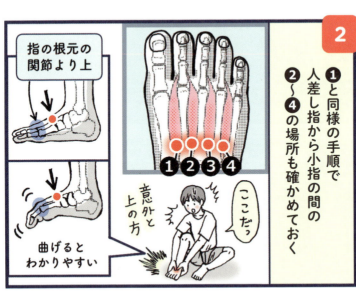

3

ひざを立ててあおむけに寝る

左足のかかとの角を右足の❶の部分に当てる

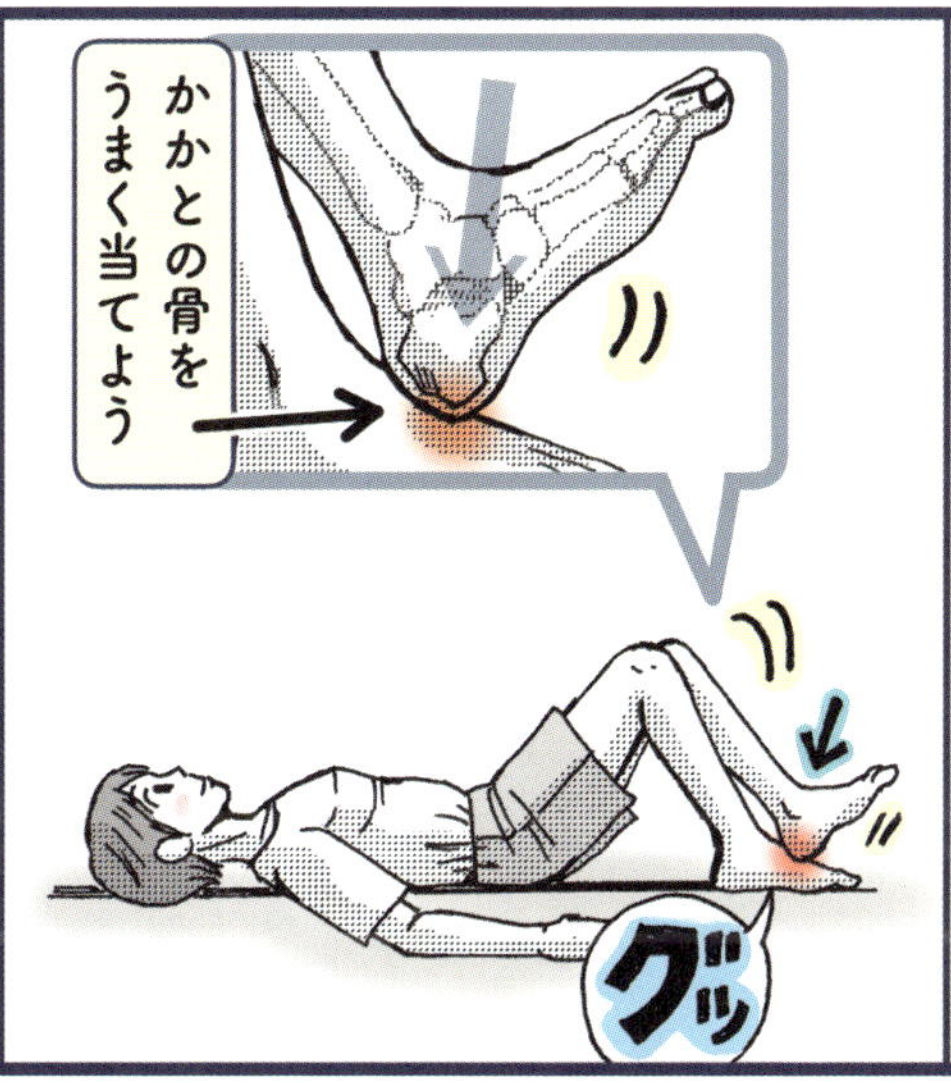
かかとの骨をうまく当てよう
グッ

4

かかとを当てて離さずに圧をかけたまま押しもむ

❷～❹の場所も同様に行う

ぐっ
ぐり
ぐり
ぐり
ぐり
じわ〜っ

30秒×2セット

イスに座って行ってもOKです♪
ぐり
ぐり
じわ〜

※左足も同様に行う。呼吸はゆっくりと。

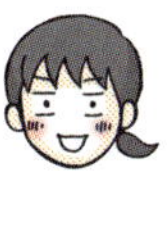

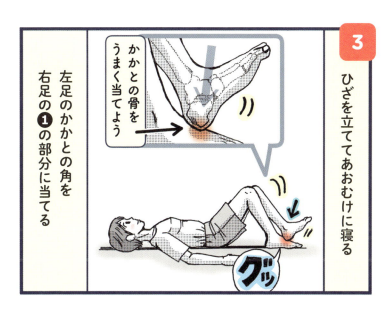

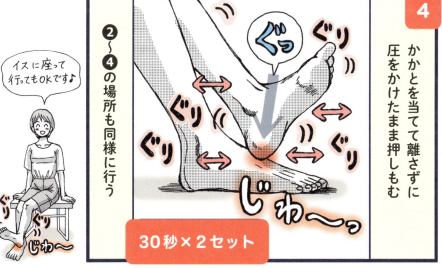

まずは指で場所をしっかり見つけて、イタ気持ち良さを味わいます。ほぐす足の指をパーに開きながらかかとでグッと押しもむと刺激が入りやすくなります。

COLUMN

トリガーポイントとツボの違い

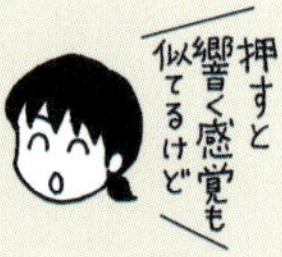

似ているので混同されがちだけど違うよ

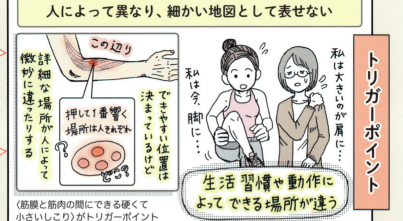

トリガーポイント

人によって異なり、細かい地図として表せない

関連痛がある

押すと発汗することがある

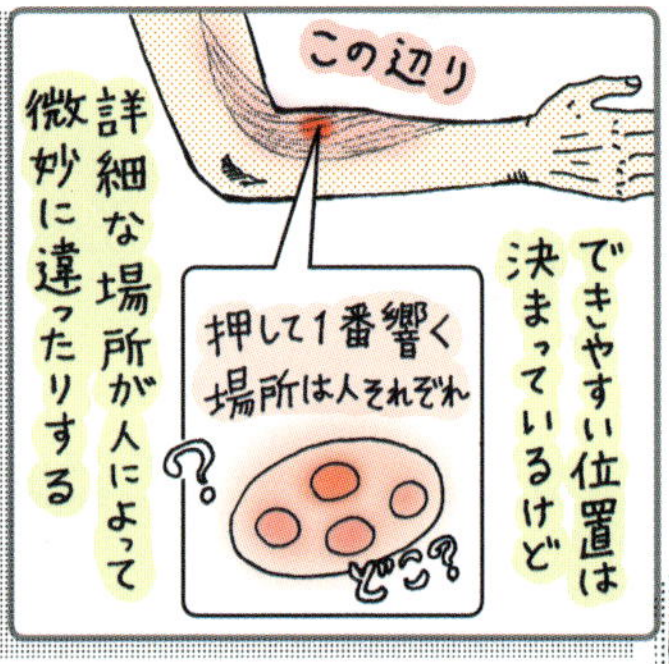

〈筋膜と筋肉の間にできる硬くて小さいしこり〉がトリガーポイント

ツボ

全員に共通していて、番地として表せる

関連痛がない

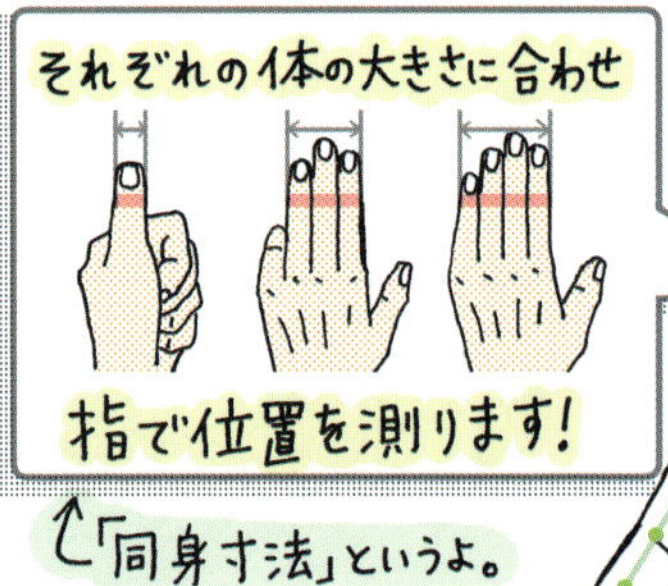

〈東洋医学で導き出された治療効果の高い場所〉がツボ

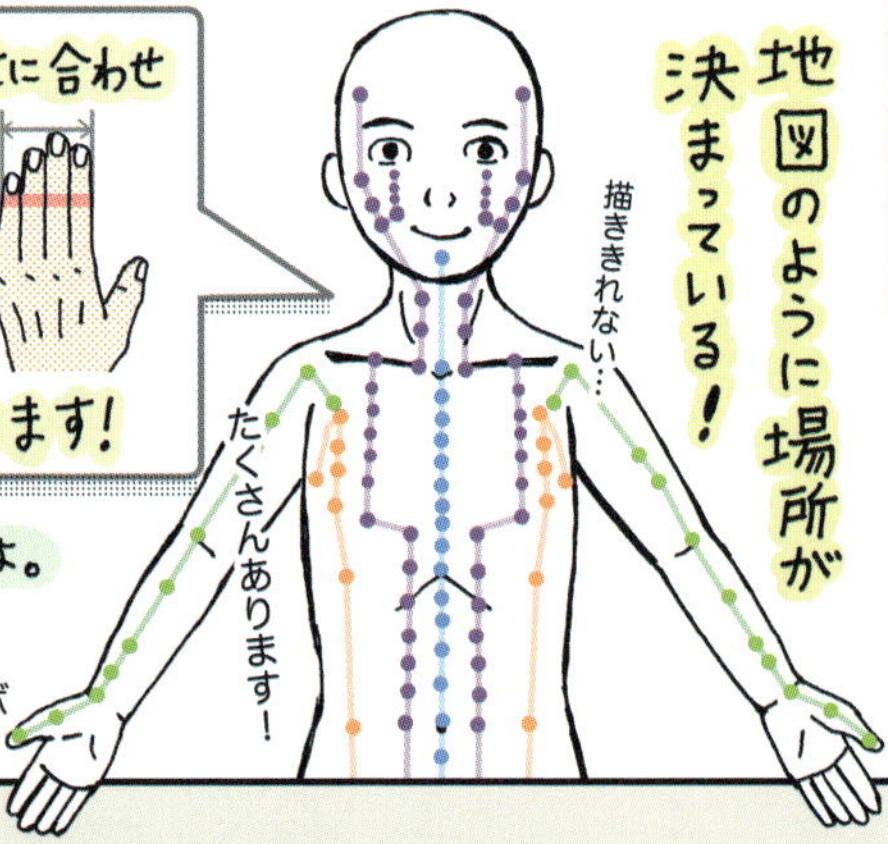

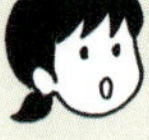

でもいくつか重なっている場所もあります！

COLUMN

ポイントを押す道具

「トリガーほぐし」と「ツボ押し」が

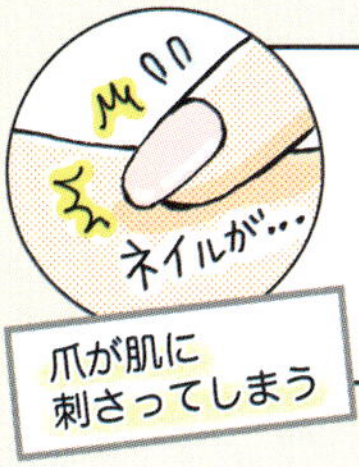
ネイルが…
爪が肌に刺さってしまう

どうしても指で押しにくいときは…

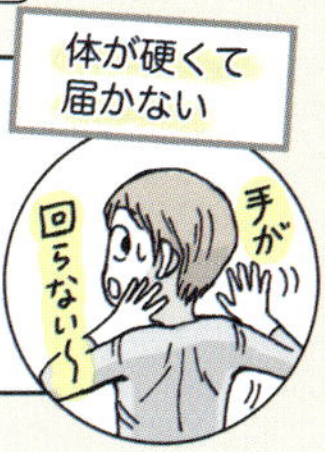
体が硬くて届かない
手が回らない〜

「トリガーほぐし」の場合

ポイントに押し当て筋肉の走行に沿って上下に動かしましょう

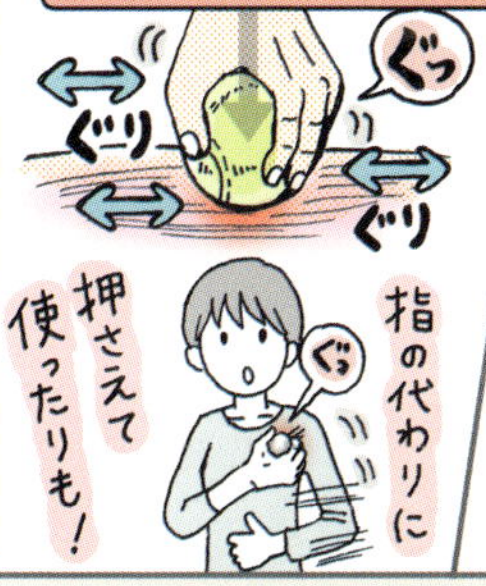
ぐっ
ぐり
ぐり
押さえて使ったりも！
指の代わりに
ぐっ

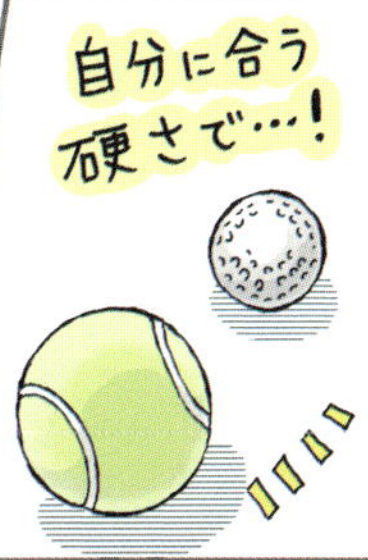
自分に合う硬さで…！

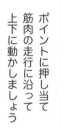

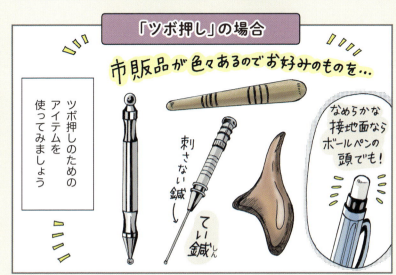

ゴルフボールやテニスボールなど代用品を探して

「ツボ押し」の場合

ツボ押しのためのアイテムを使ってみましょう

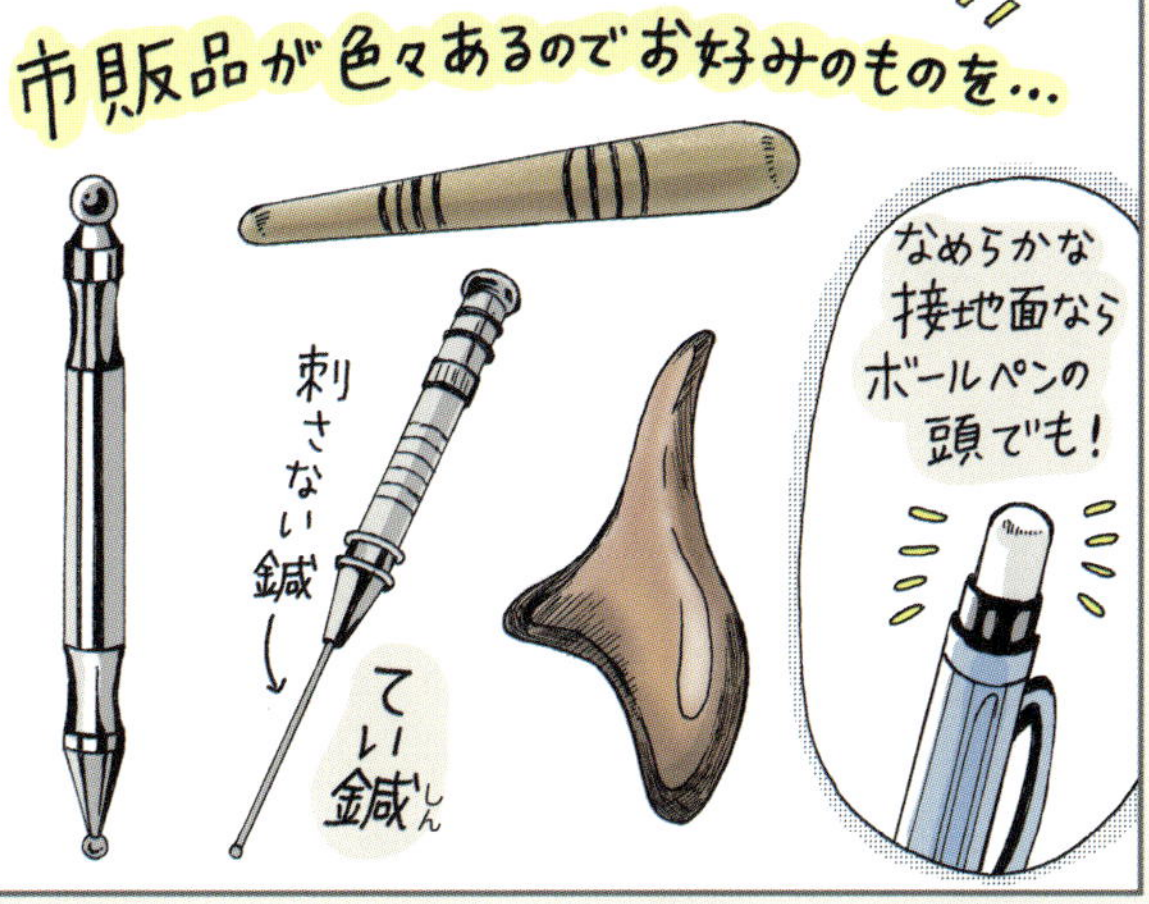
市販品が色々あるのでお好みのものを…
刺さない鍼
てい鍼《しん》
なめらかな接地面ならボールペンの頭でも！

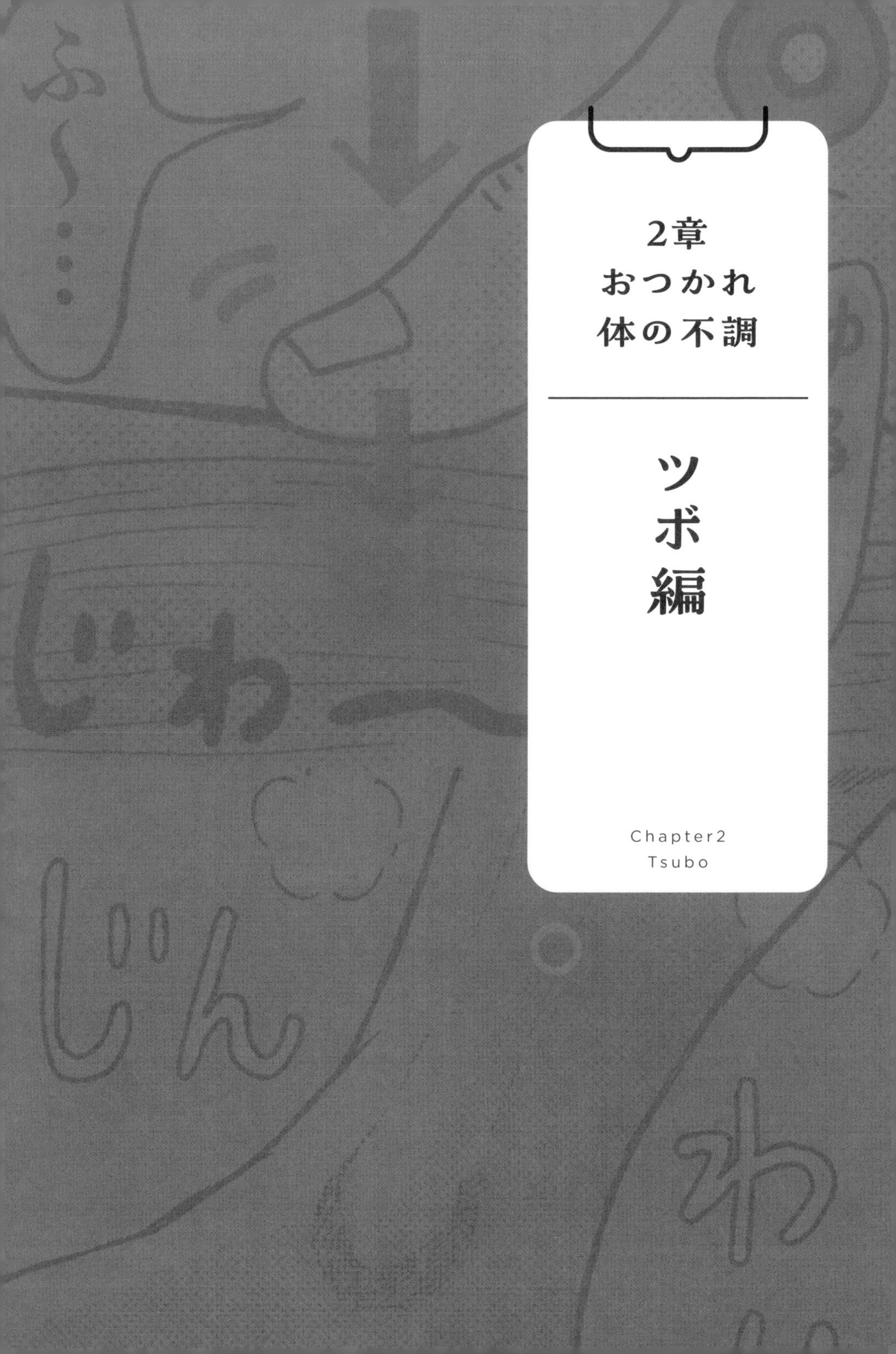

2章
おつかれ
体の不調

ツボ編

Chapter2
Tsubo

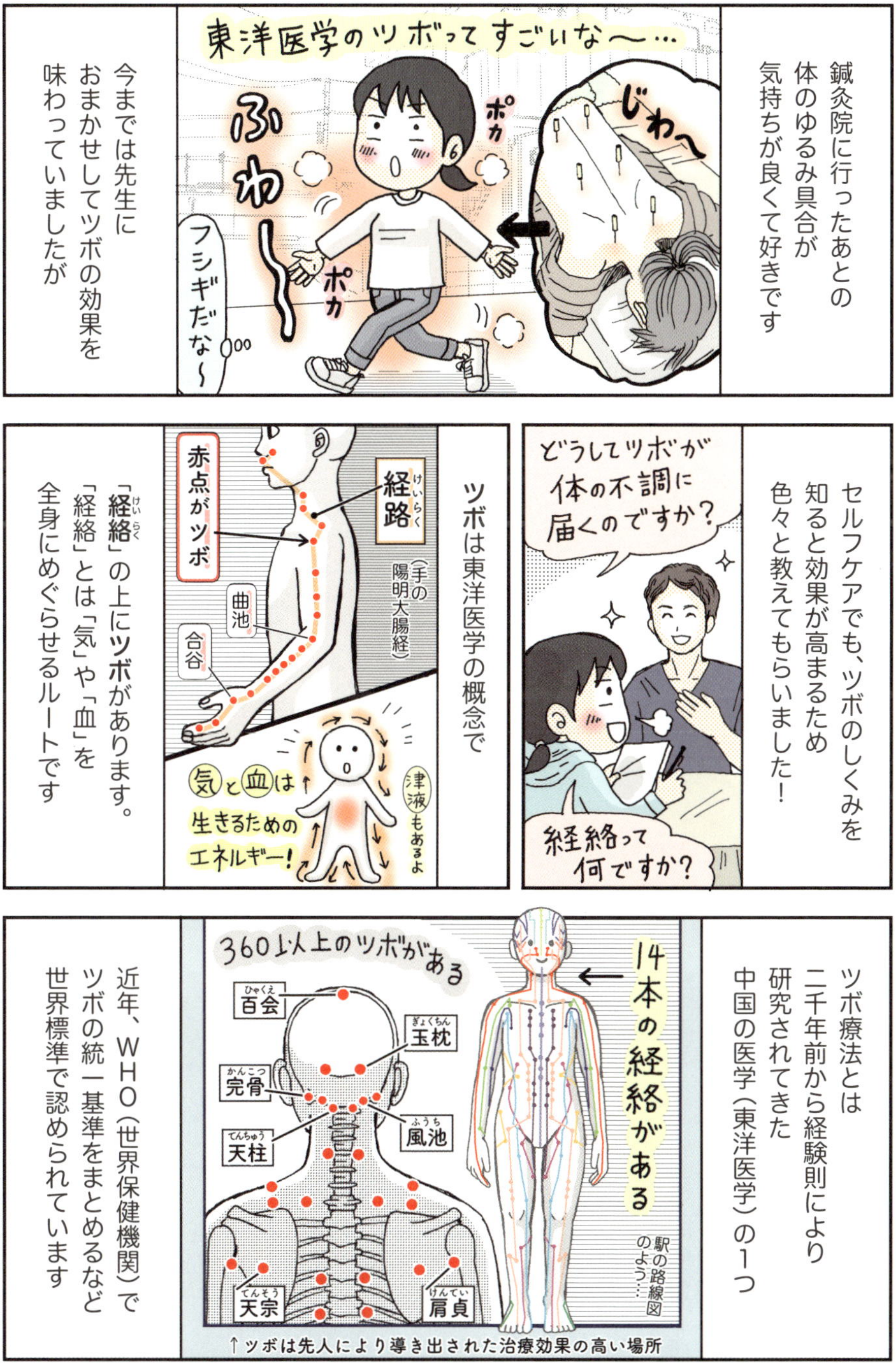

鍼灸院に行ったあとの体のゆるみ具合が気持ちが良くて好きです
東洋医学のツボってすごいな～…
じわ～
ポカ
ポカ
ふわ～
フシギだな～
今までは先生におまかせしてツボの効果を味わっていましたが
セルフケアでも、ツボのしくみを知ると効果が高まるため色々と教えてもらいました！
どうしてツボが体の不調に届くのですか？
経絡って何ですか？
ツボは東洋医学の概念で
経路《けいらく》
（手の陽明大腸経）
赤点がツボ
曲池
合谷
気と血は生きるためのエネルギー！
津液もあるよ
「経絡《けいらく》」の上にツボがあります。「経絡」とは「気」や「血」を全身にめぐらせるルートです
ツボ療法とは二千年前から経験則により研究されてきた中国の医学（東洋医学）の1つ
360以上のツボがある
百会《ひゃくえ》
玉枕《ぎょくちん》
完骨《かんこつ》
風池《ふうち》
天柱《てんちゅう》
天宗《てんそう》
肩貞《けんてい》
14本の経絡がある
駅の路線図のよう…
↑ツボは先人により導き出された治療効果の高い場所
近年、WHO（世界保健機関）でツボの統一基準をまとめるなど世界標準で認められています

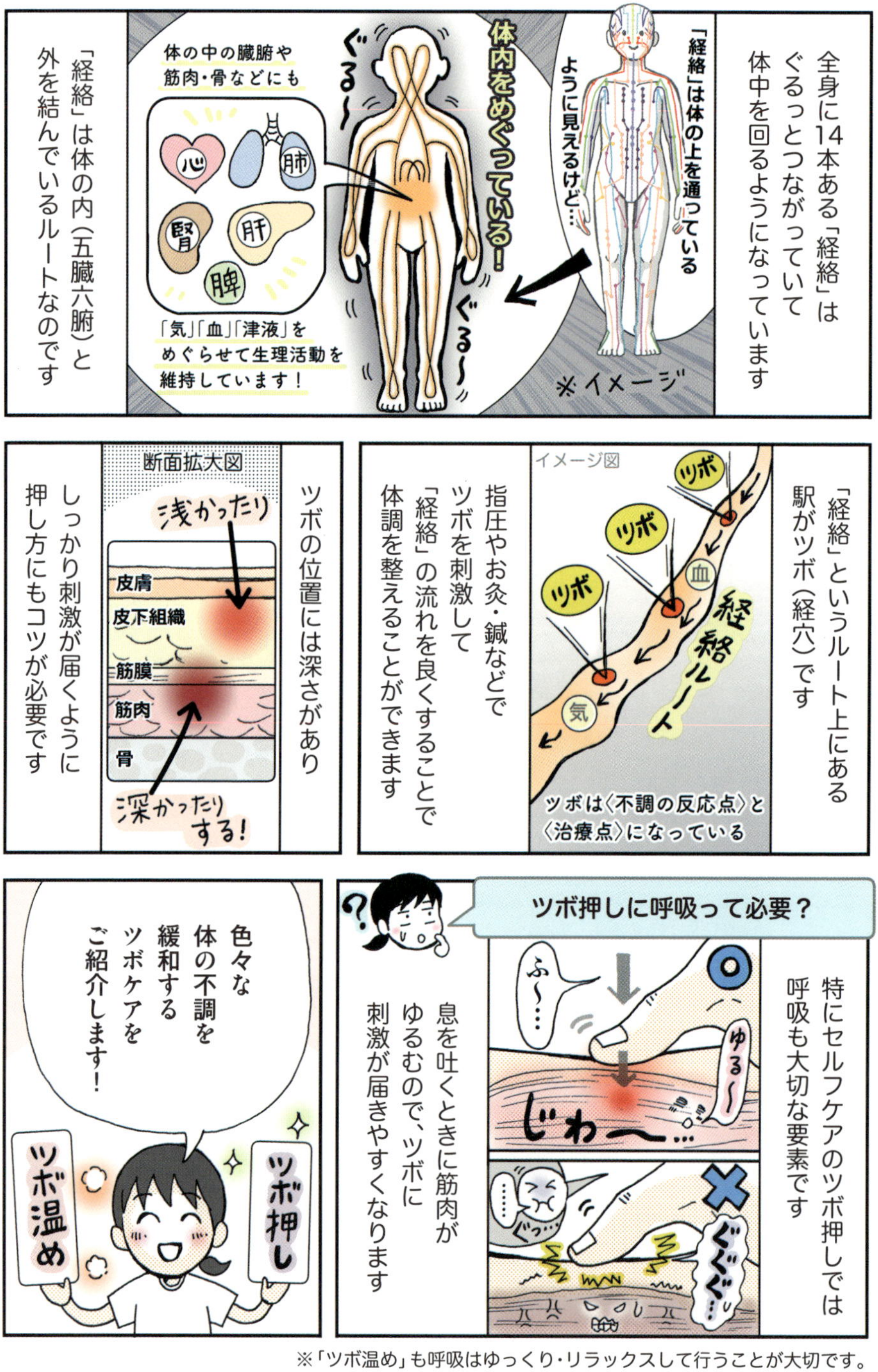
全身に14本ある「経絡」は
ぐるっとつながっていて
体中を回るようになっています
「経絡」は体の上を通っているように見えるけど…
※イメージ
体内をめぐっている!
ぐる〜
ぐる〜
体の中の臓腑や筋肉・骨などにも
心
肺
腎
肝
脾
「気」「血」「津液」をめぐらせて生理活動を維持しています!
「経絡」は体の内(五臓六腑)と外を結んでいるルートなのです
「経絡」というルート上にある駅がツボ(経穴)です
イメージ図
ツボ
ツボ
ツボ
血
気
経絡ルート
ツボは〈不調の反応点〉と〈治療点〉になっている
指圧やお灸・鍼などでツボを刺激して「経絡」の流れを良くすることで体調を整えることができます
ツボの位置には深さがあり
断面拡大図
浅かったり
皮膚
皮下組織
筋膜
筋肉
骨
深かったりする!
しっかり刺激が届くように押し方にもコツが必要です
ツボ押しに呼吸って必要?
特にセルフケアのツボ押しでは呼吸も大切な要素です
ふ〜…
ゆる〜
じわ〜…
……
ぐっ…
ぐぐぐ…
息を吐くときに筋肉がゆるむので、ツボに刺激が届きやすくなります
色々な体の不調を緩和するツボケアをご紹介します!
ツボ押し
ツボ温め

※「ツボ温め」も呼吸はゆっくり・リラックスして行うことが大切です。

ツボ押し

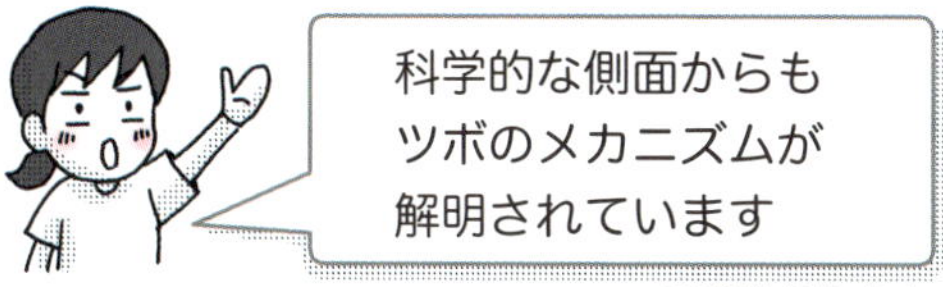
科学的な側面からも
ツボのメカニズムが
解明されています

※諸説あります

「神経が集中する場所にツボがある」ことがわかってきました。つまりツボは「神経の交差点」ということ

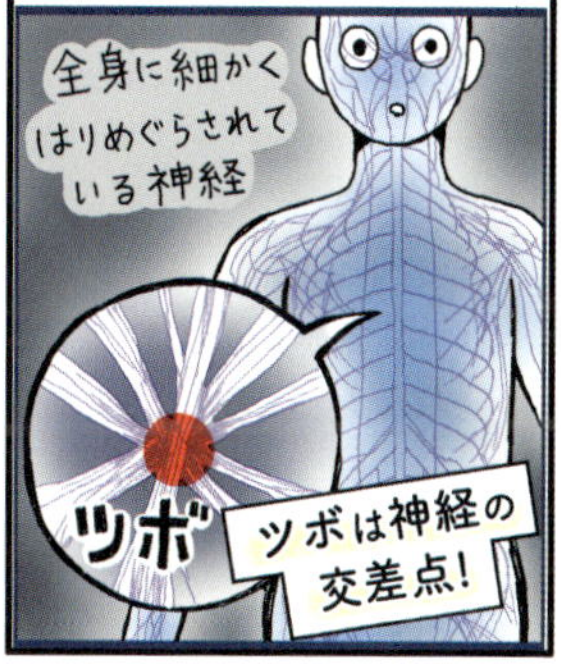
全身に細かくはりめぐらされている神経
ツボ
ツボは神経の交差点!

ツボ刺激により、神経の交差点の「渋滞」を「交通整理」して通りをスムーズにし

※神経の交差点は渋滞が起こりやすい

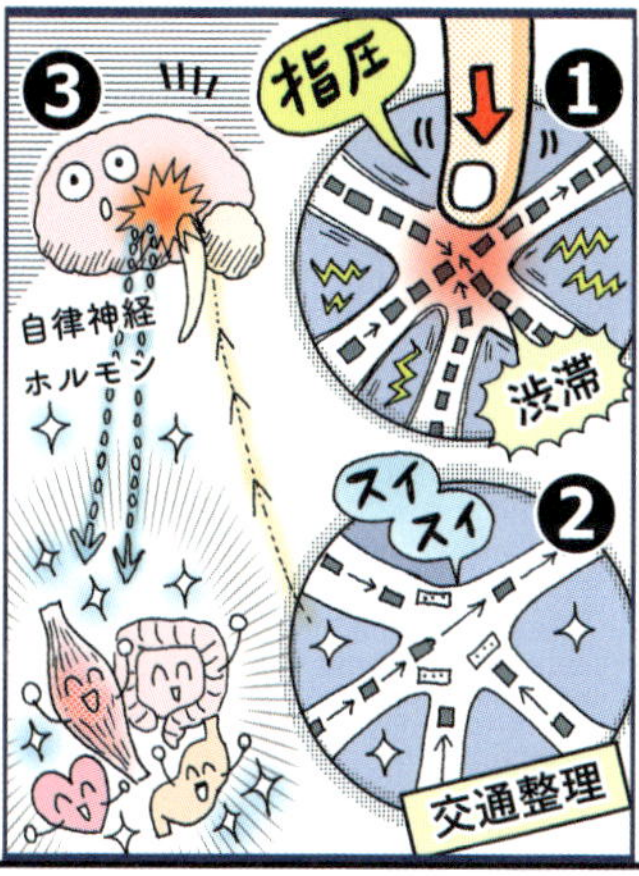
1
指圧
渋滞
2
スイスイ
交通整理
3
自律神経
ホルモン

脳への情報の伝達と脳から体の各器官への指令を改善して不調が緩和されるというしくみです

「ツボ押し」Q&A

Q 押す力は痛ければ痛いほど効くの？

A 自分が**「イタ気持ちいい」または「気持ちいい」を感じる強さが効果的**です。痛い方が良いと力任せに押すと、筋肉が緊張して本来の効果が得られなくなってしまいます。

Q 1日何セットまで押していい？　たくさんやれば効果が出るの？

A 1つのツボにつき、**2～3セット**が目安です。3セットを朝昼晩1セットずつに分けても良いです。あまり何回も押しすぎると感覚が麻痺して効果が出なくなります。

Q 色んなツボ押しを組み合わせて行っても大丈夫？

A 大丈夫ですが、あれもこれもと慌てずに**1つ1つのツボを丁寧に押すことが大切**です。押している体への響きを感じながら、呼吸も合わせてじっくり行いましょう。

Q ツボを押すとすでにその場所に痛みを感じるんだけど…

A 痛みを感じたら**無理に押さない**こと。指の腹や手のひらを使ってツボ周辺をやさしく円を描くようにさすったり、ツボ温めをするのもオススメです。

おつかれ体の不調

偏頭痛

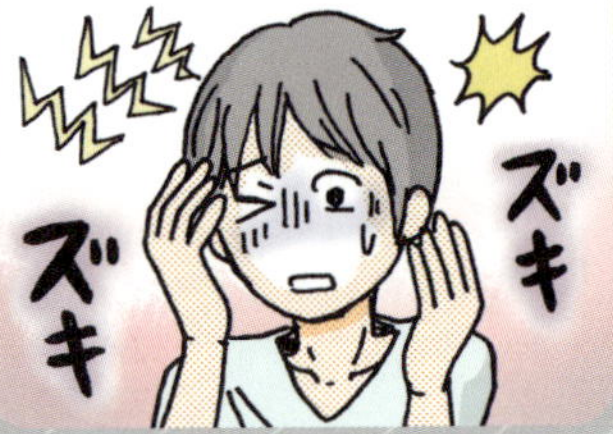

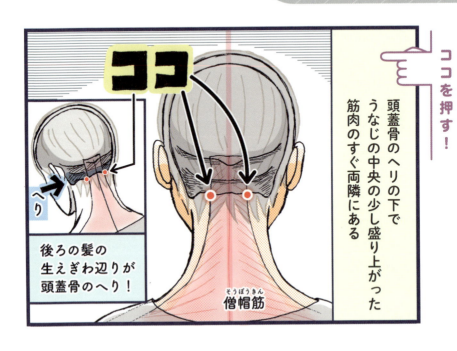

Chapter2 Tsuboosi

【天《てん》柱《ちゅう》】ツボ押し

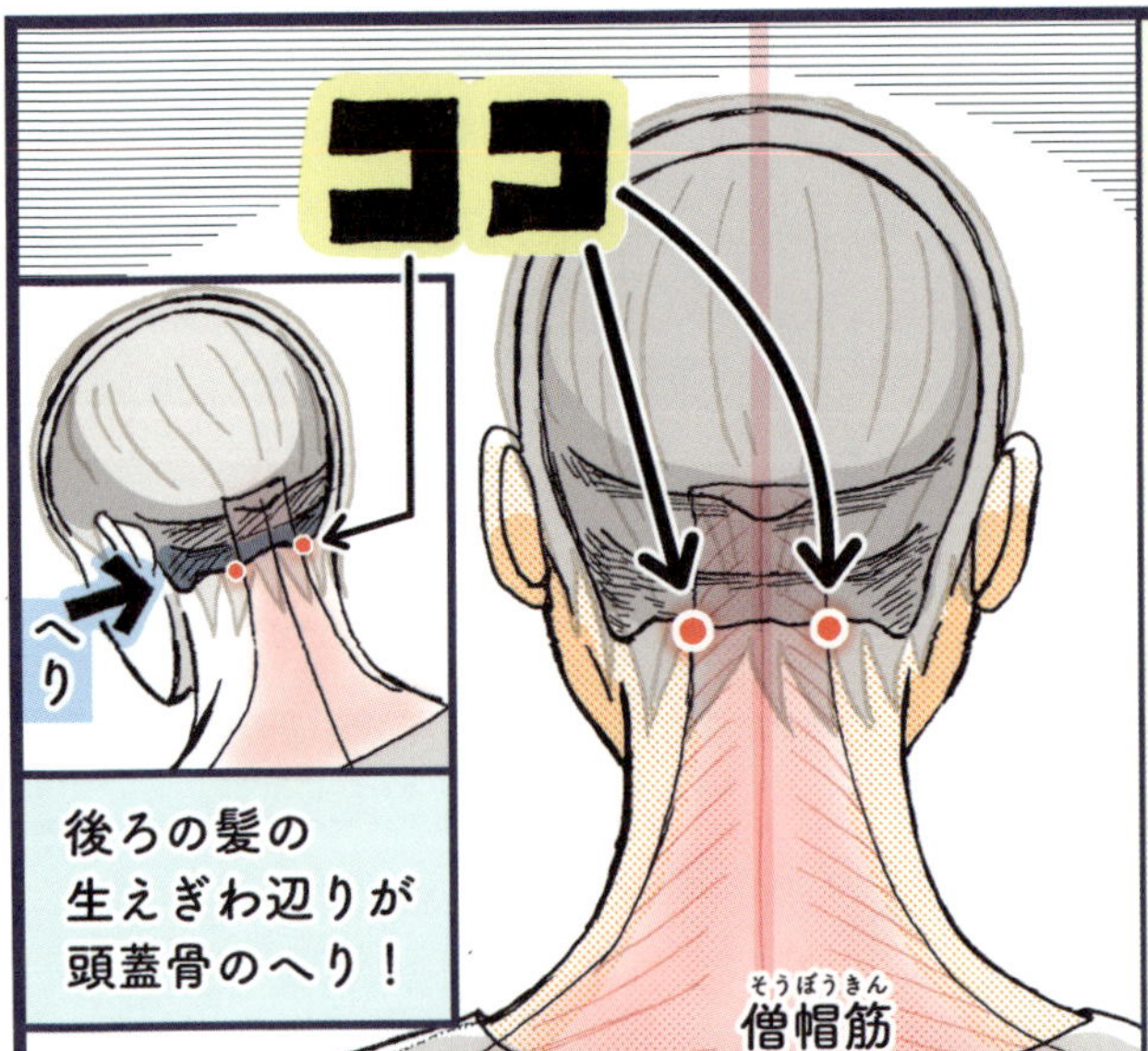

ココを押す！

頭蓋骨のへりの下で
うなじの中央の少し盛り上がった
筋肉のすぐ両隣にある

やってみよう！

偏頭痛

効果しっかり！【天柱】の押し方

1

頭蓋骨のヘリの下側を耳側から中央へ指でなぞり盛り上がった筋肉にぶつかる場所

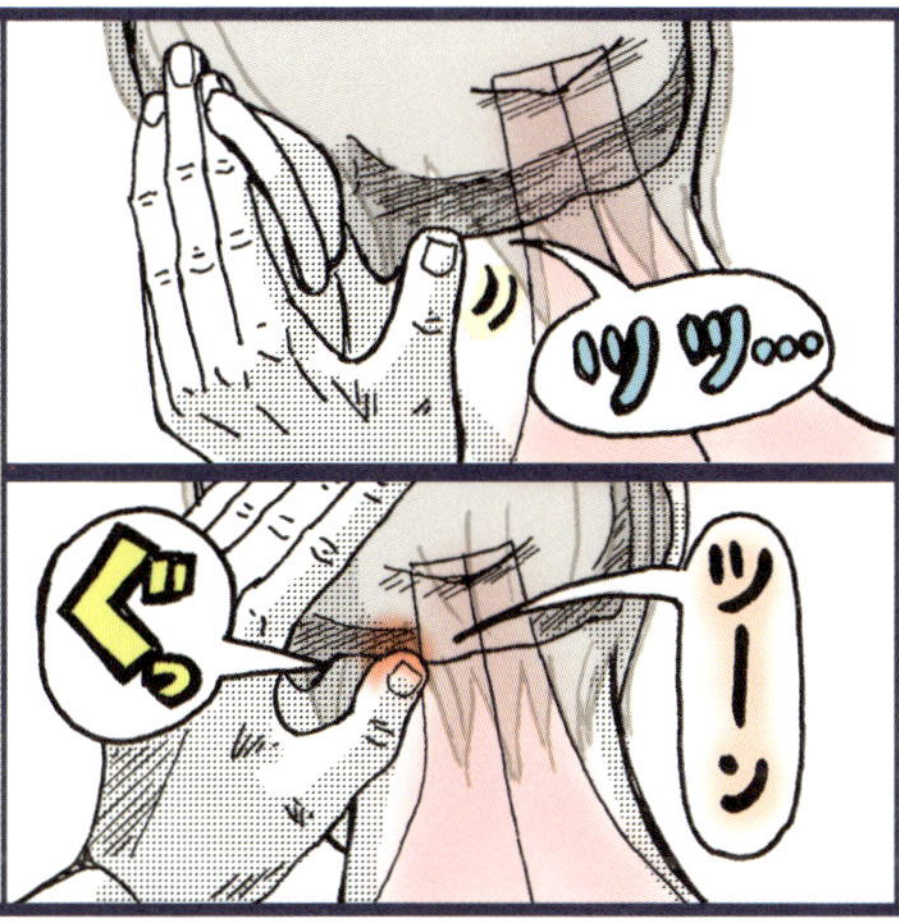

押すとツーンと響く場所を捉える

※使いやすい指で押さえよう。

2

そのまま頭を真後ろへ倒して指を脳天に向かって押す

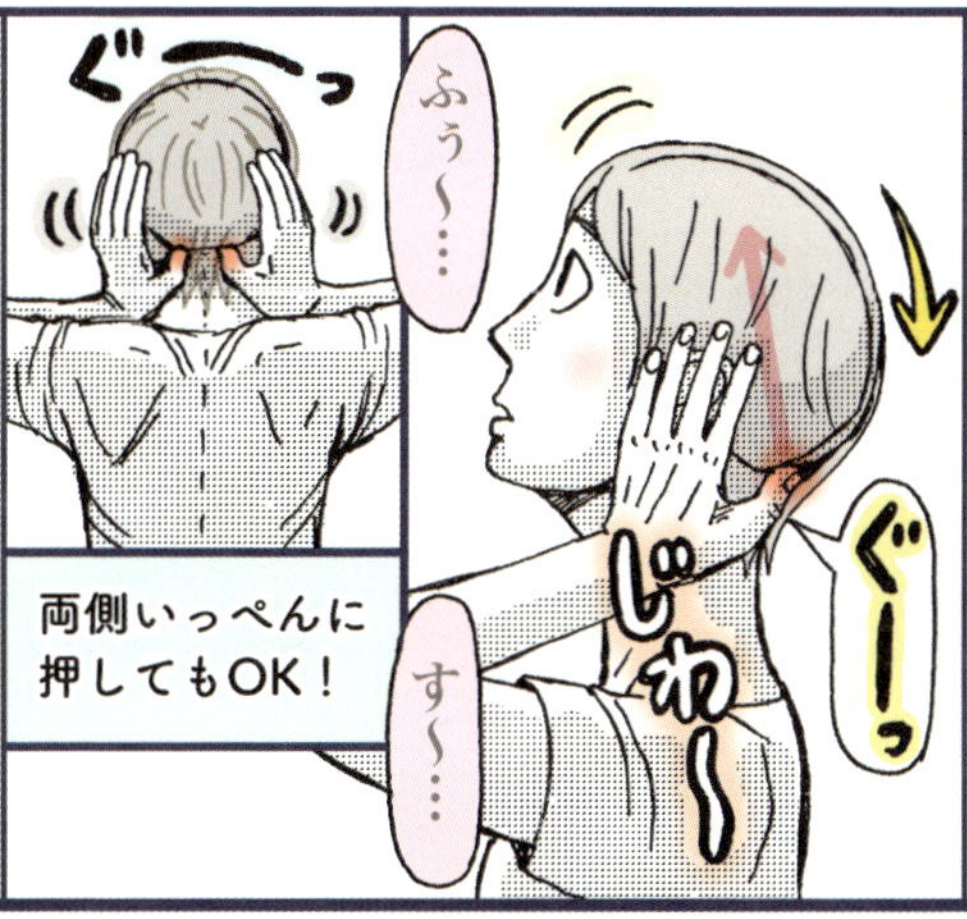

押したままゆっくりと呼吸を大きく3回繰り返す

※左右両側のツボを押す。
※頭を後ろに倒すときは猫背姿勢でなく、背すじを伸ばして行う。

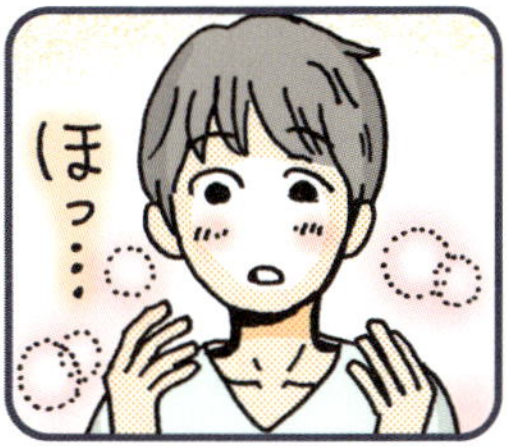

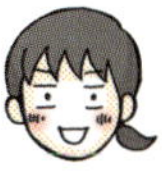

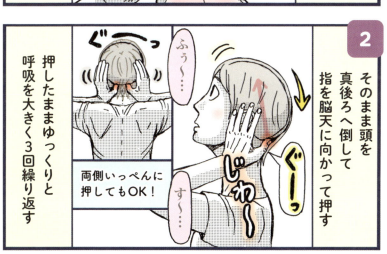

【天柱】その他の効能

緊張型頭痛、首こり、肩こり、目の疲れなどの改善に効果的とされています。

おつかれ体の不調

鼻水・鼻詰まり

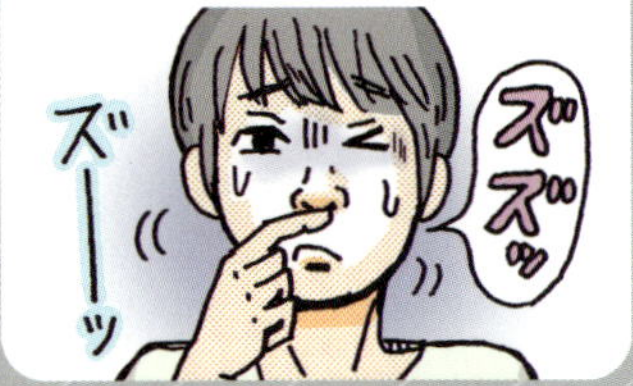
ズズッ
ズーーッ

Chapter2 Tsuboshi

【迎《げい》香《こう》】ツボ押し

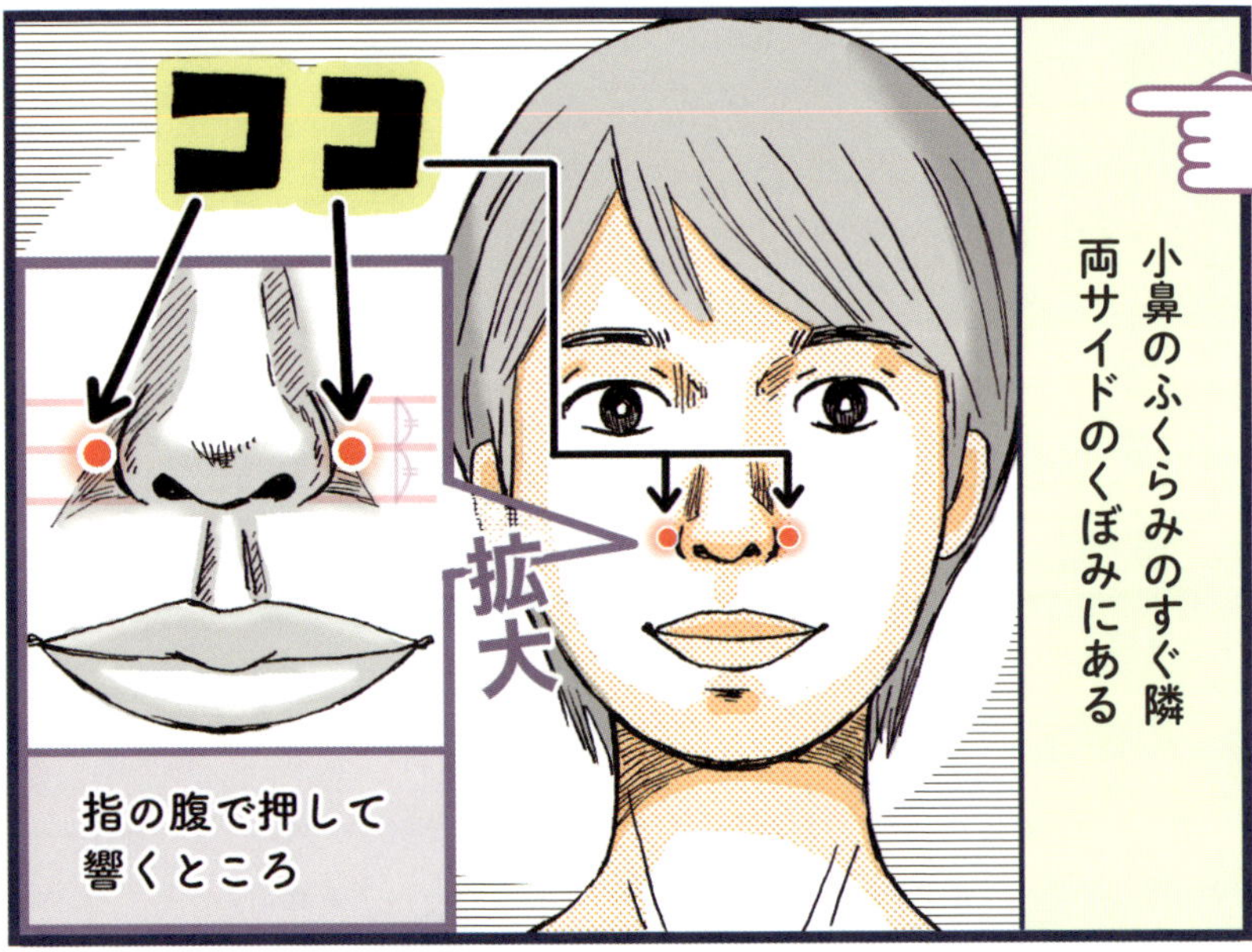
ココを押す！
小鼻のふくらみのすぐ隣
両サイドのくぼみにある
ココ
拡大
指の腹で押して
響くところ

やってみよう！

効果しっかり！【迎香】の押し方

※押しやすい指で行おう。

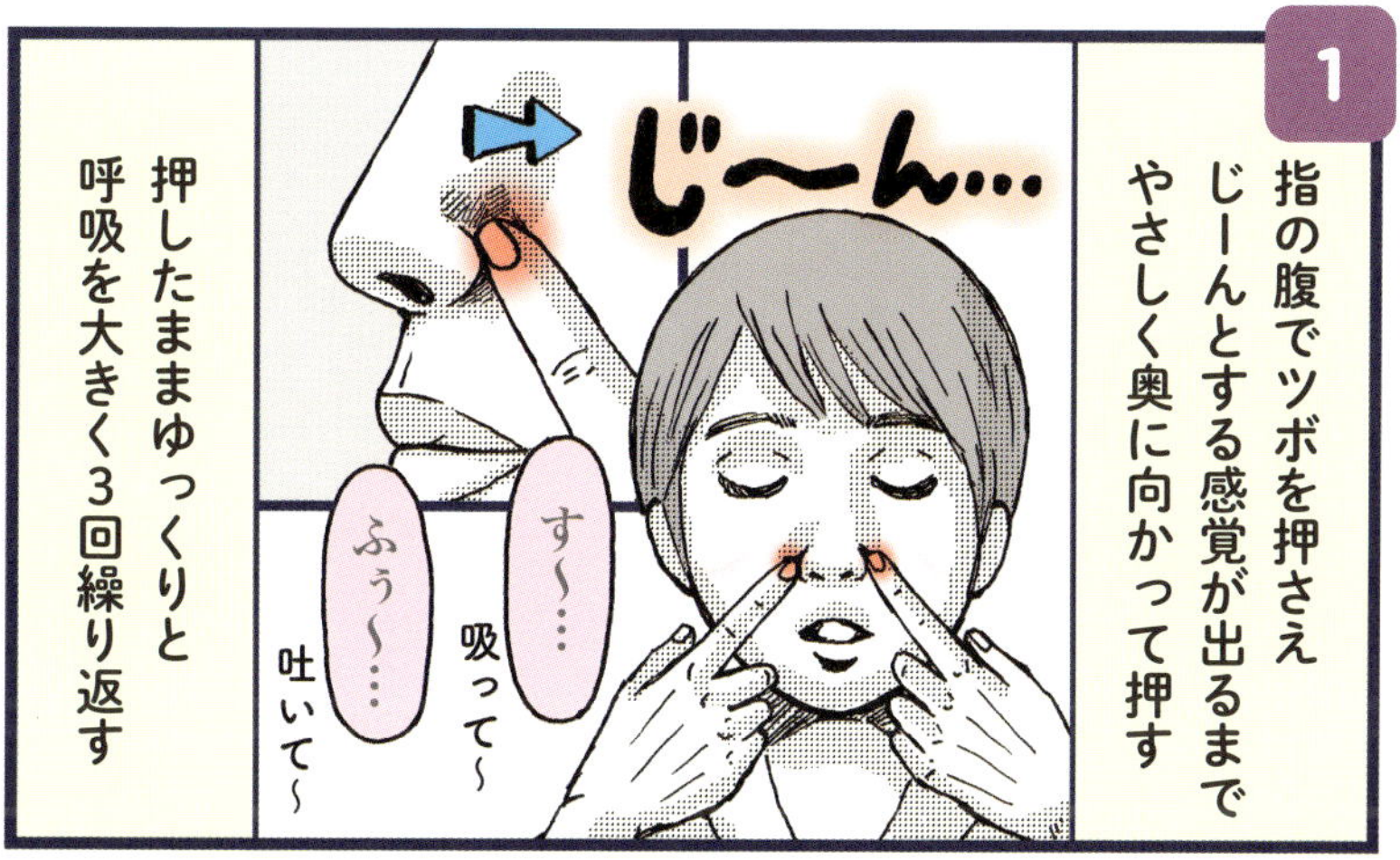
1
指の腹でツボを押さえ
じーんとする感覚が出るまで
やさしく奥に向かって押す
じ〜ん…
す〜…
吸って〜
ふぅ〜…
吐いて〜
押したままゆっくりと
呼吸を大きく3回繰り返す

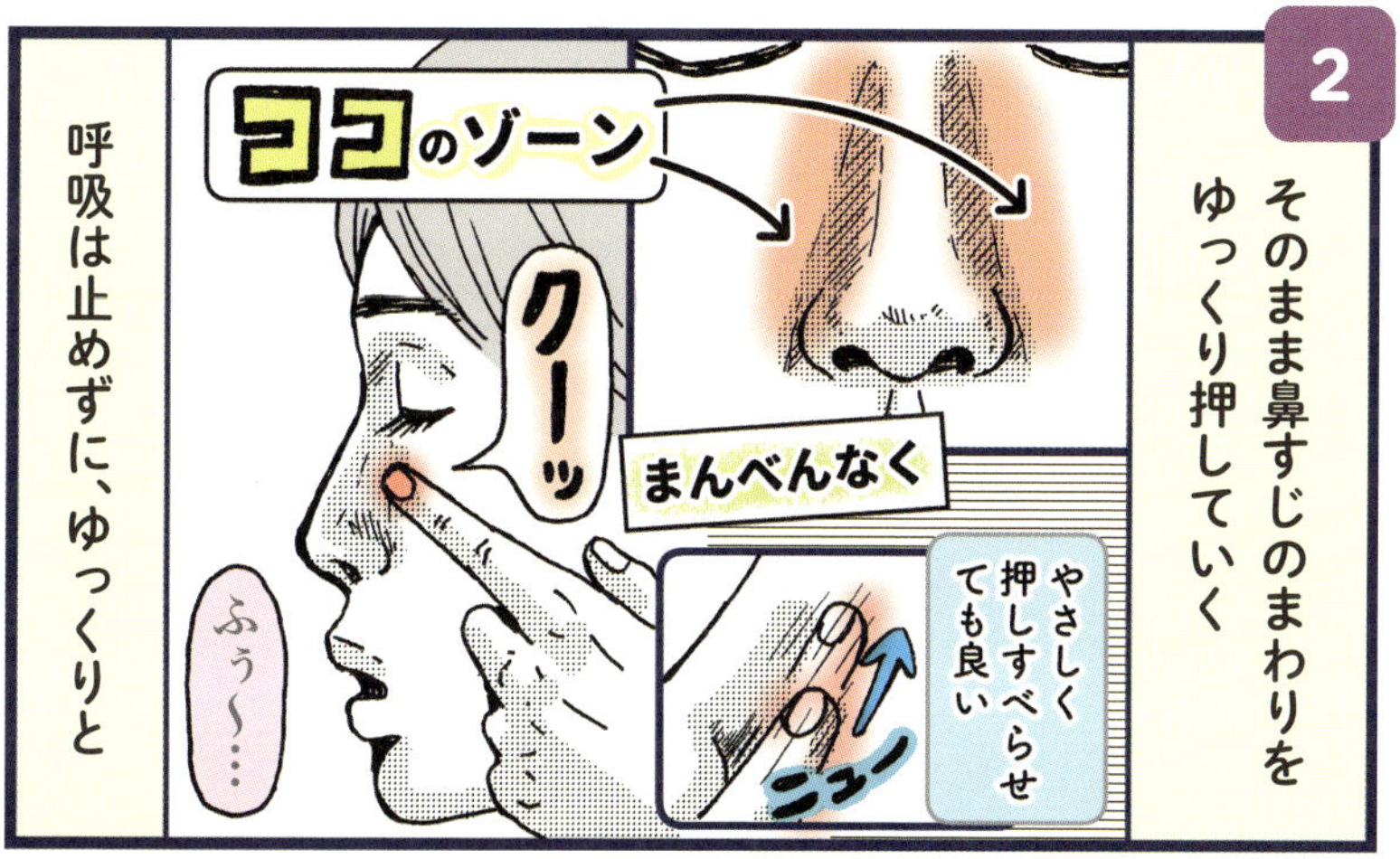
2
そのまま鼻すじのまわりを
ゆっくり押していく
ココのゾーン
まんべんなく
やさしく
押しすべらせ
ても良い
ニュー
クーッ
ふぅ〜…
呼吸は止めずに、ゆっくりと

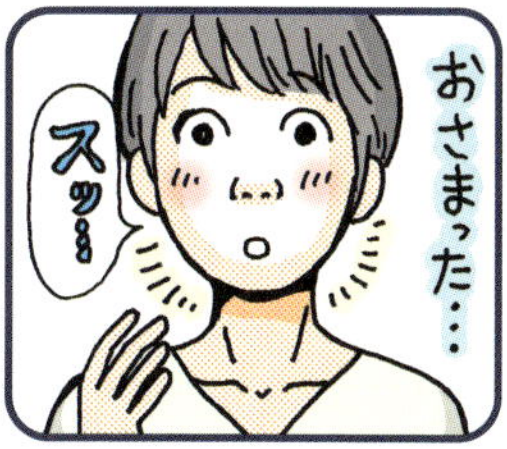
おさまった…
スッ…

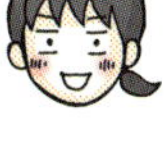

【迎香】その他の効能

鼻血、鼻炎など鼻の諸症状の改善などに
効果的とされています。

おつかれ体の不調

急な咳《せき》込《こ》み

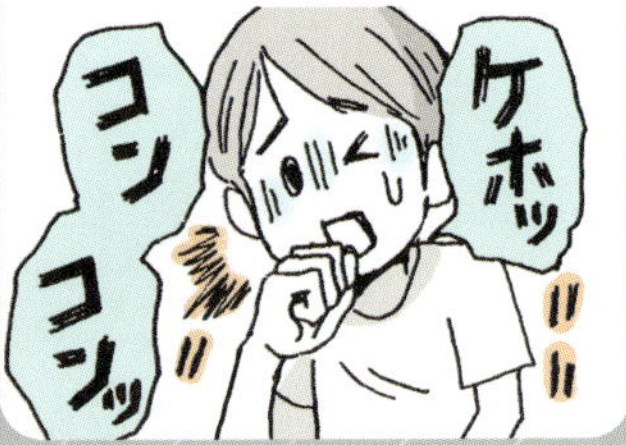

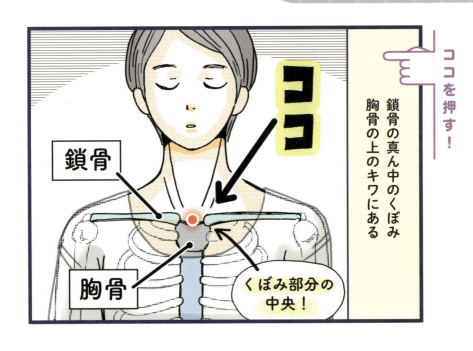

【天《てん》突《とつ》】ツボ押し

ココを押す！

鎖骨の真ん中のくぼみ
胸骨の上のキワにある

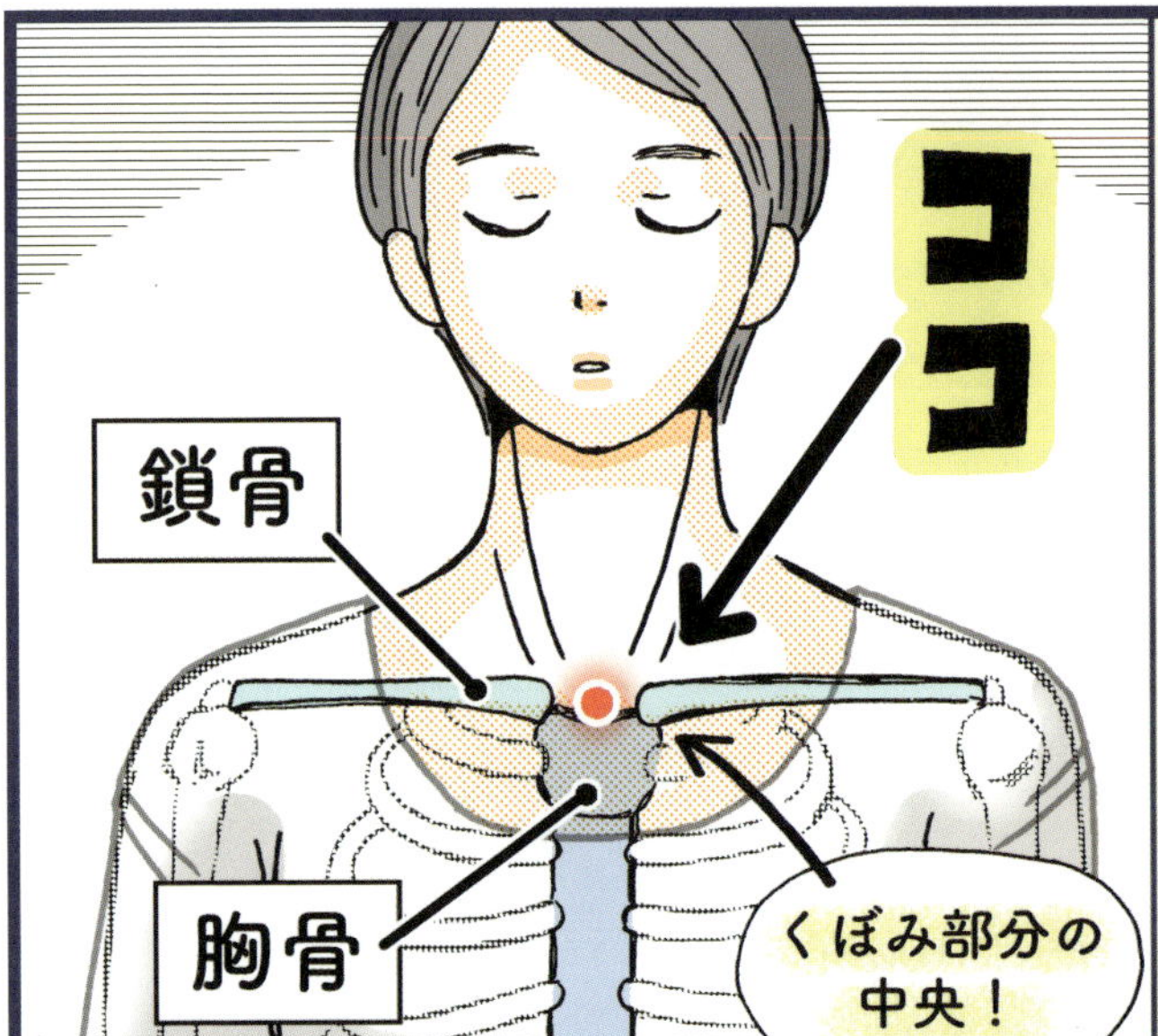

やってみよう！

効果しっかり！【天突】の押し方

1 人差し指を胸骨の上のキワの裏に少し引っかけるようなイメージで当てる

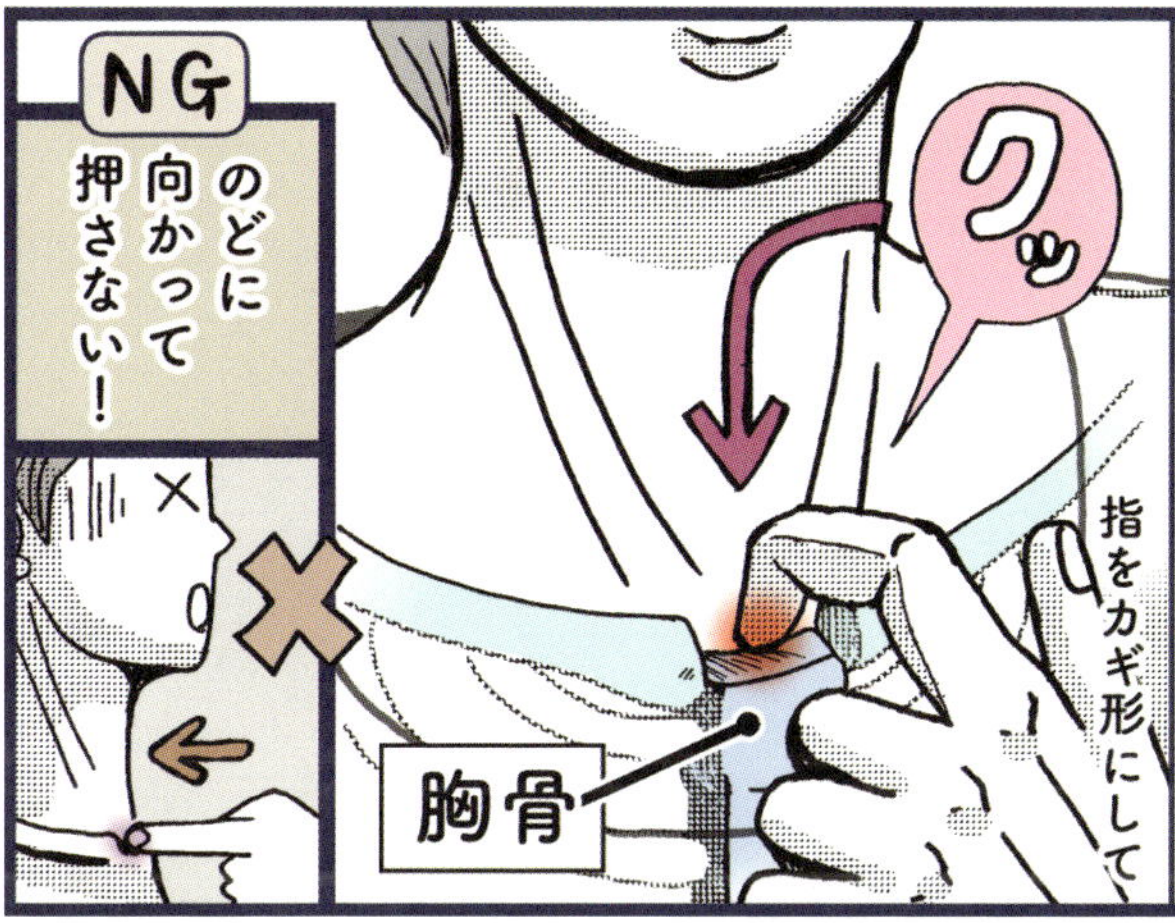
NG
のどに向かって押さない！
クッ
指をカギ形にして
胸骨

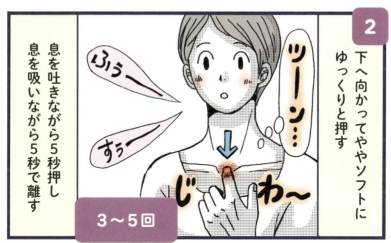

2 下へ向かってややソフトにゆっくりと押す

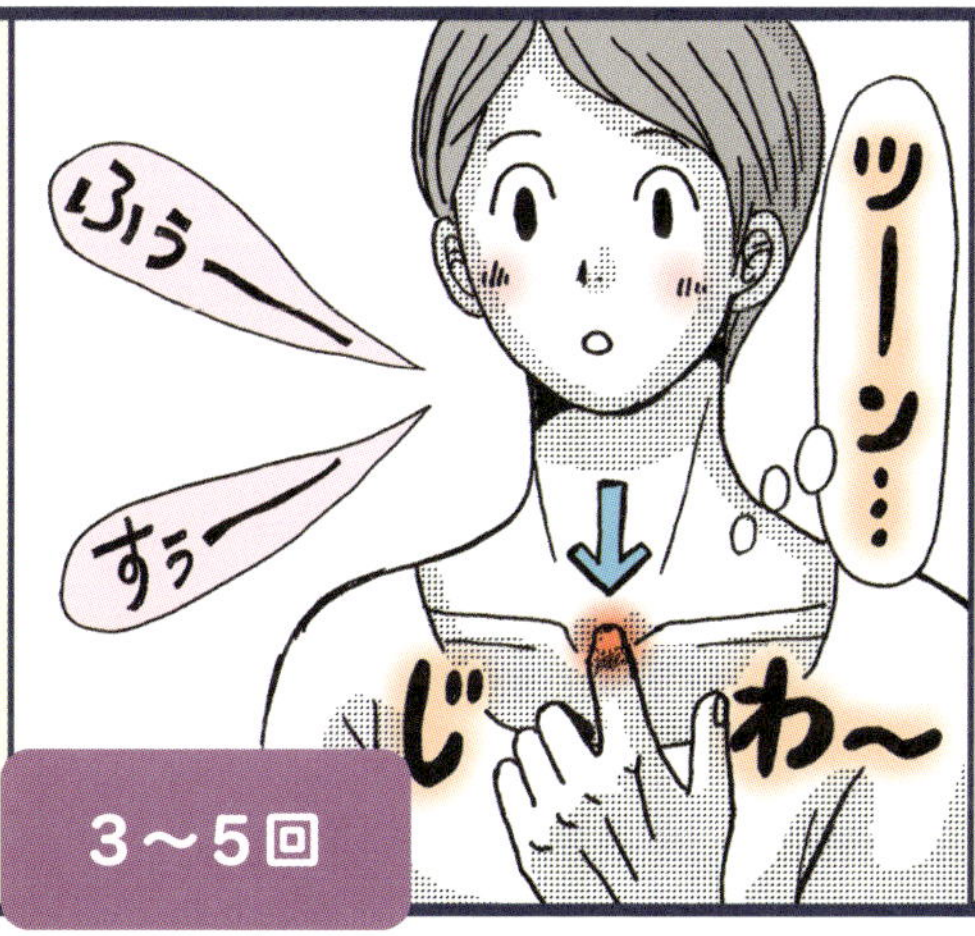
ふぅ～
すぅ～
ツーン…
じわ～

息を吐きながら5秒押し
息を吸いながら5秒で離す

3～5回

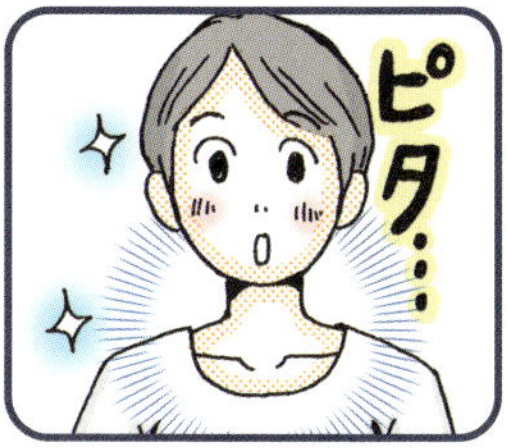
ピタ…

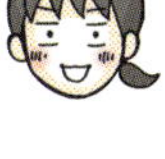

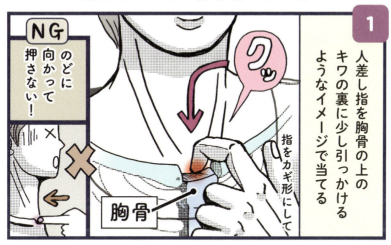

【天突】その他の効能

のどの詰まり感や痛み、たん、風邪や喘息《ぜんそく》による咳などの改善に効果的とされています。

おつかれ体の不調

胃もたれ

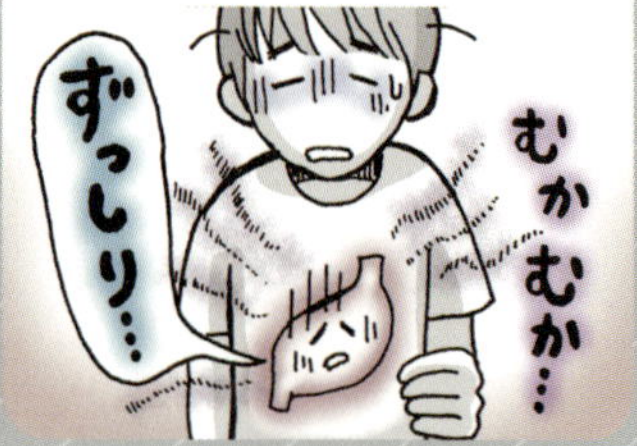
ずっしり…
むかむか…

Chapter2 Tsubooshi

【中《ちゅう》脘《かん》】ツボ押し

ココを押す！

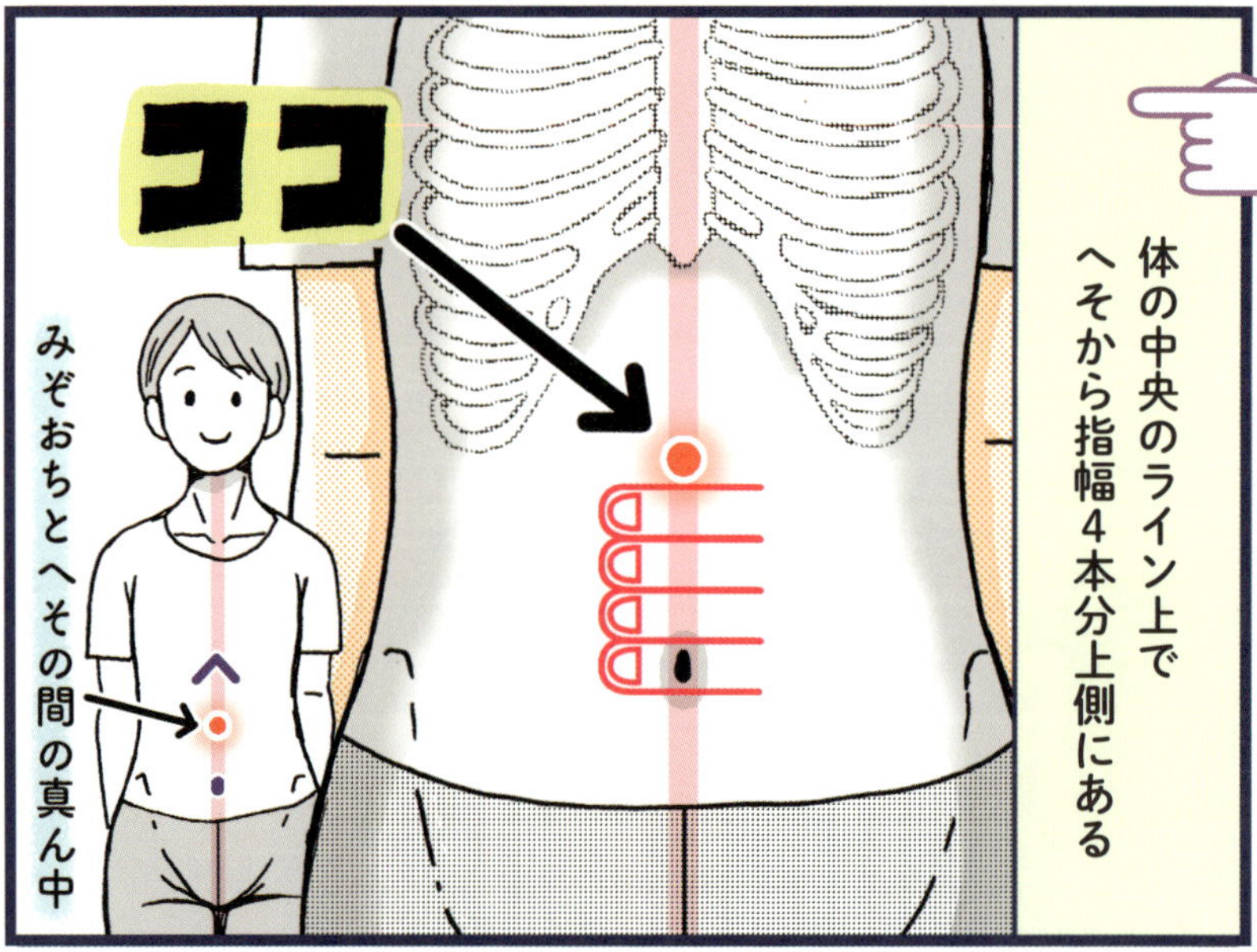
体の中央のライン上で
へそから指幅4本分上側にある
ココ
みぞおちとへその間の真ん中

やってみよう！

効果しっかり！【中脘】の押し方

1

へその上に小指を置いて下から4本目の人差し指の上を押さえる

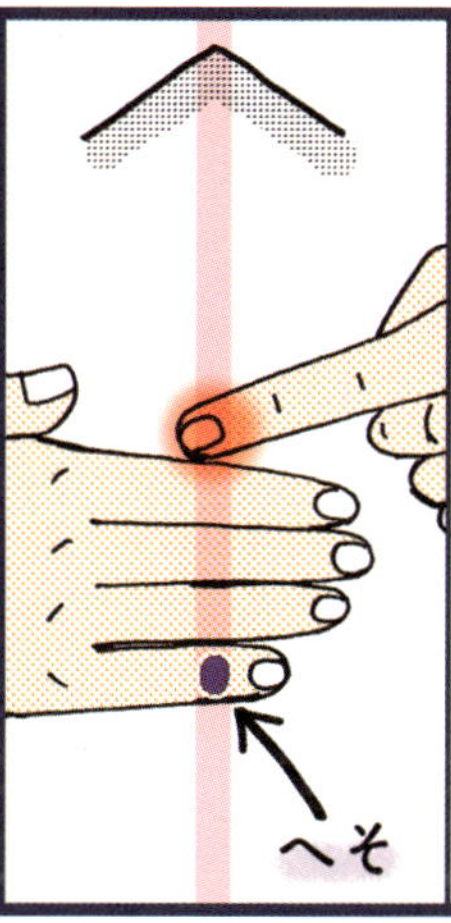

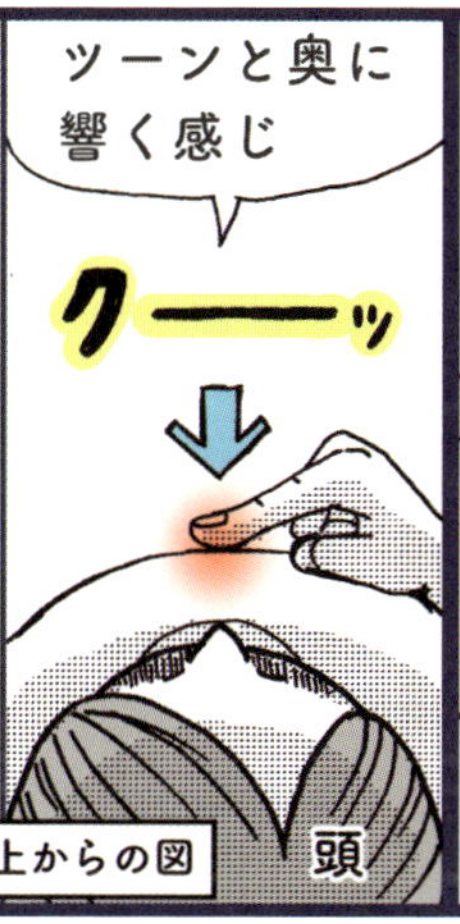

指の腹を面として使い痛すぎないように当てる

2

両手の人差し指を重ねて体の中心へ向かってやさしく押す

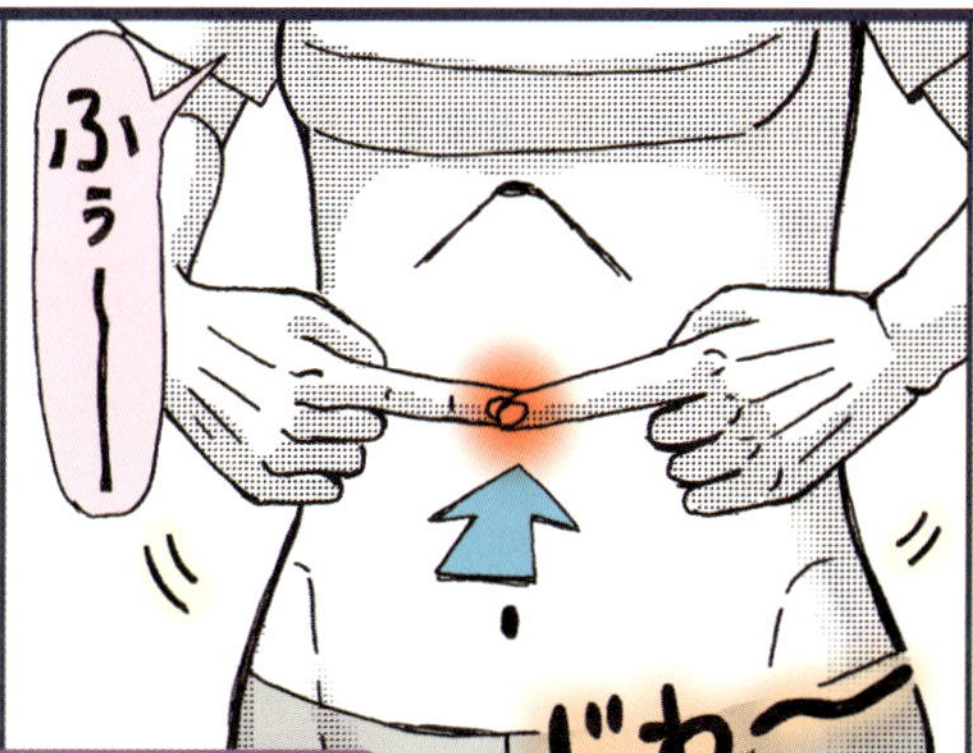

息を吐きながら5秒押し息を吸いながら5秒で離す

3〜5回

※食後すぐに押すのは控えましょう。

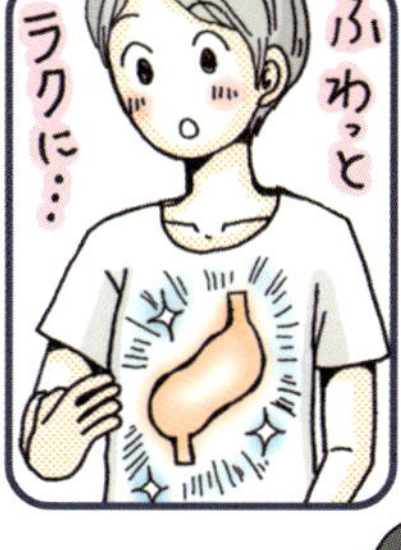

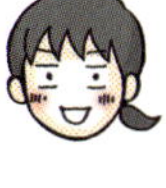

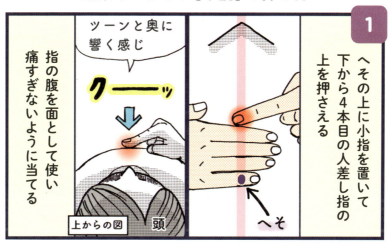

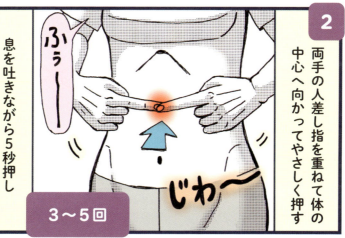

【中脘】その他の効能

食欲不振・胃もたれのほかに、胃痛や胸焼けなどの改善や自律神経の調整に効果的とされています。

おつかれ体の不調

気象病
（症状全般）

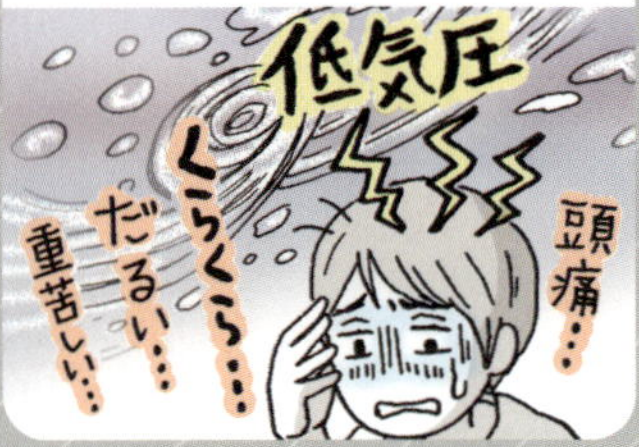

低気圧
くらくら…
だるい…
重苦しい…
頭痛…

Chapter2 Tsubooshi

【内《ない》関《かん》】ツボ押し

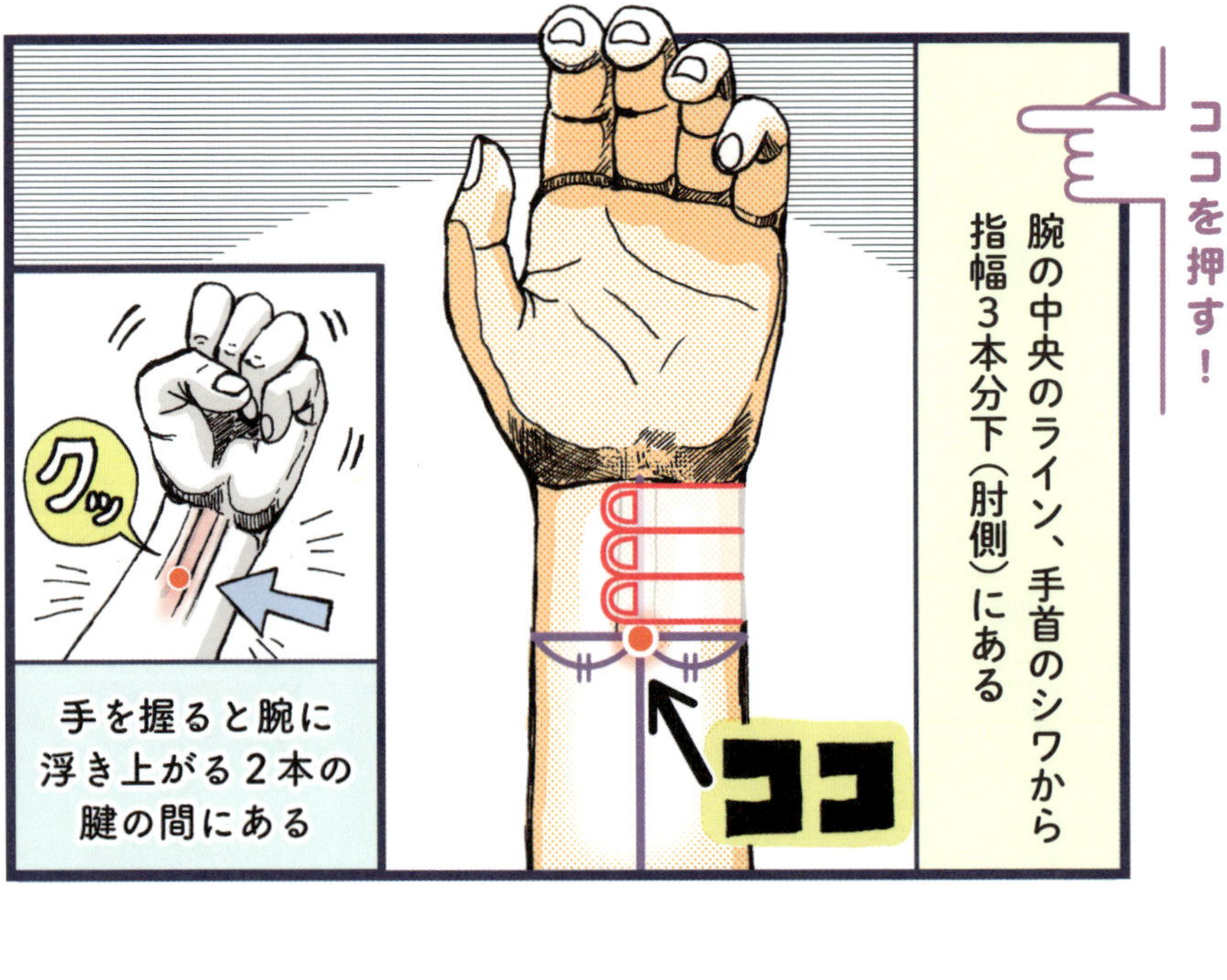

ココを押す！
腕の中央のライン、手首のシワから指幅3本分下（肘側）にある
ココ
クッ
手を握ると腕に浮き上がる2本の腱の間にある

やってみよう！

効果しっかり！【内関】の押し方

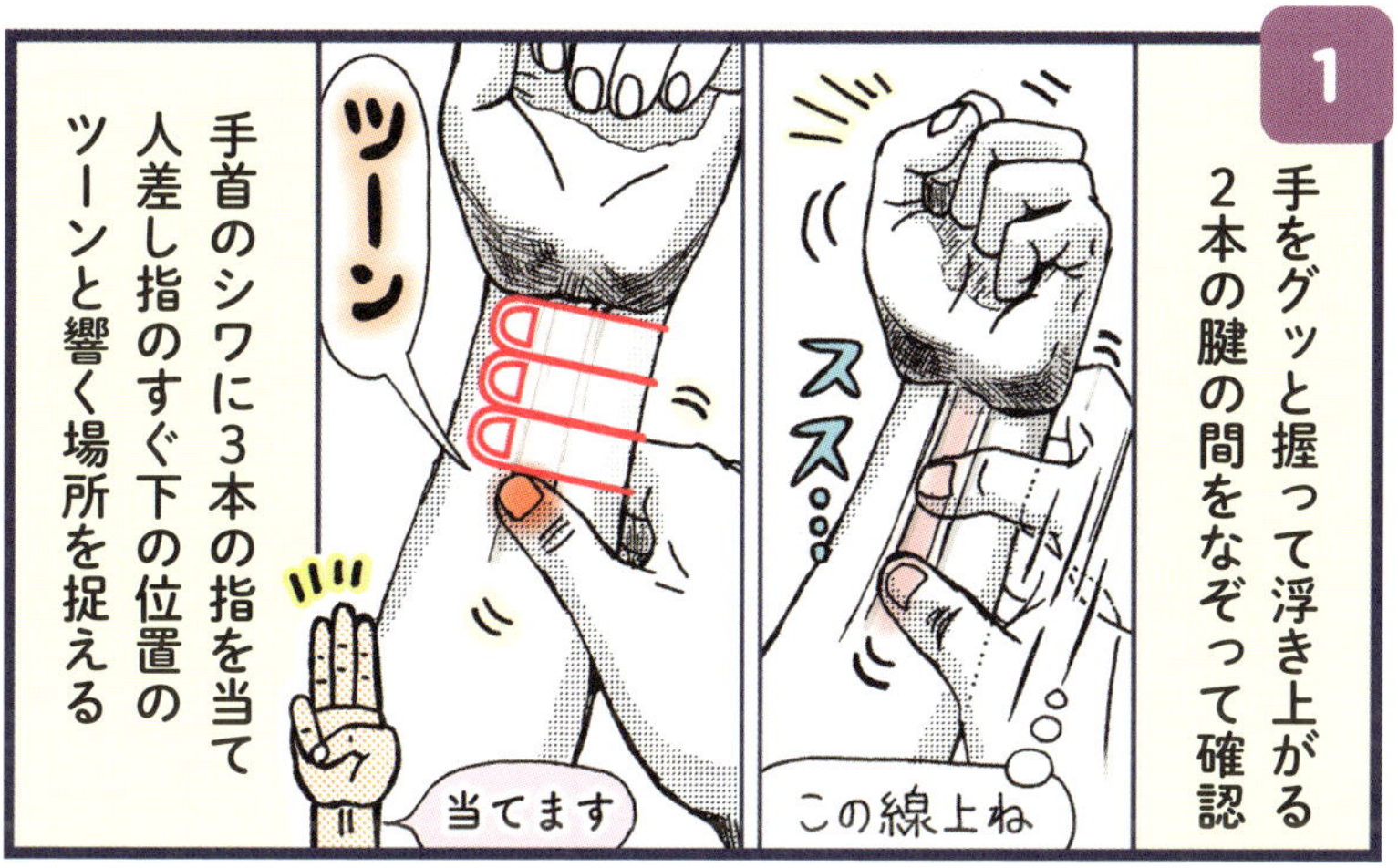
1
手をグッと握って浮き上がる2本の腱の間をなぞって確認
スス…
この線上ね
ツーン
当てます
手首のシワに3本の指を当て人差し指のすぐ下の位置のツーンと響く場所を捉える

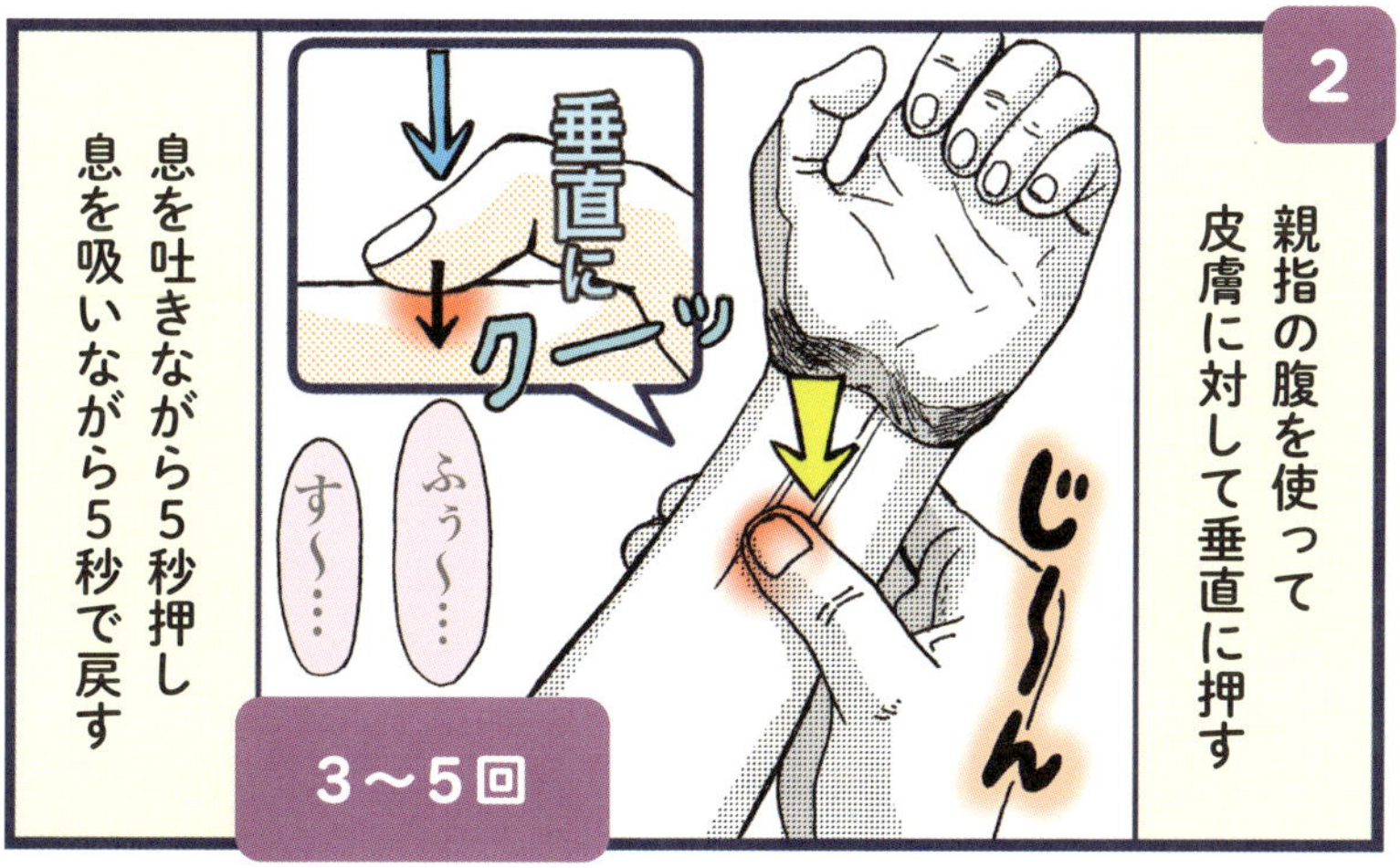
2
親指の腹を使って皮膚に対して垂直に押す
じ〜〜ん
垂直に
クーッ
ふぅ〜…
す〜…
息を吐きながら5秒押し息を吸いながら5秒で戻す
3〜5回

※基本は両腕とも押す。時間がなければ片腕だけでもOK。

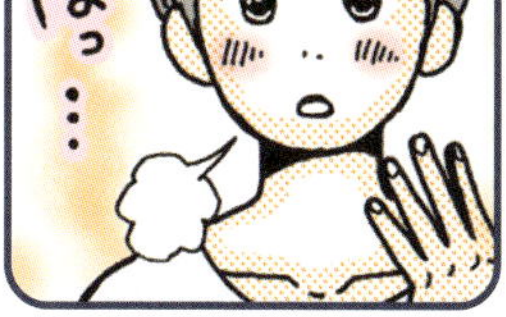
ほっ…

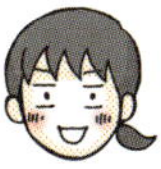

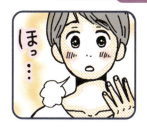

【内関】その他の効能

気象病による不調のほかに、乗り物酔い、不安感、動《どう》悸《き》、自律神経の乱れなどの改善に効果的とされています。

おつかれ体の不調

気象病（めまい）

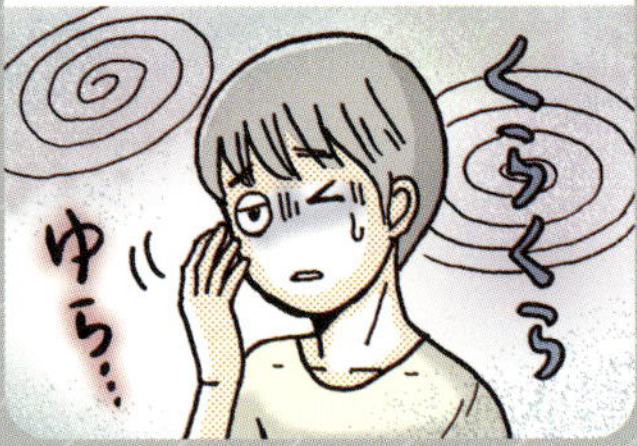
くらくら
ゆら…

Chapter2 Tsubooshi

【頭《あたま》竅《きょう》陰《いん》】ツボ押し

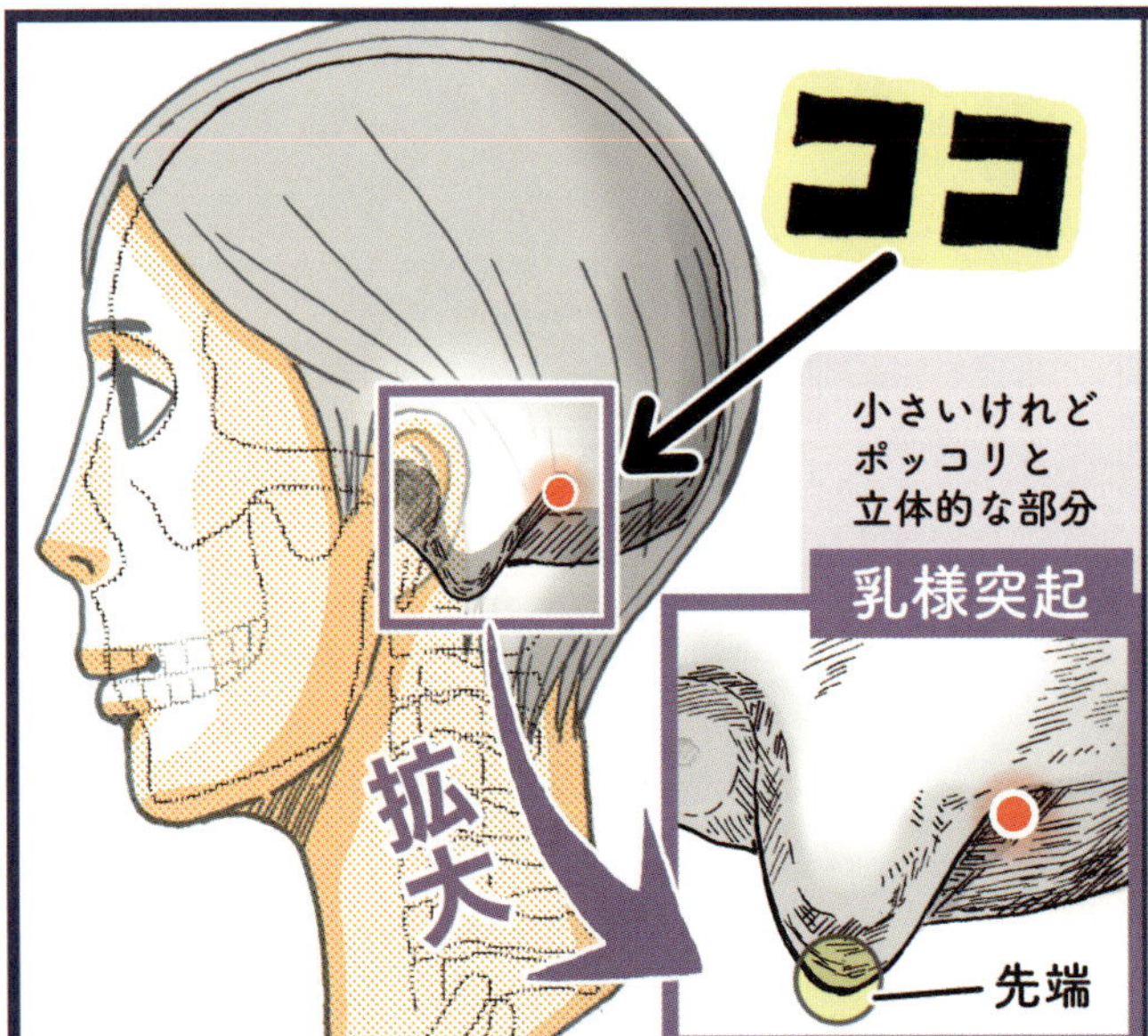
ココ
小さいけれどポッコリと立体的な部分
乳様突起
拡大
先端

ココを押す！

耳の後ろの出っ張った骨（乳《にゅう》様《よう》突《とっ》起《き》）の先端から後ろナナメ上のくぼみにある

やってみよう！

効果しっかり！【頭竅陰】の押し方

1

出っ張った骨を指でなぞって形を確かめ

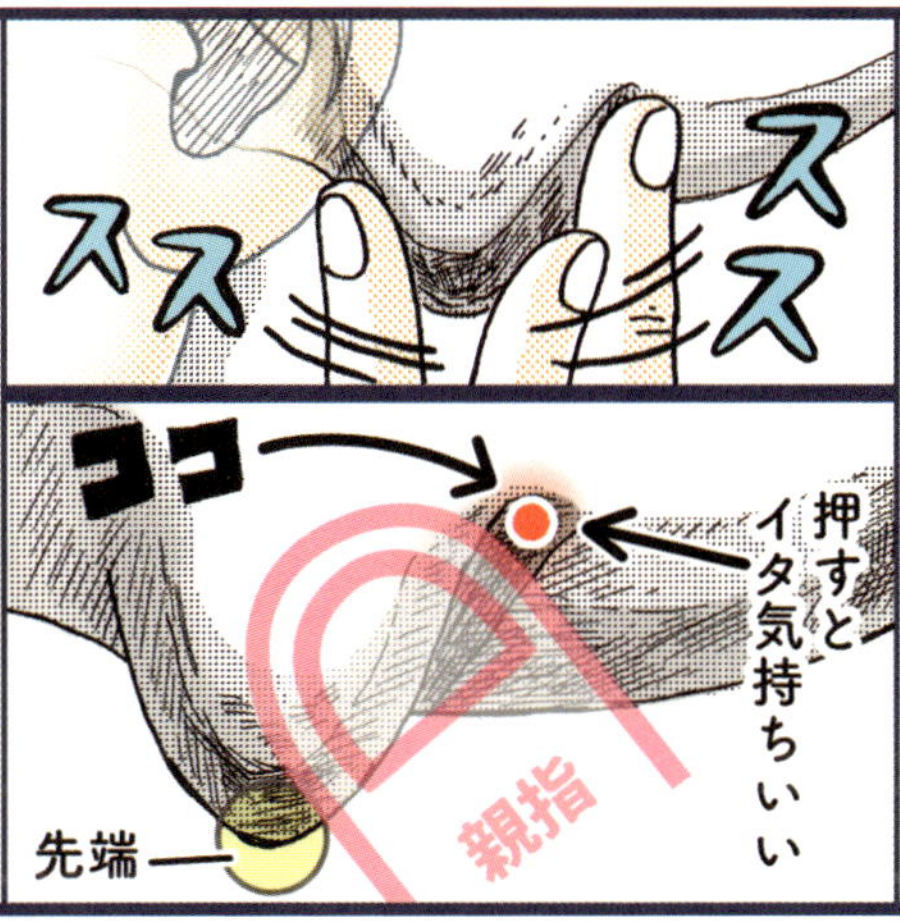

その先端から親指1本分ナナメ後ろに上がった場所のくぼみを押さえる

2

両手の親指の腹をツボに当て、後ろから前に向かって圧をかける

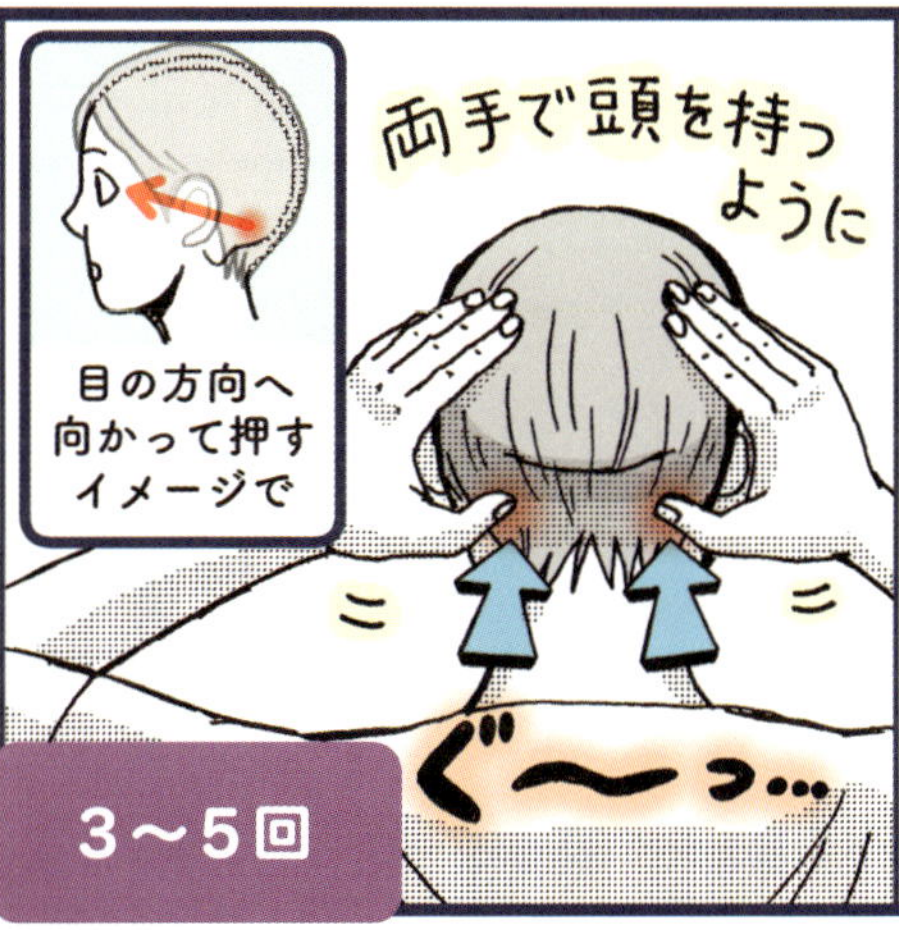

息を吐きながら5秒押し
息を吸いながら5秒で離す

3〜5回

※片側ずつ行ってもOK。

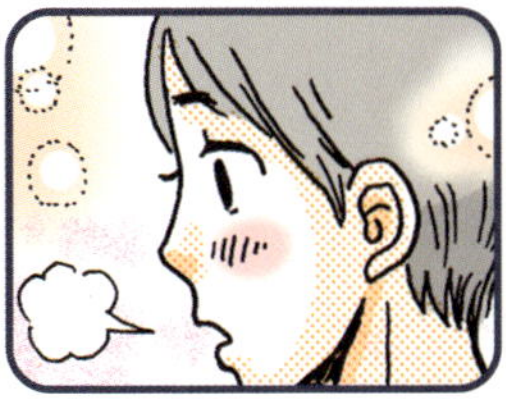

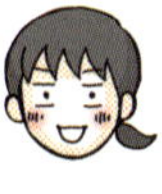

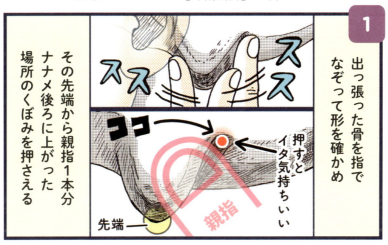

【頭竅陰】その他の効能

気象病以外のめまいや、立ちくらみ、乗り物酔い、耳鳴り、頭痛などの改善に効果的とされています。

おつかれ体の不調

気象病（耳鳴り）

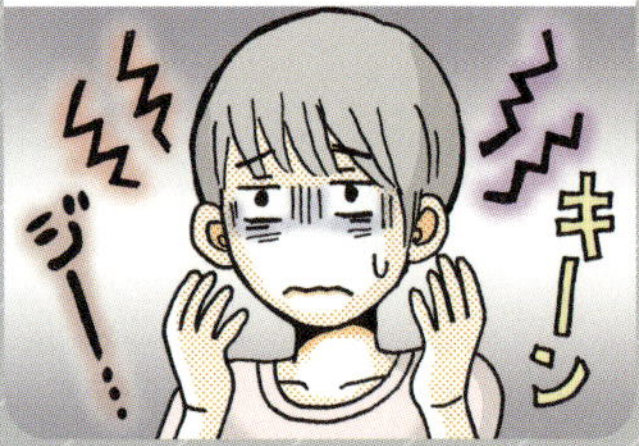

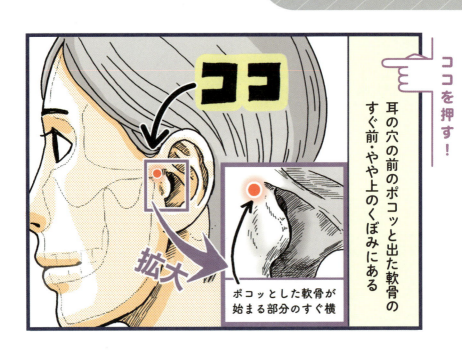

Chapter2 Tsubooshi

【耳《じ》門《もん》】ツボ押し

ココを押す！

耳の穴の前のポコッと出た軟骨のすぐ前・やや上のくぼみにある

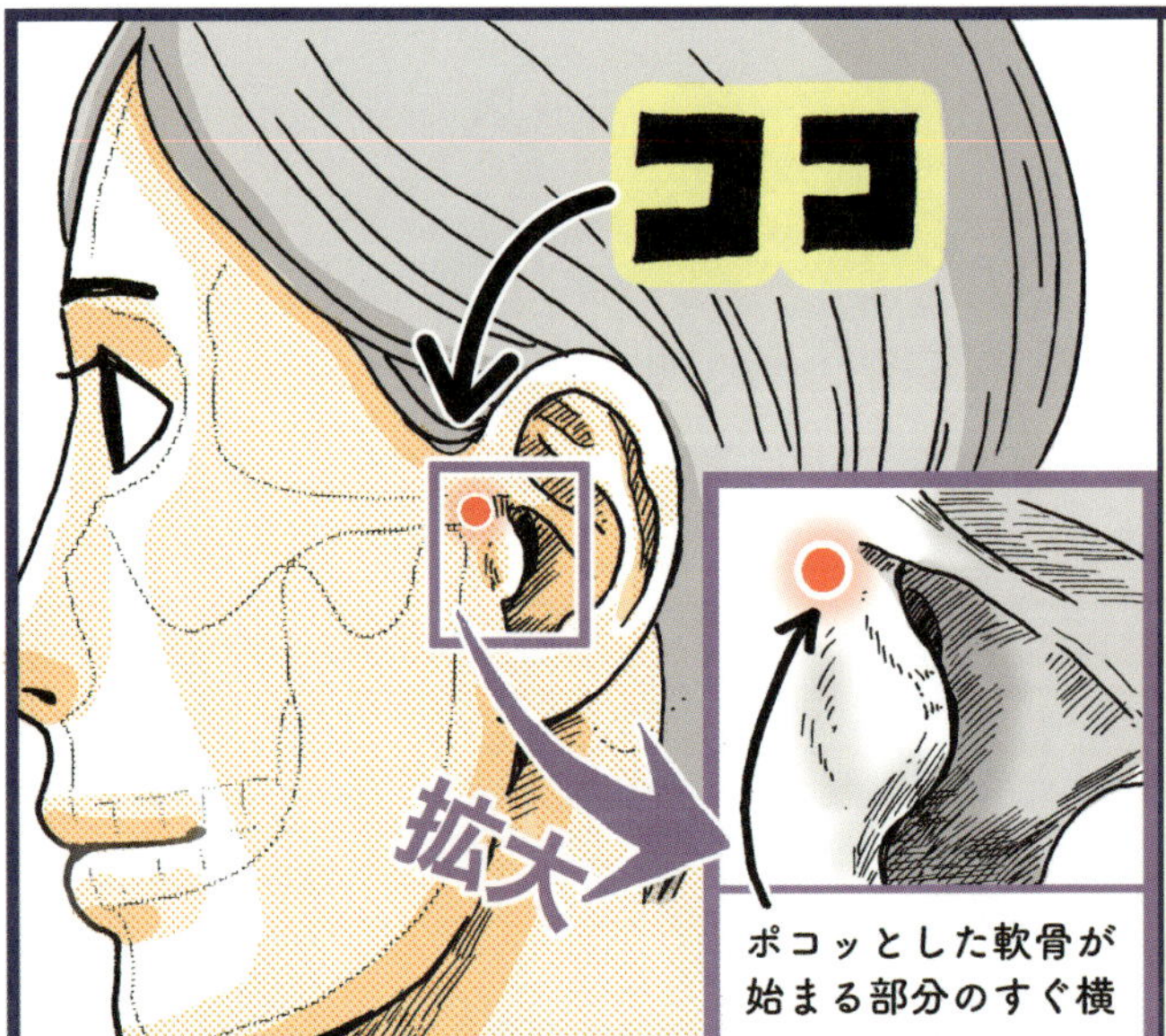

やってみよう！

効果しっかり！【耳門】の押し方

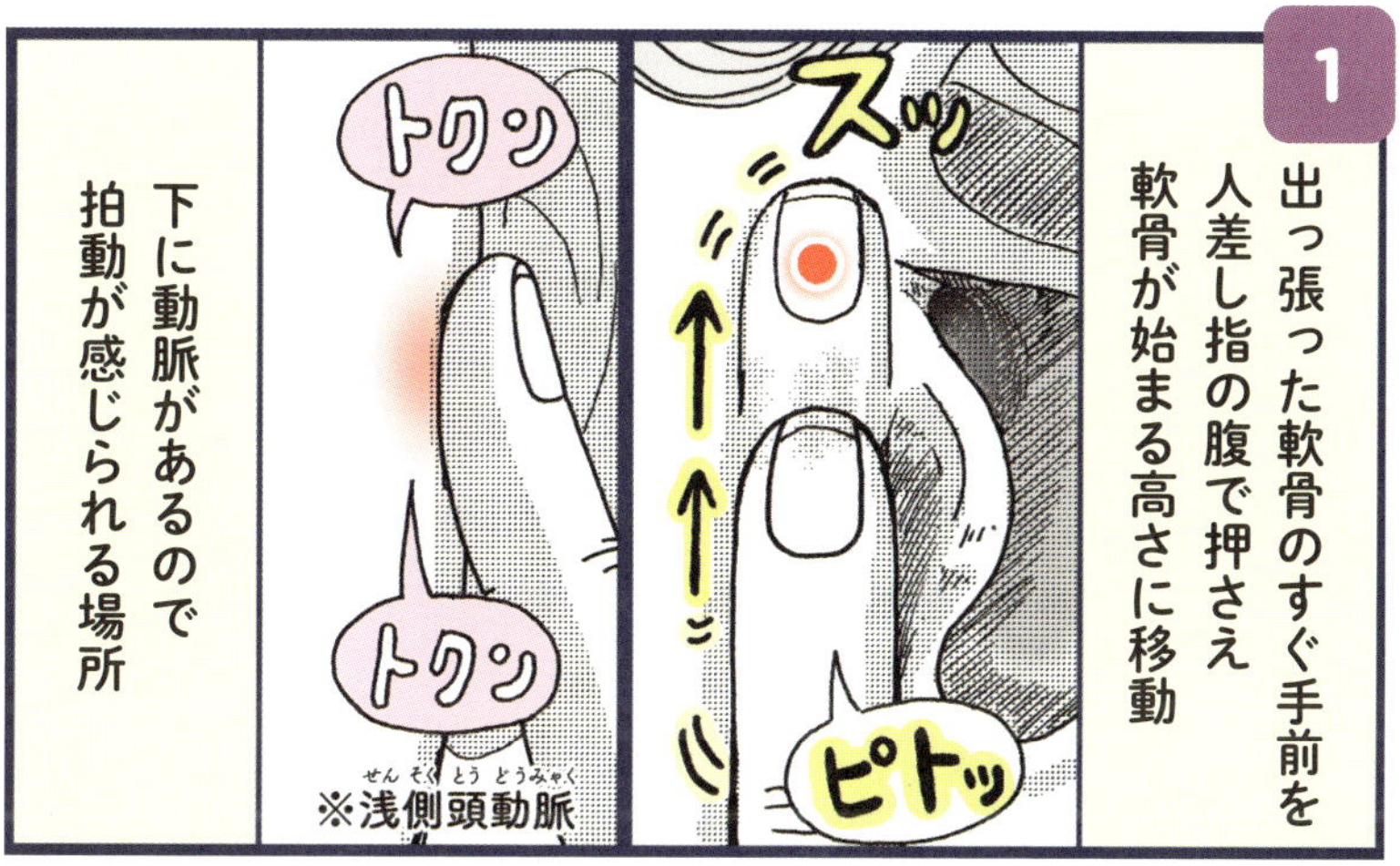
1
出っ張った軟骨のすぐ手前を
人差し指の腹で押さえ
軟骨が始まる高さに移動
ズッ
ピトッ
トクン
トクン
下に動脈があるので
拍動が感じられる場所
※浅《せん》側《そく》頭《とう》動脈《どうみゃく》

※片側ずつ行ってもOK。

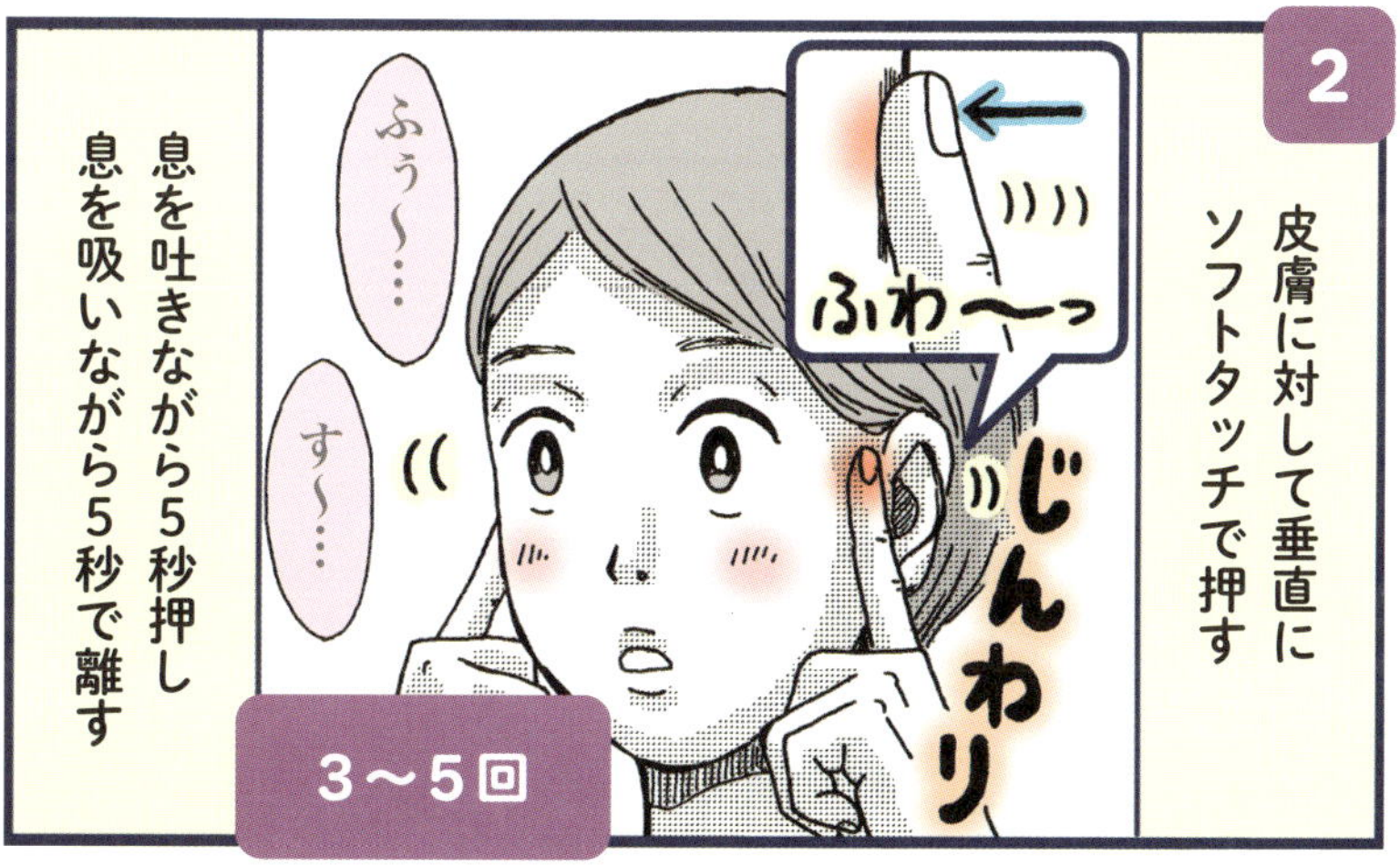
2
皮膚に対して垂直に
ソフトタッチで押す
ふわ〜っ
じんわり
ふぅ〜…
す〜…
息を吐きながら5秒押し
息を吸いながら5秒で離す
3〜5回

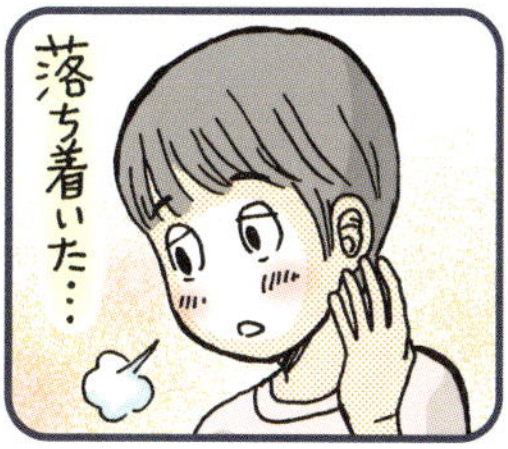
落ち着いた…

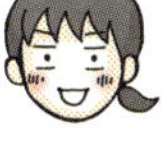

【耳門】その他の効能

気象病以外の耳鳴りや、顔のむくみ、めまい、
頭痛、歯痛、不安感などの改善に
効果的とされています。

おつかれ体の不調

眠気覚まし

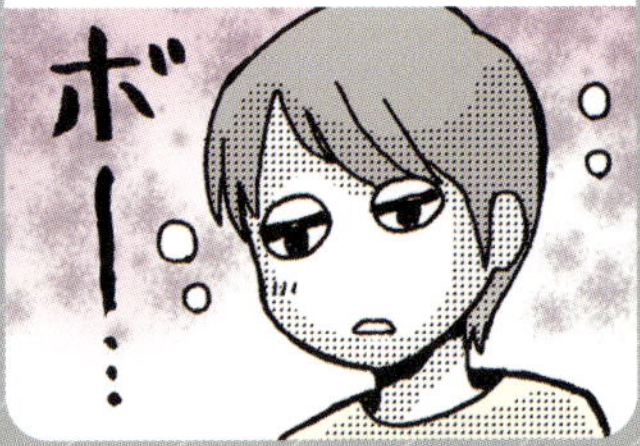

ボー…

【風《ふう》府《ふ》】ツボ押し

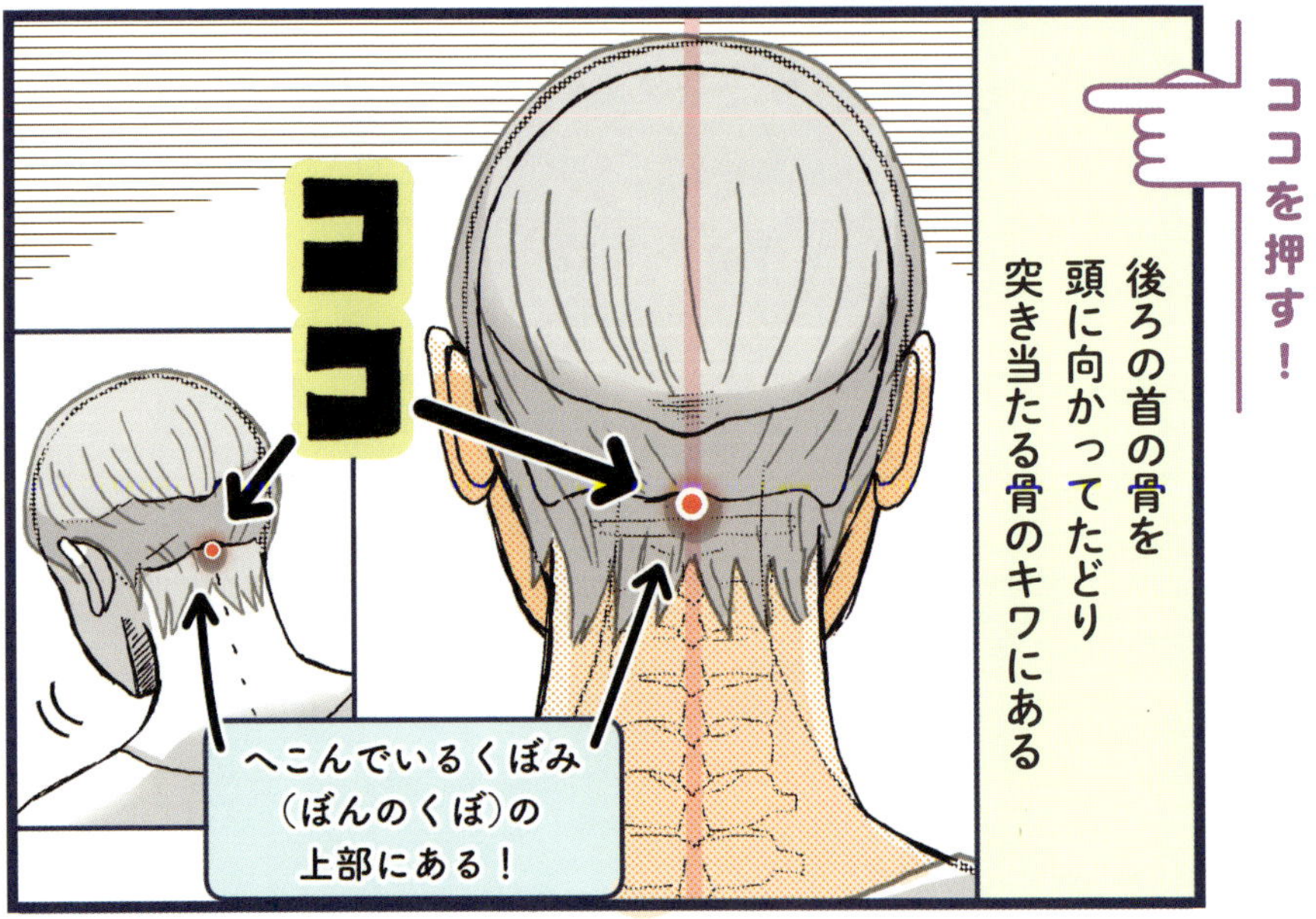

ココを押す！
後ろの首の骨を頭に向かってたどり突き当たる骨のキワにある
ココ
へこんでいるくぼみ（ぼんのくぼ）の上部にある！

やってみよう！

効果しっかり！【風府】の押し方

1

頭を少し前に倒して、指で首の骨の真ん中を上にたどり骨にぶつかる真下のくぼみへ

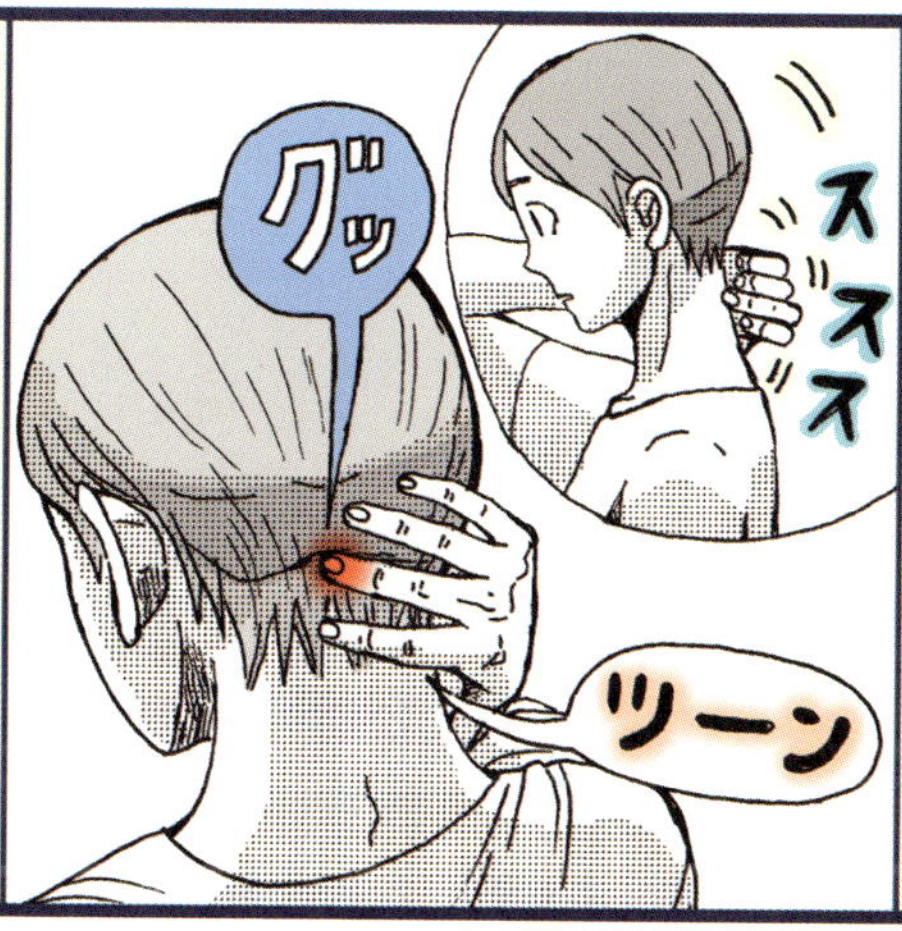

くぼみの上部を押してツーンと響く場所を捉える

2

頭を少し前へ倒したまま両手の中指をツボの上で合わせ目の方向へ向かって押す

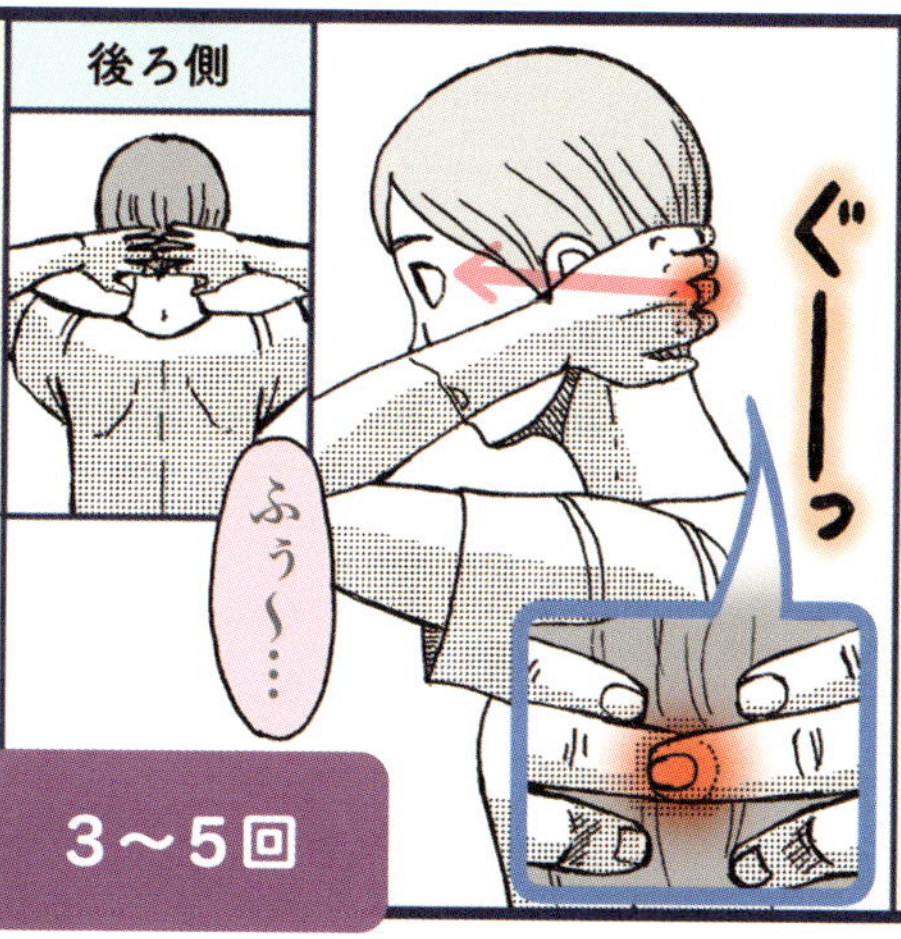

息を吐きながら5秒押し息を吸いながら5秒で離す

3〜5回

※片手の親指の腹を当てて、脳天に向かって押し上げる方法でもOK。

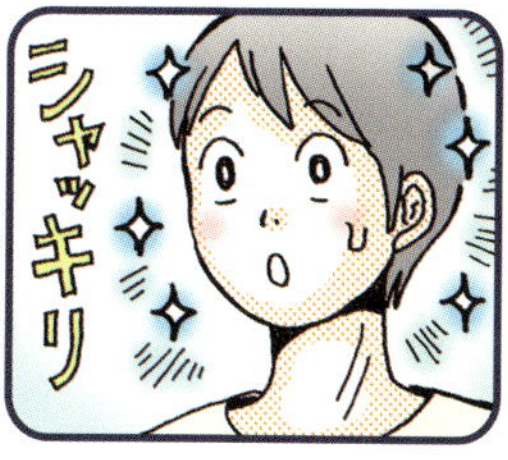

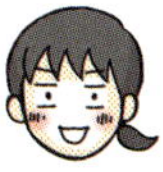

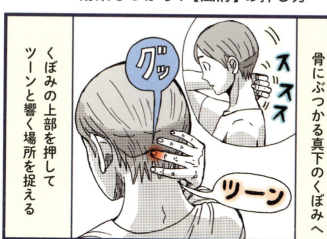

【風府】その他の効能

風邪の引き始め、目の疲れ、頭痛、首こりなどの改善に効果的とされています。

おつかれ体の不調

イライラ

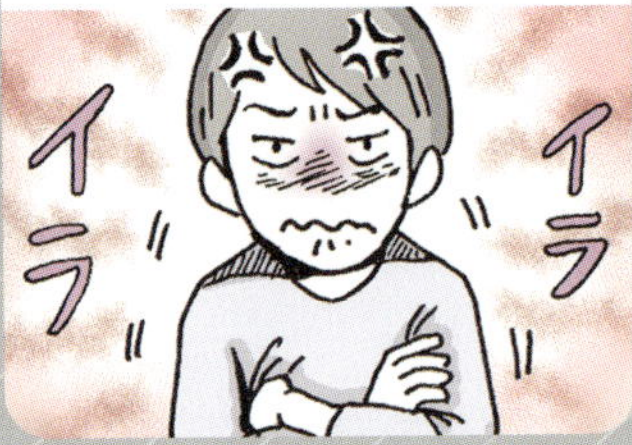
イラ
イラ

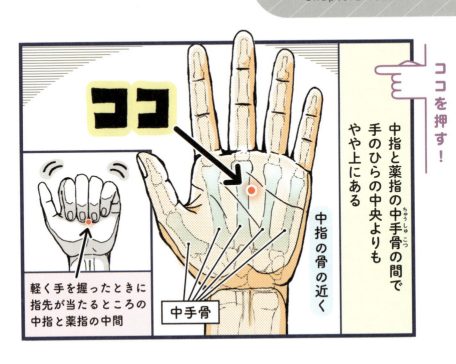

Chapter2 Tsubooshi

【労《ろう》宮《きゅう》】ツボ押し

ココを押す!

中指と薬指の中手骨《ちゅうしゅこつ》の間で
手のひらの中央よりも
やや上にある

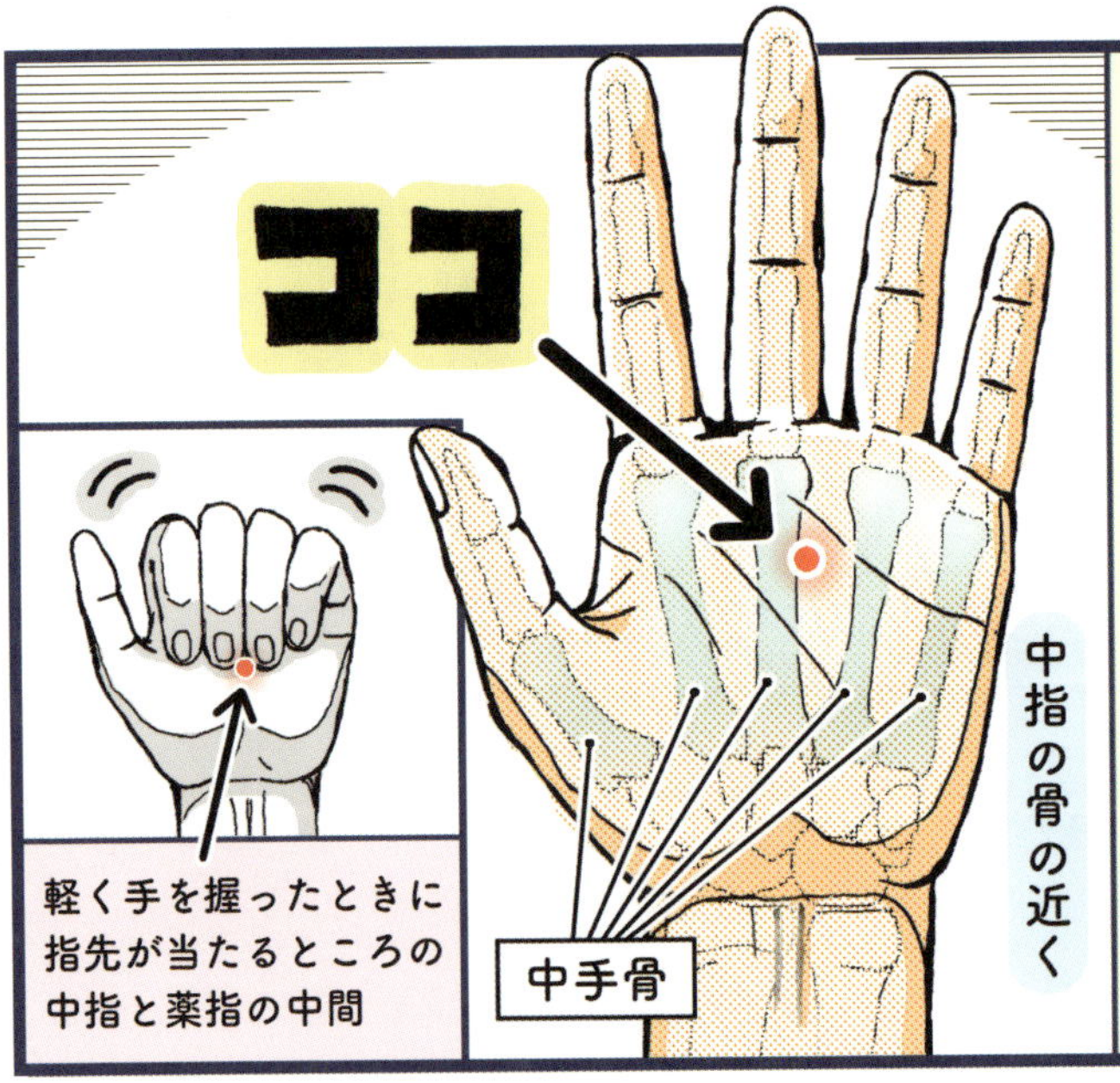
ココ
中指の骨の近く
中手骨
軽く手を握ったときに
指先が当たるところの
中指と薬指の中間

やってみよう！

効果しっかり！【労宮】の押し方

1

中指の骨をなぞって確かめつつ手を握ると中指と薬指の先が手のひらへ当たる高さへ

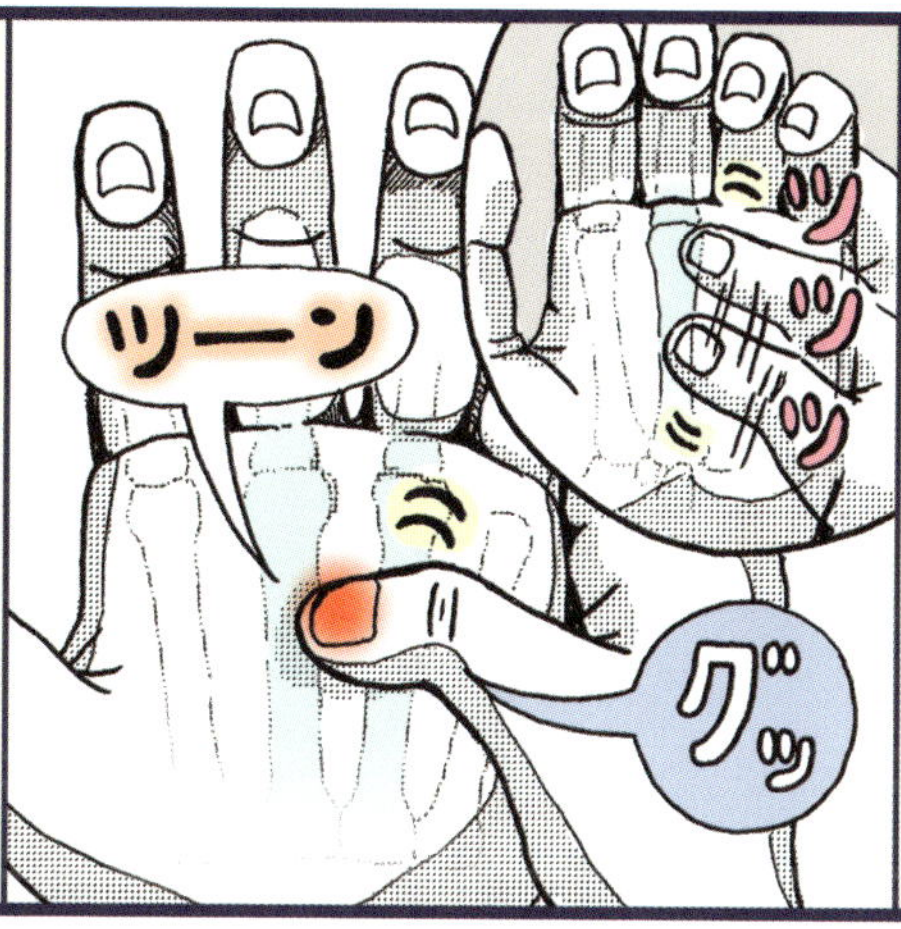

やや薬指側にずらし、押すとツーンと響く場所を捉える

2

皮膚に垂直に当ててから人差し指のつけねに向かって押し上げるように押す

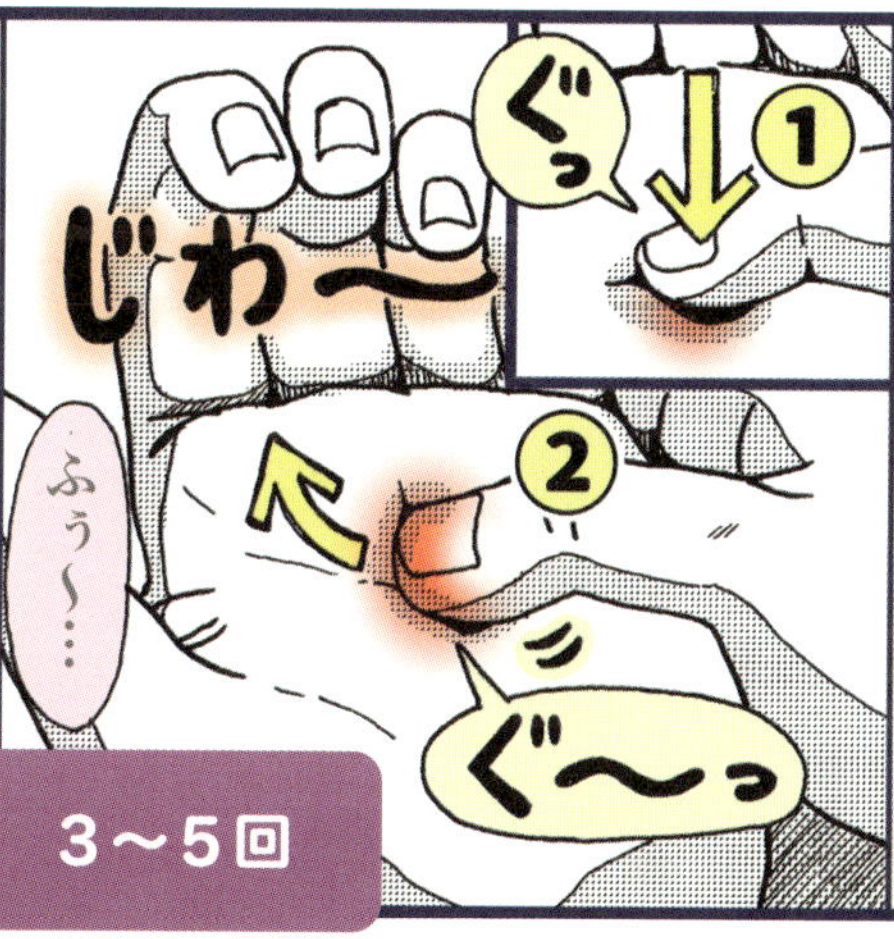

息を吐きながら5秒押し
息を吸いながら5秒で離す

3〜5回

※基本は両手とも押す。
時間がなければ片手だけでもOK。

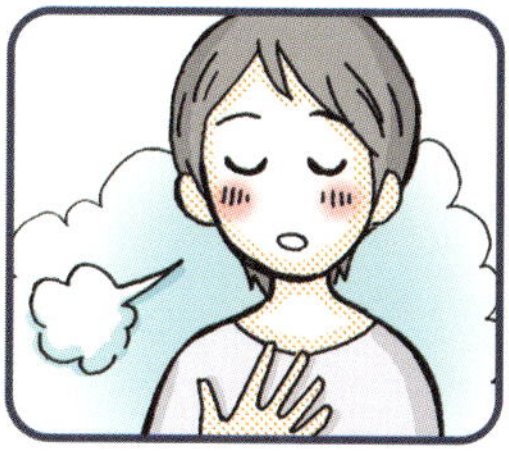

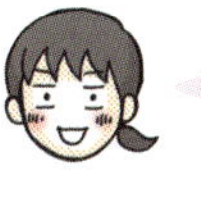

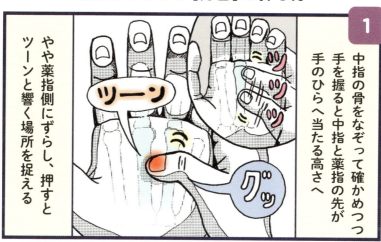

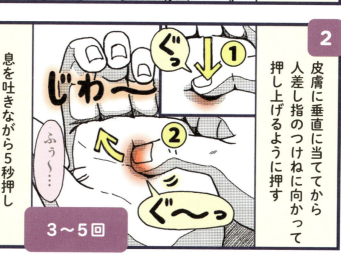

【労宮】その他の効能

落ち込み、憂鬱感、不眠、精神の疲労、自律神経の乱れなどの改善に効果的とされています。

おつかれ体の不調

怒り

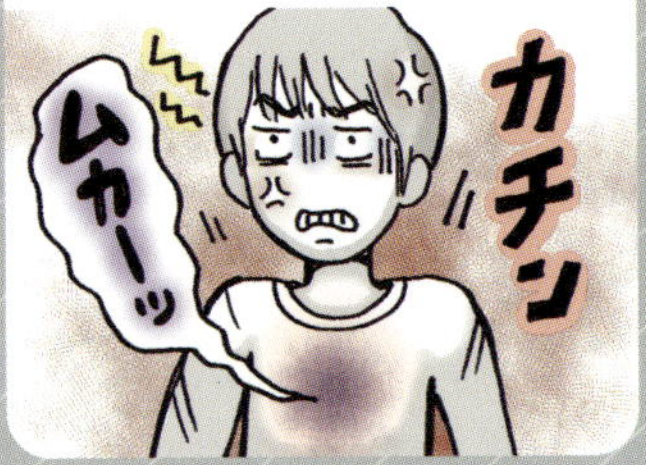
カチン
ムカーッ

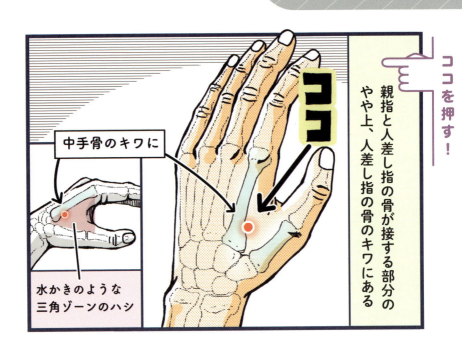

【合《ごう》谷《こく》】ツボ押し

ココを押す！

親指と人差し指の骨が接する部分のやや上、人差し指の骨のキワにある

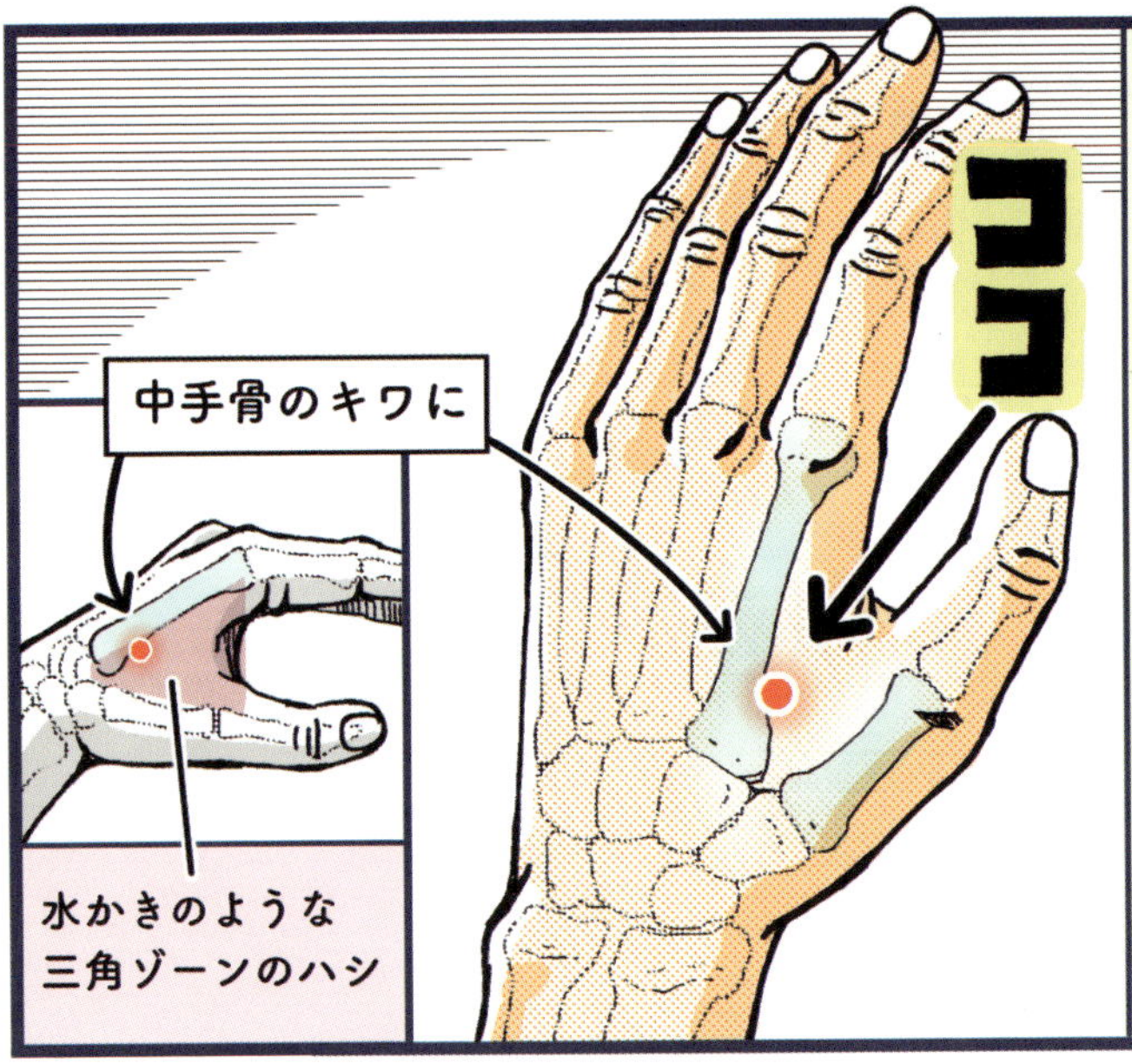
ココ
中手骨のキワに
水かきのような
三角ゾーンのハシ

やってみよう！

効果しっかり！【合谷】の押し方

1

親指と人差し指の骨の間の
行き詰まりの少し手前まで
指の腹でたどっていき

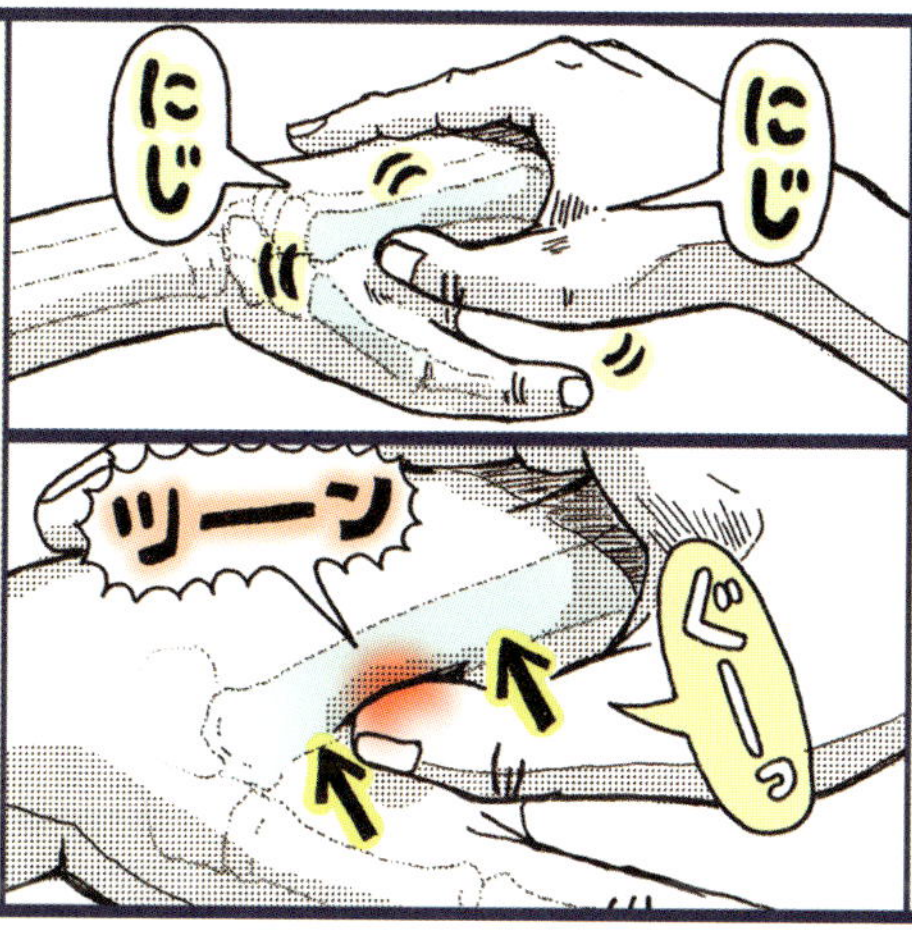

人差し指の骨に向かって押して
ツーンと響く場所を捉える

2

親指の腹をツボに当て
人差し指の骨の内側に向かって
骨の下のキワから押し上げる

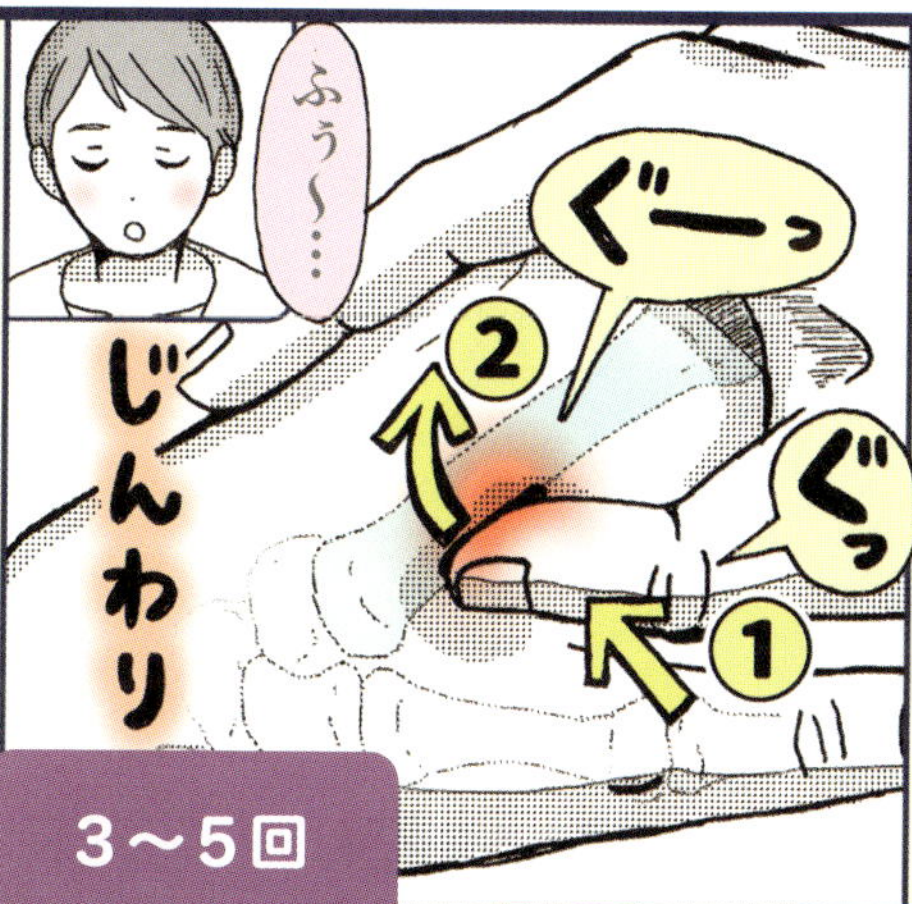

息を吐きながら5秒押し
息を吸いながら5秒で離す

3〜5回

※基本は両手とも押す。
時間がなければ片手だけでもOK。

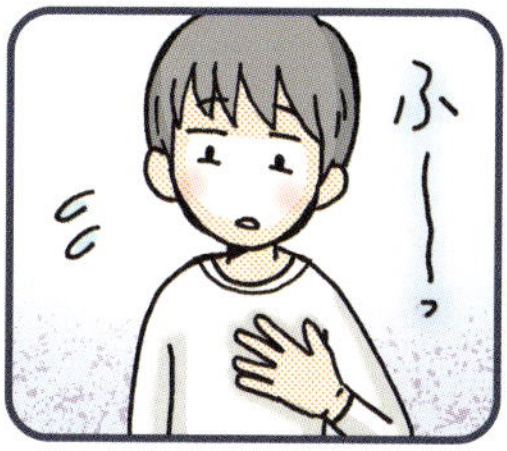

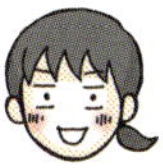

【合谷】その他の効能

万能ツボと呼ばれ、頭痛、肩こり、歯痛、
のどの痛み、胃痛などの改善に
効果的とされています。

おつかれ体の不調

不安感・動悸①

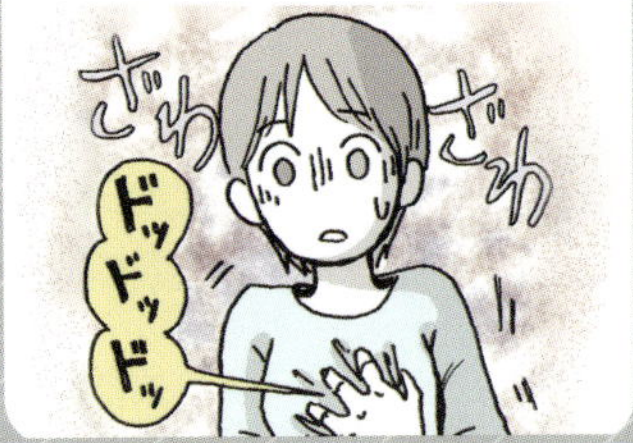
ざわ
ざわ
ドッドッドッ

Chapter2 Tsubooshi

【百《ひゃく》会《え》】ツボ押し

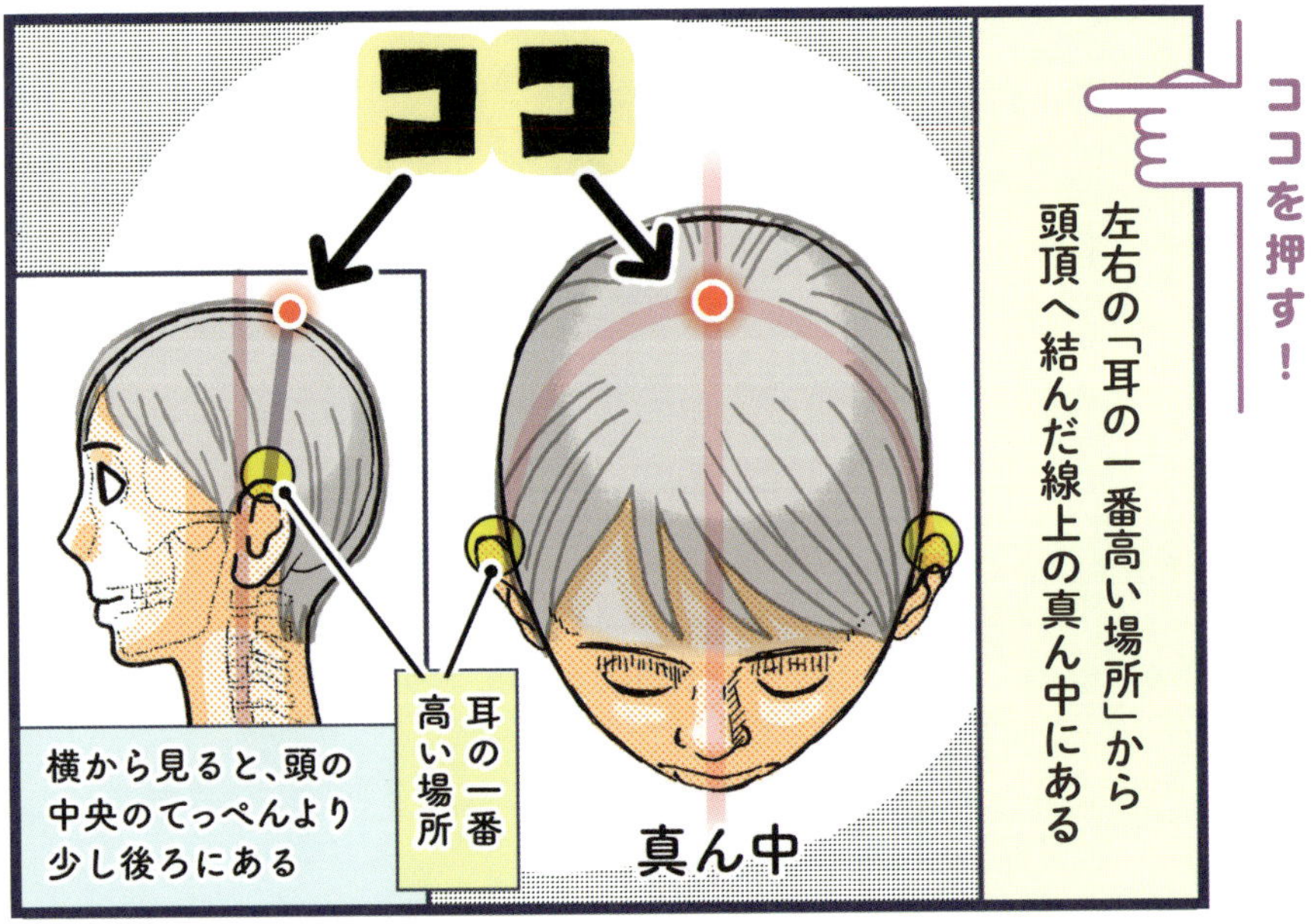
ココを押す!
左右の「耳の一番高い場所」から頭頂へ結んだ線上の真ん中にある
ココ
耳の一番高い場所
真ん中
横から見ると、頭の中央のてっぺんより少し後ろにある

やってみよう！

不安感・動悸①

効果しっかり！【百会】の押し方

1

耳の一番高い場所に両手の親指を当て、頭頂に指を伸ばし

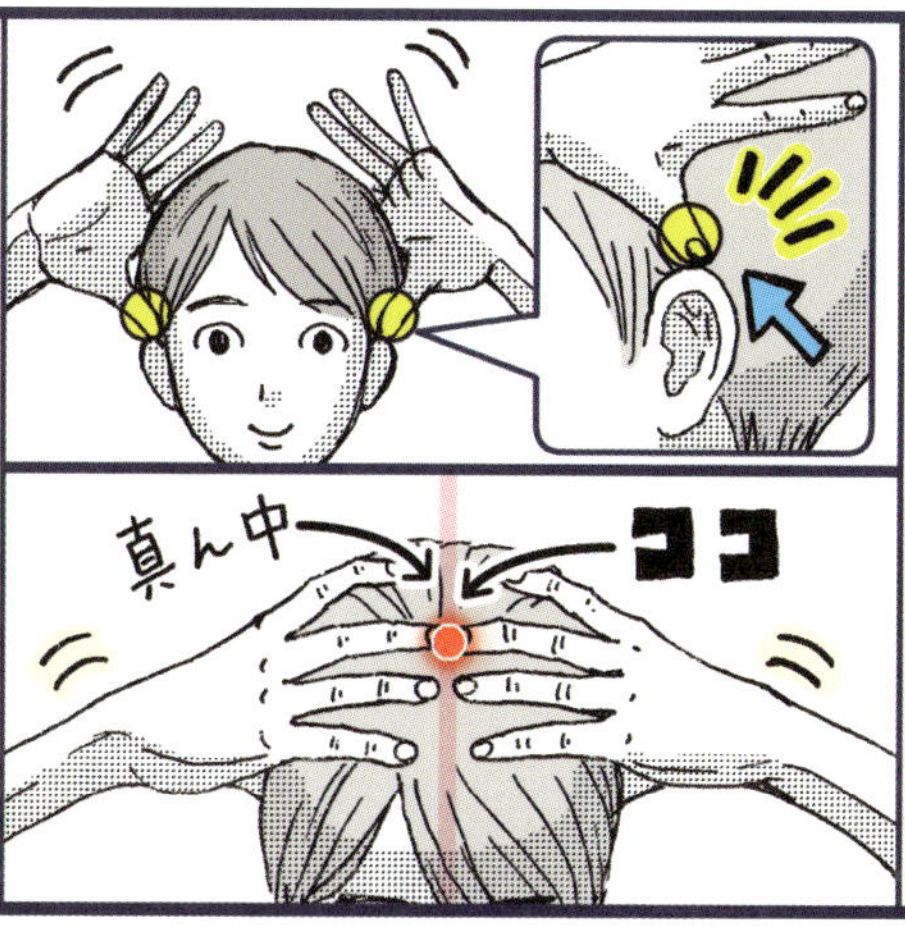
真ん中
ココ

ちょうど中指どうしが当たる場所、押すとツーンとする部分を探して捉える

2

両手の中指を重ねてツボに当て、頭の中心に向かって腕全体を使うように押す

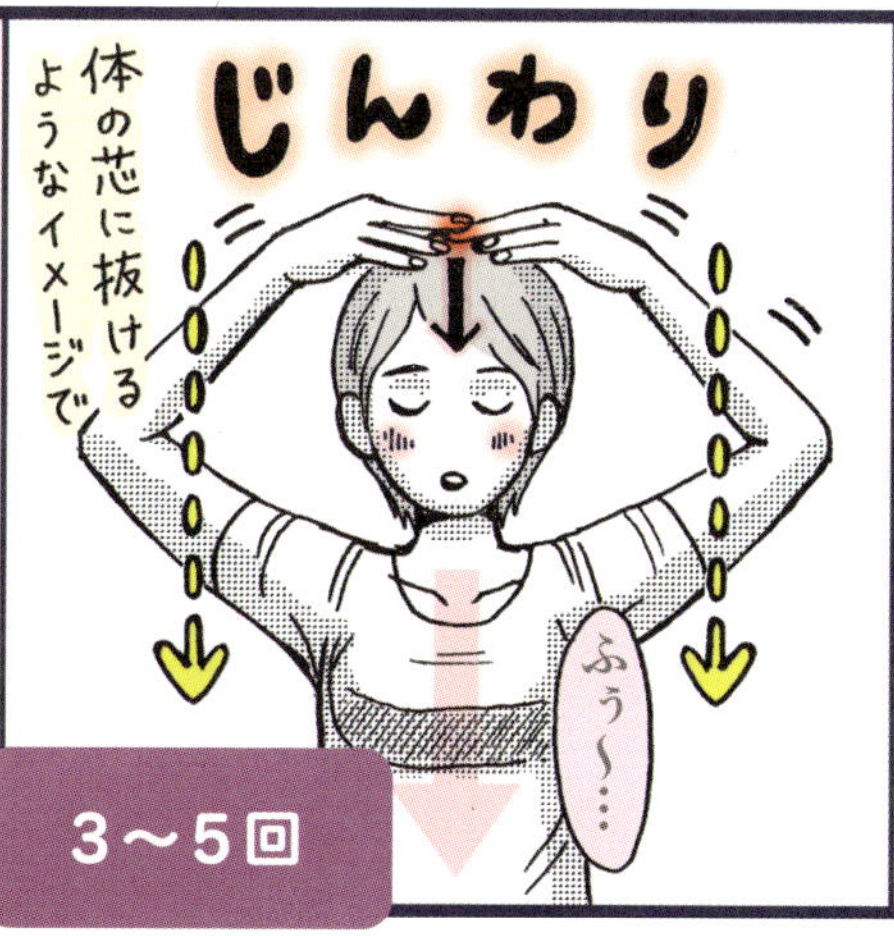
じんわり
体の芯に抜けるようなイメージで
ふぅ〜…

3〜5回

息を吐きながら5秒押し
息を吸いながら5秒で離す

※片手で中指をツボの上に立てて、リズミカルにトントンと叩いてもOK。

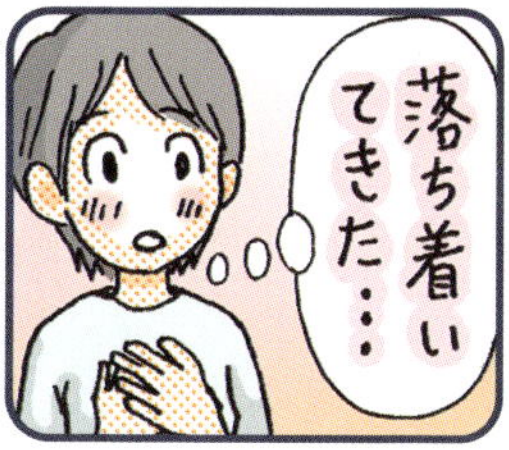
落ち着いてきた…

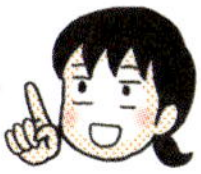

指で円を描くようにやさしくゆっくりさするのもオススメ

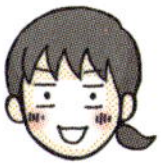

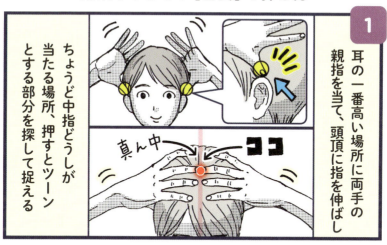

【百会】その他の効能

頭痛、めまい、耳鳴り、鼻づまり、自律神経の乱れなどの改善に効果的とされています。

おつかれ体の不調

不安感・動悸②

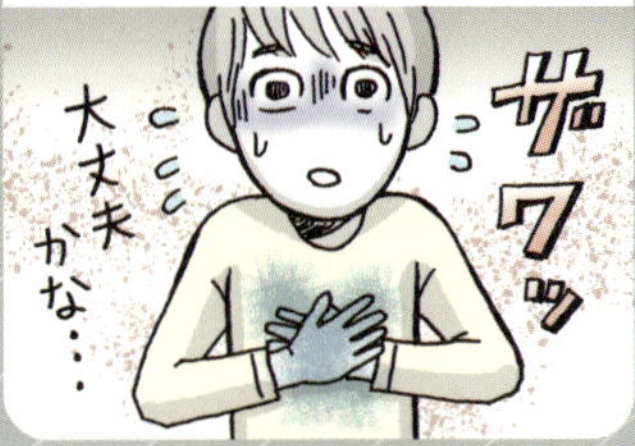

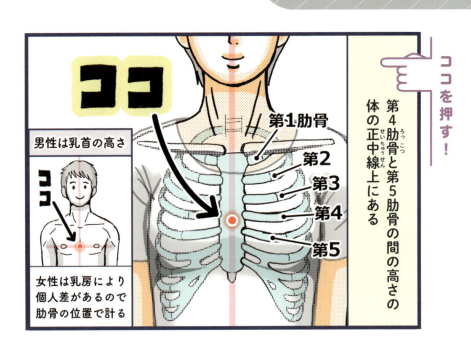

Chapter2 Tsubooshi

【膻《だん》中《ちゅう》】ツボ押し

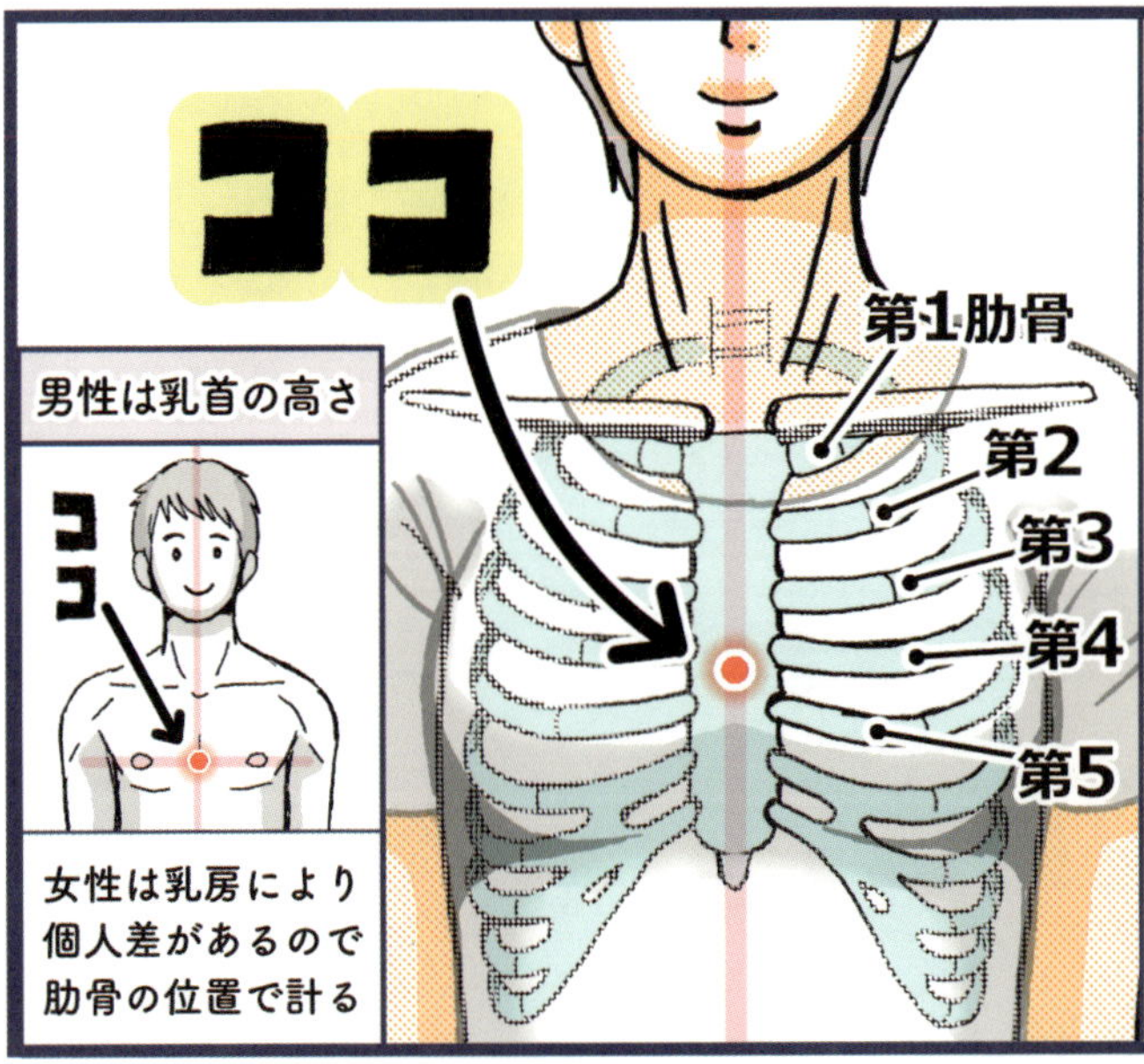

ココを押す！

第4肋骨《ろっこつ》と第5肋骨の間の高さの体の正中線《せいちゅうせん》上にある

効果しっかり！【膻中】の押し方

1

鎖骨と肋骨を指でなぞって確かめながら、第4肋骨へ

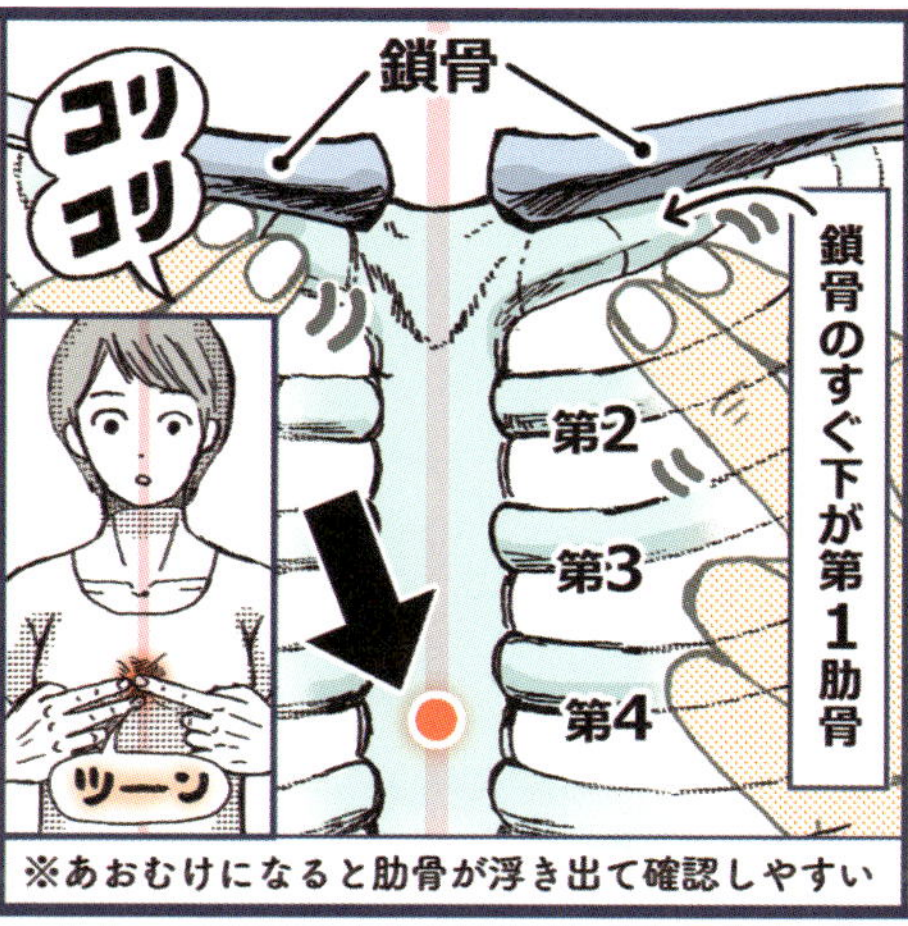
鎖骨
コリコリ
鎖骨のすぐ下が第1肋骨
第2
第3
第4
ツーン
※あおむけになると肋骨が浮き出て確認しやすい

第4肋骨のやや下の高さで胸の中心に指を移動し、押してツーンとする場所を捉える

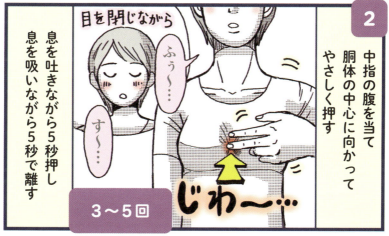

2

中指の腹を当て胴体の中心に向かってやさしく押す

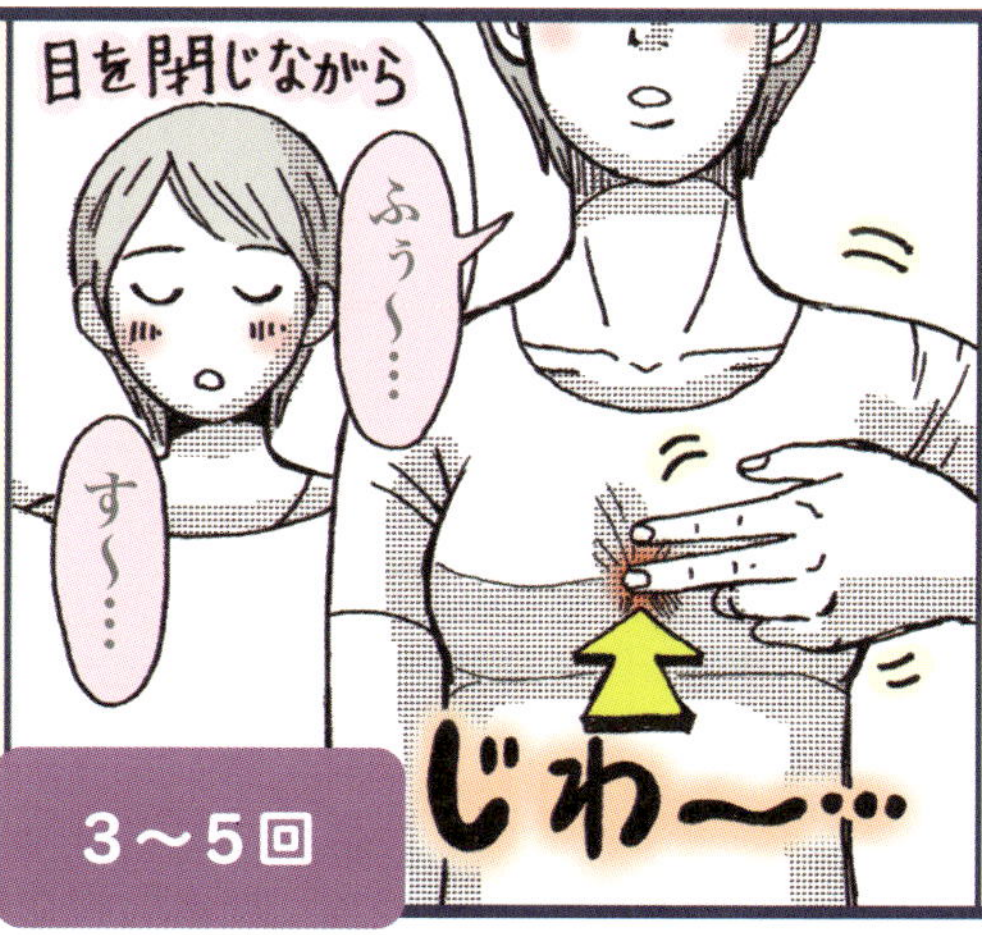
目を閉じながら
ふぅ〜…
す〜…
じわ〜…

息を吐きながら5秒押し息を吸いながら5秒で離す

3〜5回

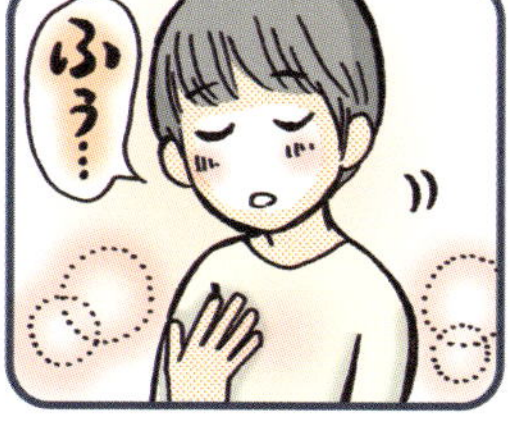
ふぅ…

寝ながら押したり
指で丸くさするのもオススメ。
落ち着いてリラックスできるよ

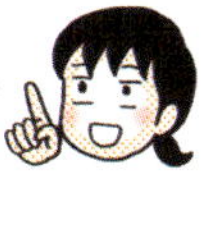

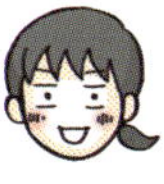

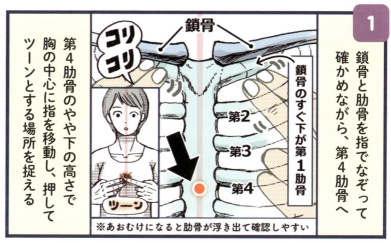

【膻中】その他の効能

イライラ、息苦しさ、胸の痛み、自律神経の乱れなどの改善に効果的とされています。

ツボ温め

手軽なアイテムで
ツボを温めて

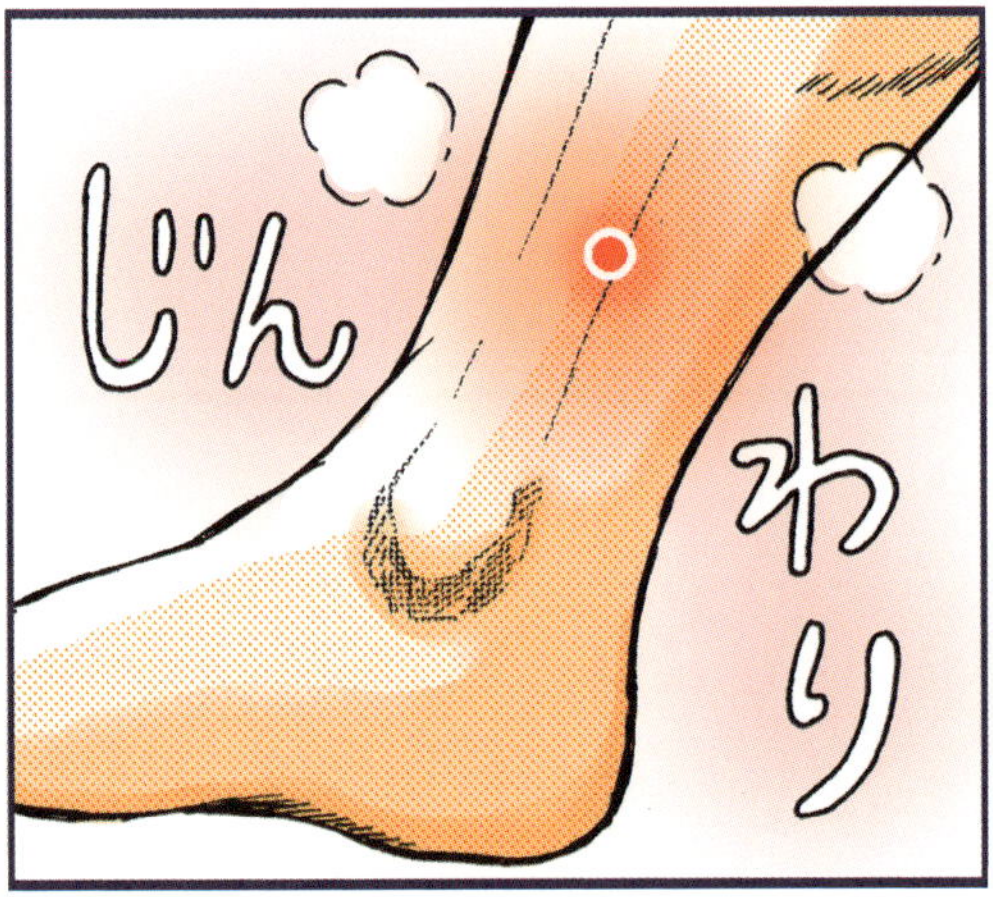
じんわり

お灸同様の
不調改善効果を得られる
ケア方法をご紹介します！

身近なツボ温めアイテムのご紹介

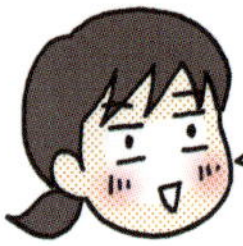

ツボの位置によって使いやすいものや自分の好みのアイテムを
見つけて使用してみましょう！
(各「ツボ温め」では、オススメのアイテムで描いています)

カイロ

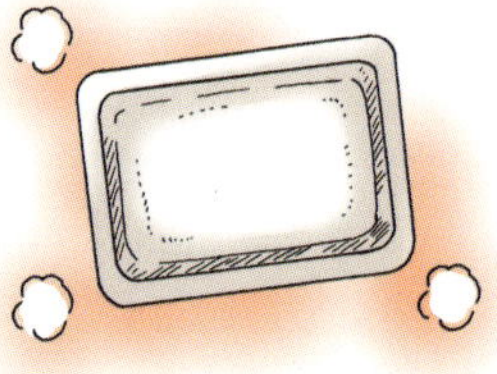

貼るタイプは必ず服の上から
当てること。
貼らないタイプを折り曲げて
狭い面をツボに当てて
温めるのもオススメ。

ドライヤー

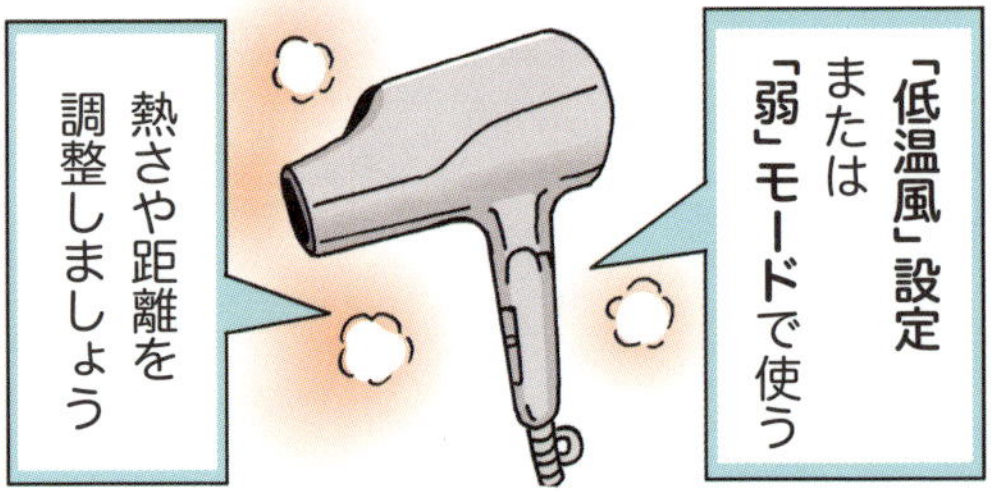
「低温風」設定
または
「弱」モードで使う
熱さや距離を
調整しましょう

温めていて「アチッ！」という感覚がしたらすぐ離すこと。
必ず自分で行うこと（他人だと熱さの加減がわからないため）。

温めた指先

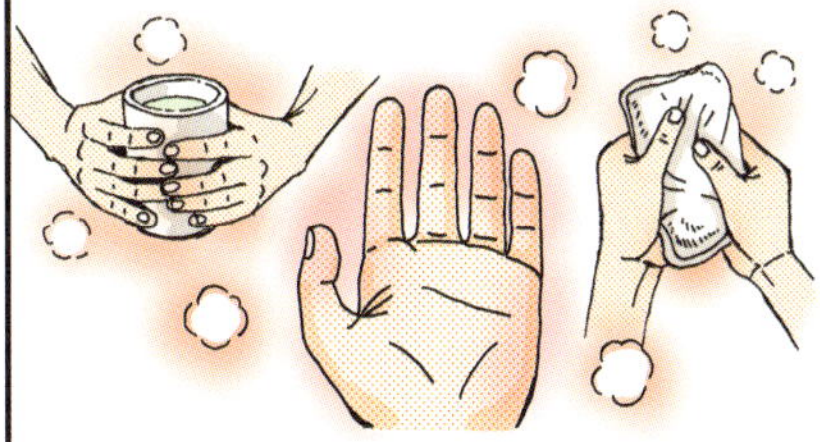

カイロや温かいものが入ったマグカップなどで、指先を温めてツボに当てる。

温熱パッド

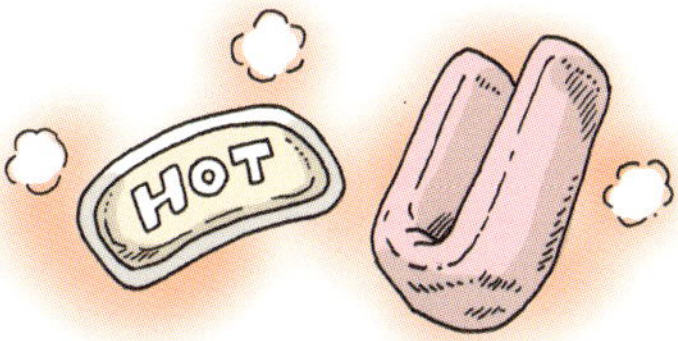
HOT

ジェルやあずき入りのものをレンジで温めて使う。広く当てても良いし、折り曲げて狭い面をツボに当てて温めるのもオススメ。

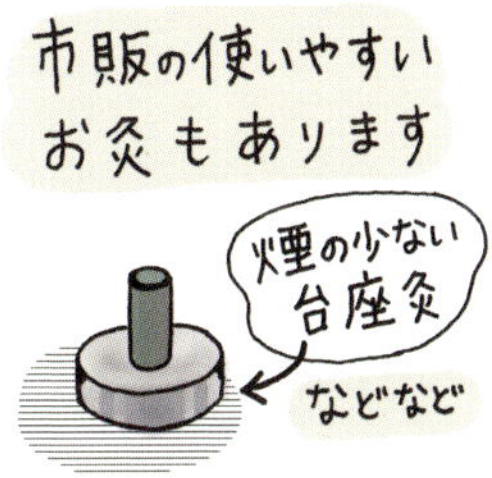
市販の使いやすいお灸もあります
煙の少ない台座灸
などなど

火を使わないタイプのお灸もあります。説明書をよく読んで使用しましょう。

蒸しタオル

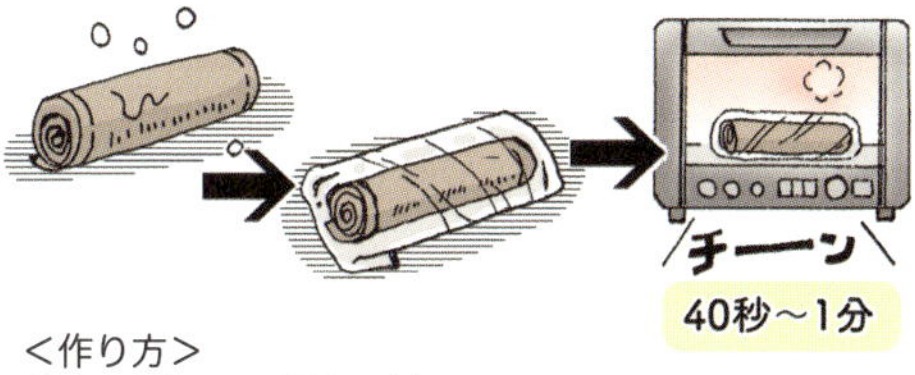
チーン
40秒〜1分

<作り方>
①水に濡らして軽めに絞る。
②ビニール袋に入れて、40秒〜1分レンジで温める。

「ツボ温め」Q&A

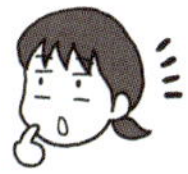

Q どのくらい温めれば効果的なの？

A 温めアイテムによって違いますが、効果的な温め方は2通りあります。
①ツボの部分が**「アチッ」という感覚**がしたら、アイテムを離す（ドライヤーやお灸など）。
②ツボの部分が**芯から充分に温まる感覚**がするまで（アイテムは当てっぱなしにしない）。

Q 1日何セットまで？　どのくらい続けると効果的？

A **朝・晩2回**が目安です。お悩みの症状が気になる人は1週間ほど続けてみましょう。

ツボ温めの諸注意

肌に傷やケガなどトラブルがある人は控えましょう。健康に不安のある人、妊娠中の人は控えていただくか、専門医と相談して行ってください。
熱さを我慢しすぎるのはNGです。低温やけどをしないように注意しましょう。

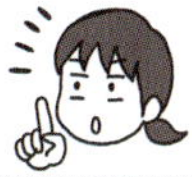

おつかれ体の不調

下痢

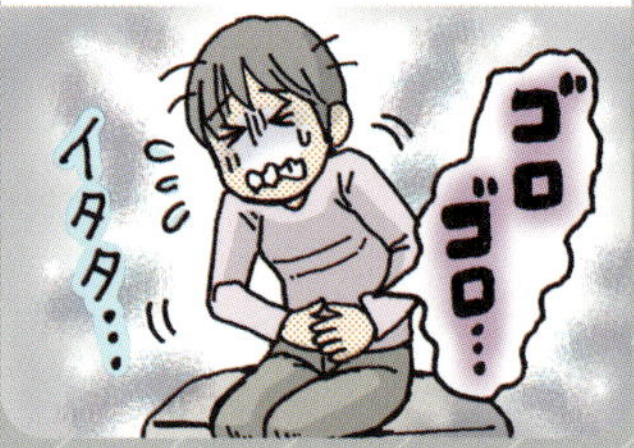
イタタ…
ゴロゴロ…

Chapter2 Tsubo atatame

【裏《うら》内《ない》庭《てい》】ツボ温め

ココを温める！

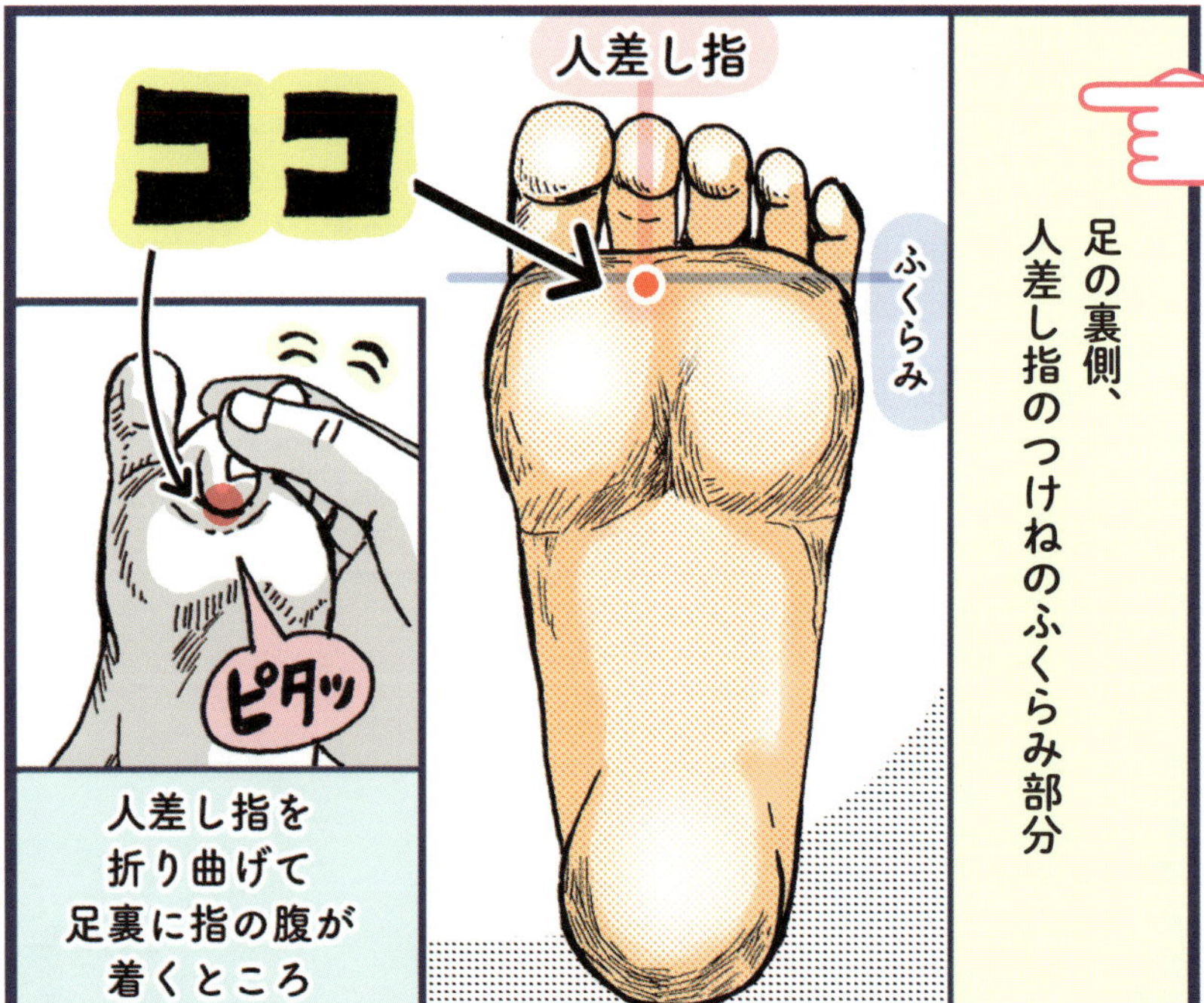
足の裏側、
人差し指のつけねのふくらみ部分
人差し指
ふくらみ
ココ
ピタッ
人差し指を
折り曲げて
足裏に指の腹が
着くところ

効果しっかり！【裏内庭】の温め方

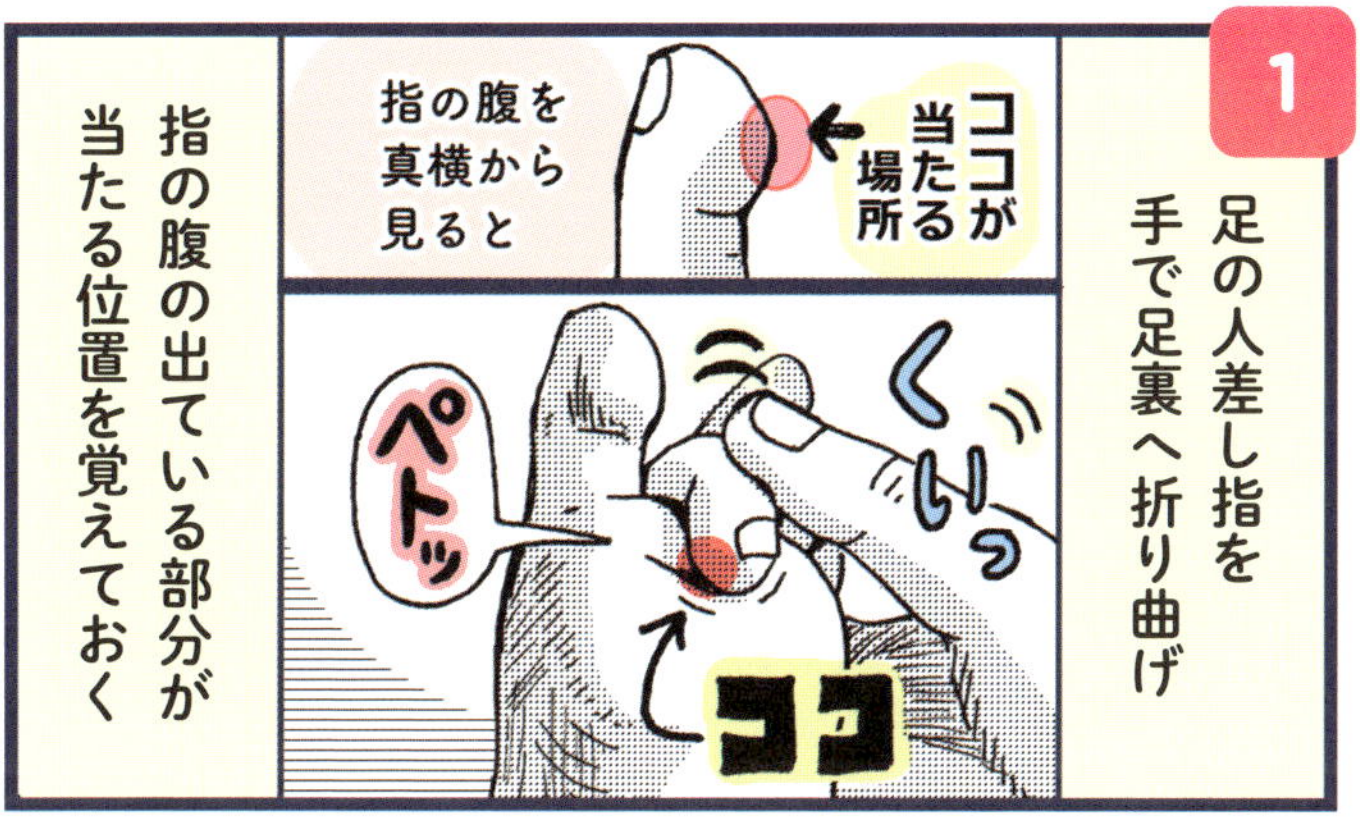
1
足の人差し指を手で足裏へ折り曲げ
ココが当たる場所
指の腹を真横から見ると
くいっ
ペトッ
ココ
指の腹の出ている部分が当たる位置を覚えておく

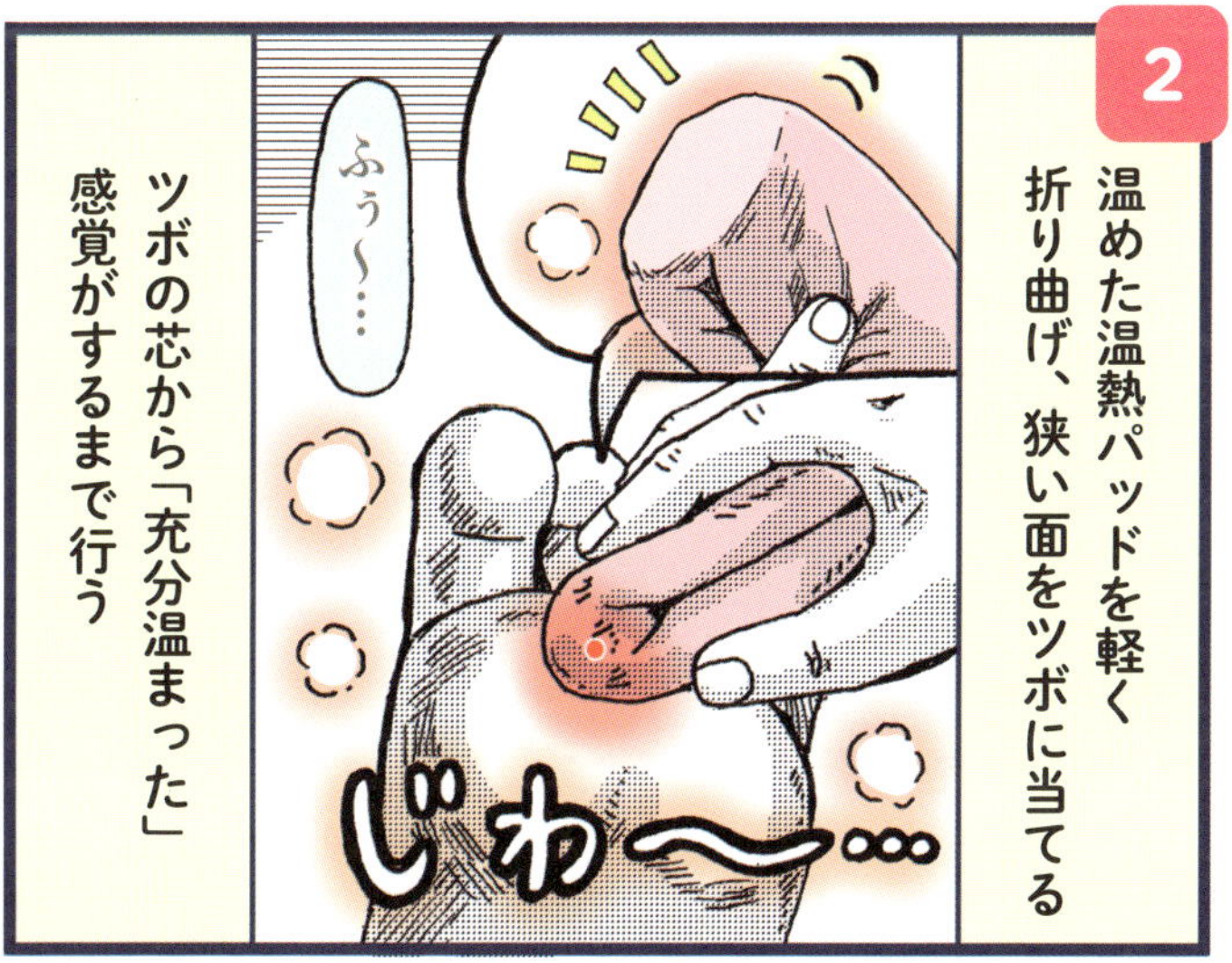
2
温めた温熱パッドを軽く折り曲げ、狭い面をツボに当てる
ふぅ〜…
じわ〜…
ツボの芯から「充分温まった」感覚がするまで行う

※両足とも同様に行う。

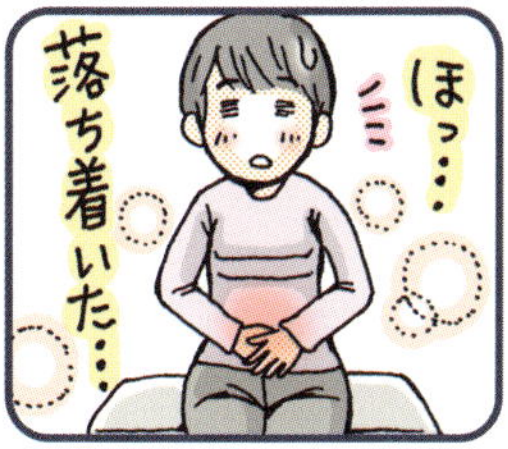
ほっ…
落ち着いた…

オススメの温めアイテム

温熱パッド　カイロ　蒸しタオル　ドライヤー

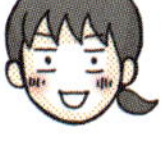

【裏内庭】その他の効能

食あたり、腹痛、乗り物酔い、足の疲労などの改善に効果的とされています。

【大《だい》腸《ちょう》兪《ゆ》】ツボ温め

おつかれ体の不調

便秘①

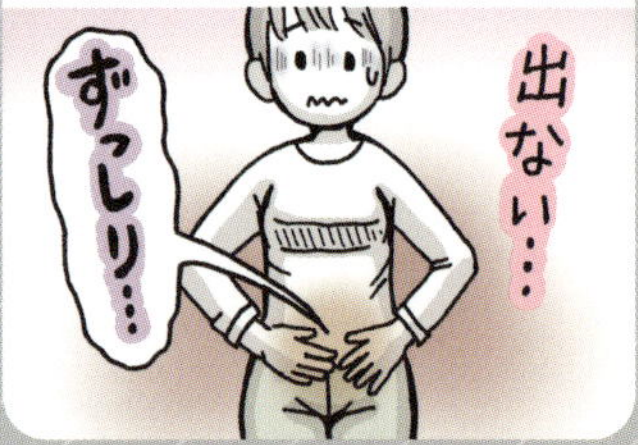

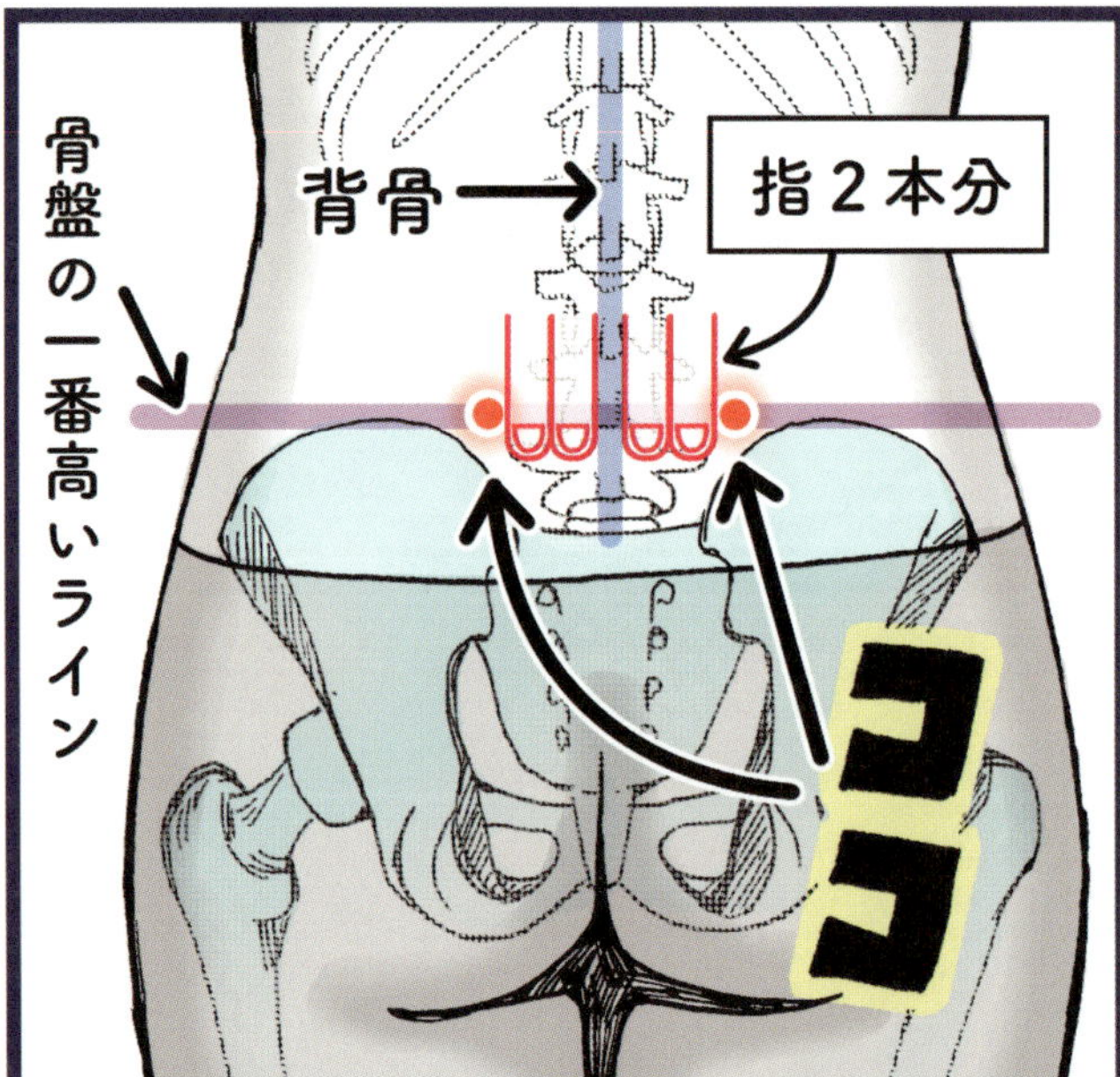

ココを温める！

腰骨の一番高いライン上で背骨から指幅2本分外の左右両側

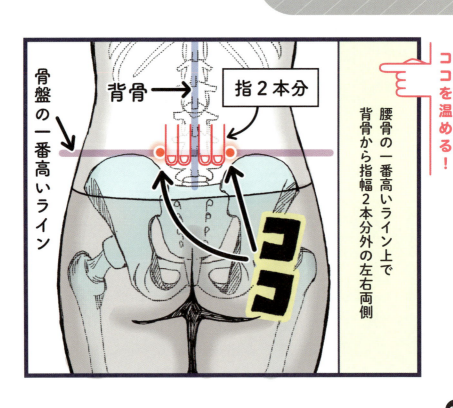

妊娠中の方はお控えください

やってみよう！

効果しっかり！【大腸兪】の温め方

1

指で腰骨のキワをなぞり一番高いところを捉えて覚えておく

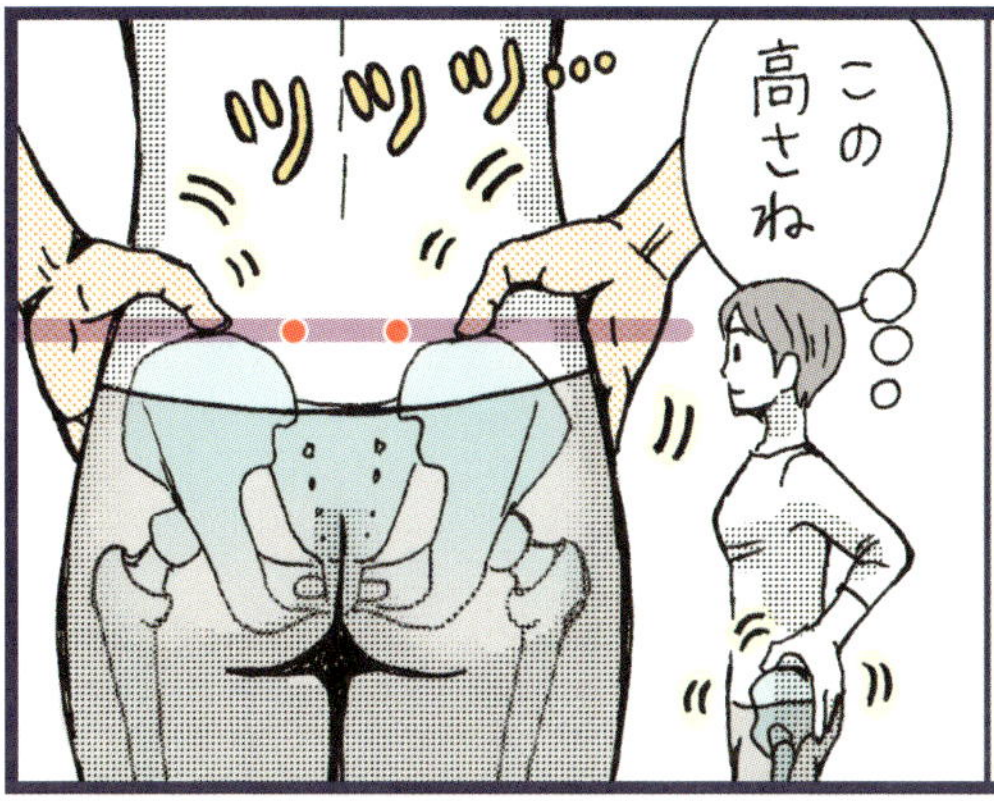

2

腰骨の一番高いライン上にビニール袋に入れた蒸しタオルを両手で持って当てる

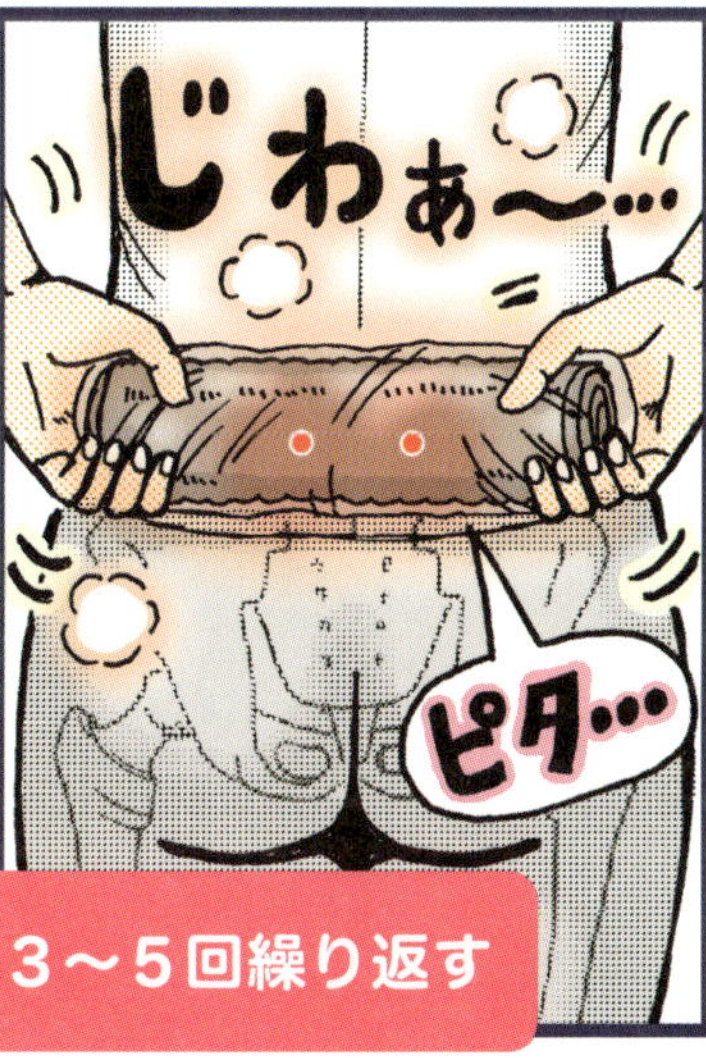

ツボの芯から「充分温まった」感覚がしたら離す

3〜5回繰り返す

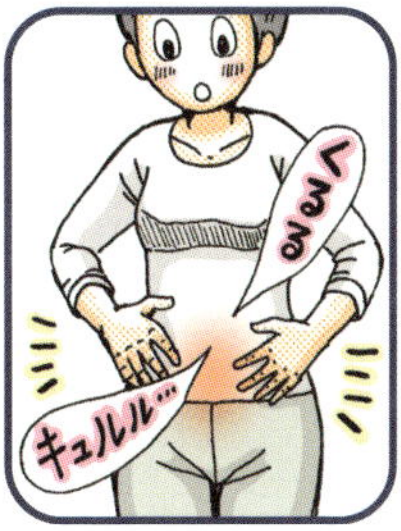

オススメの温めアイテム

蒸しタオル　温熱パッド　カイロ

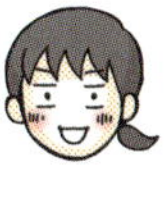

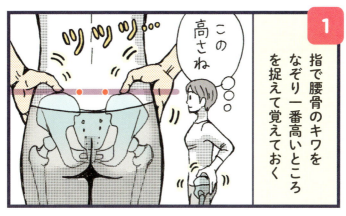

【大腸兪】その他の効能

食あたりや冷え、ストレスによる便秘、
下痢などの改善に効果的とされています。

おつかれ体の不調

便秘②

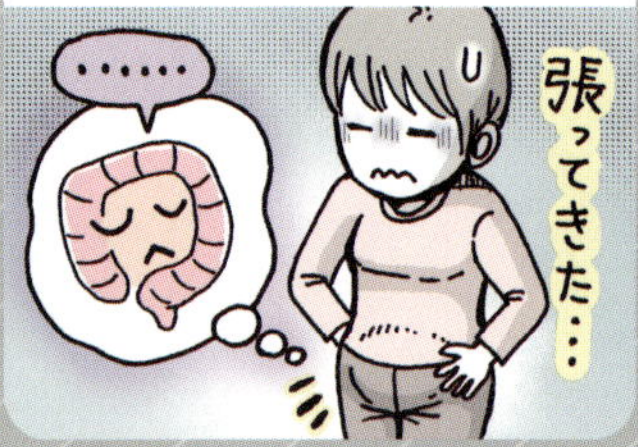

Chapter2 Tsubo atatame

【関《かん》元《げん》】【天《てん》枢《すう》】ツボ温め

ココを温める！

【天枢】へそから真横に指幅3本分外、左右両側

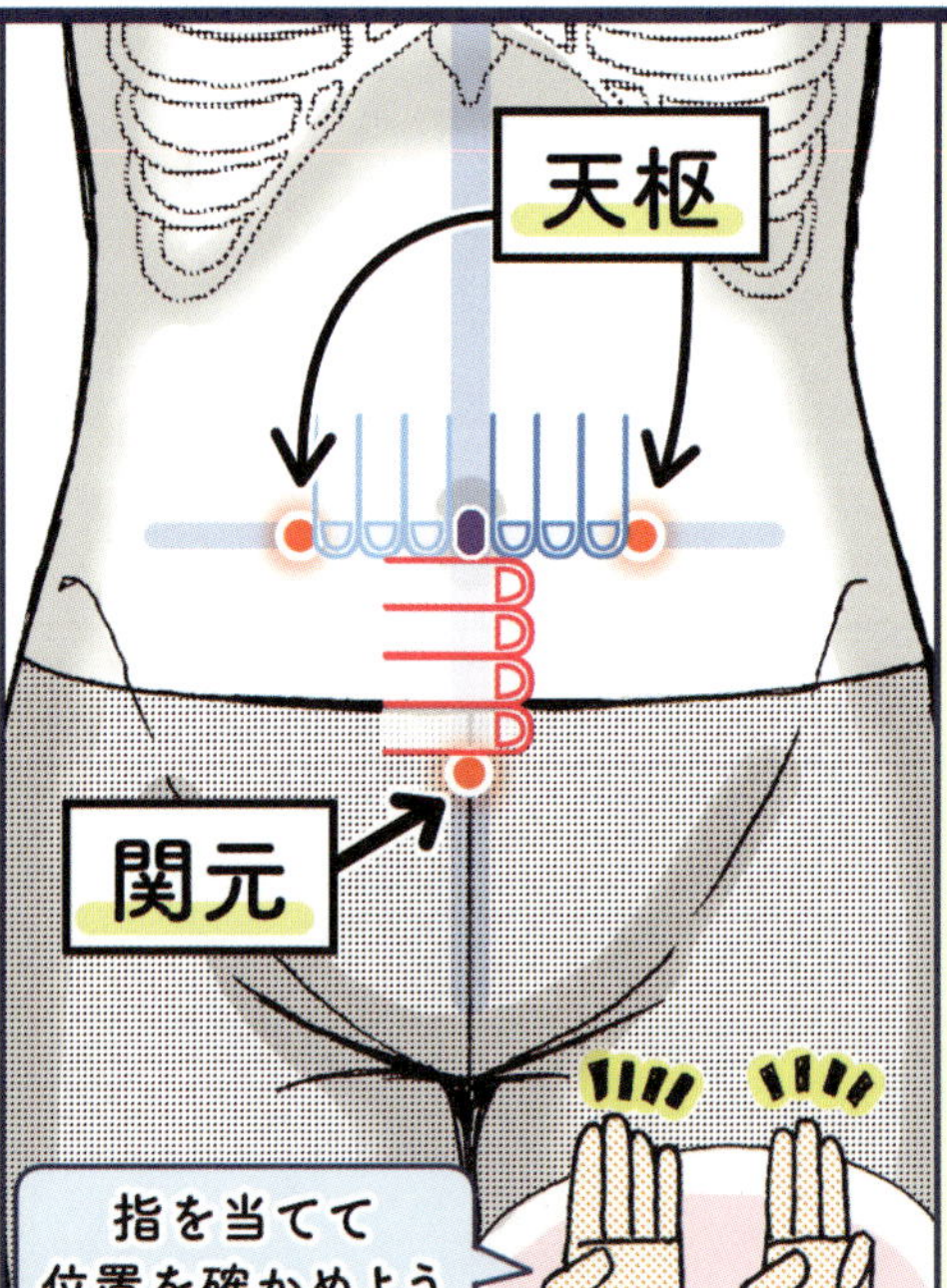

【関元】へそから真下に指幅4本分下

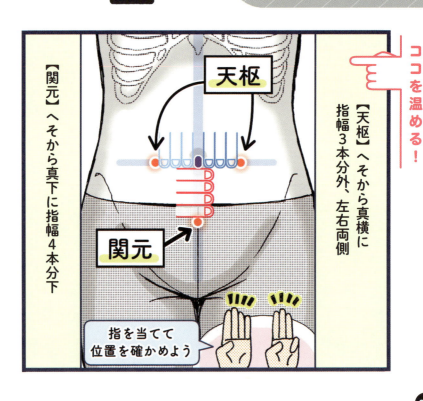

妊娠中の方はお控えください

やってみよう！

効果しっかり！【関元】と【天枢】の温め方

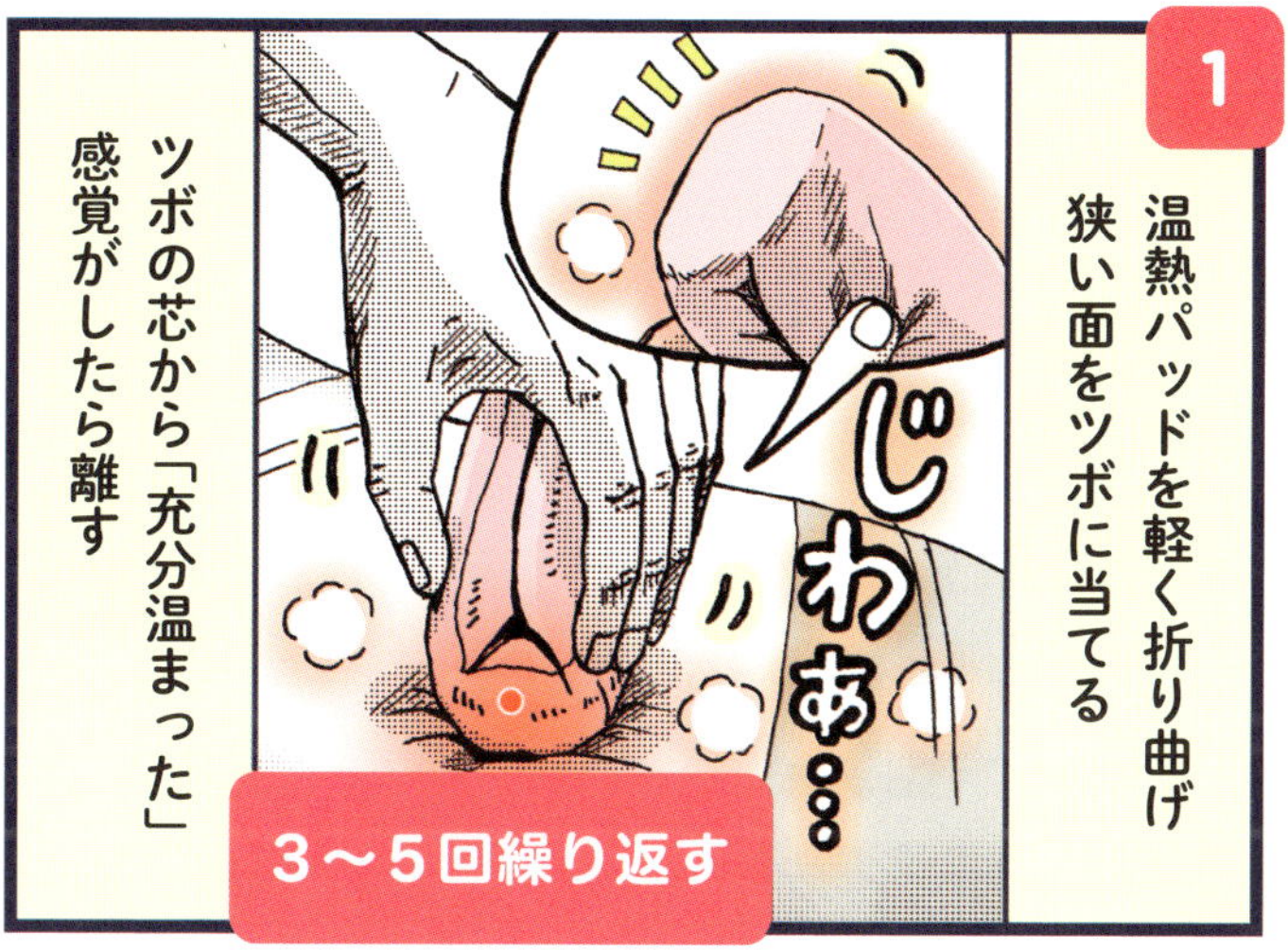
1
温熱パッドを軽く折り曲げ
狭い面をツボに当てる
じわぁ…
ツボの芯から「充分温まった」
感覚がしたら離す
3～5回繰り返す

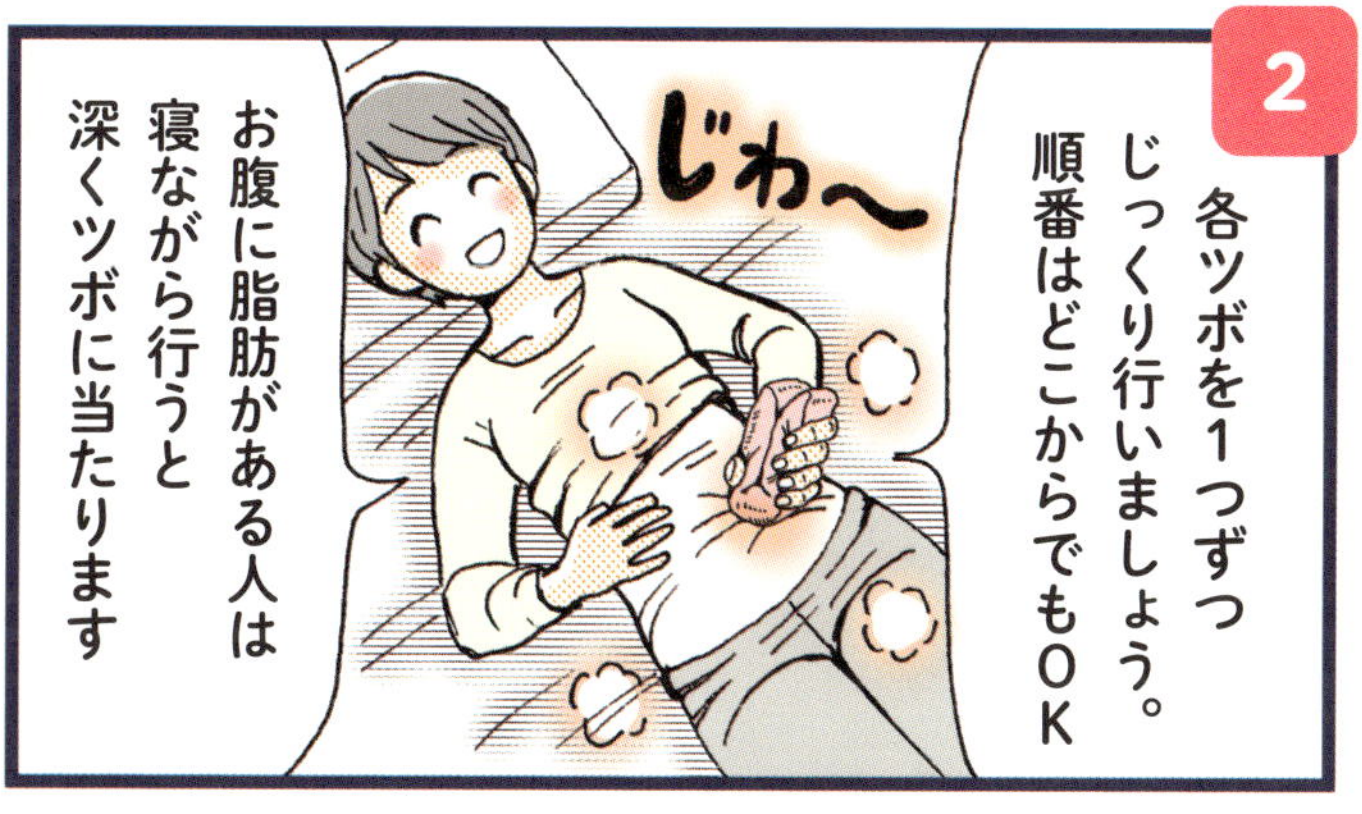
2
各ツボを1つずつ
じっくり行いましょう。
順番はどこからでもOK
じわ～
お腹に脂肪がある人は
寝ながら行うと
深くツボに当たります

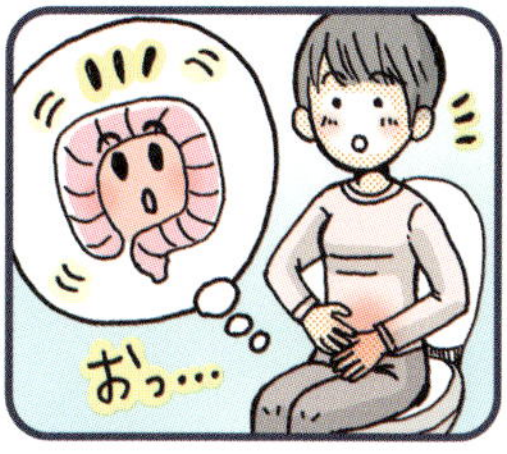
おっ…

オススメの温めアイテム

温熱パッド　蒸しタオル　カイロ

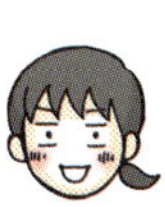

【関元】その他の効能

冷えやストレスなどによる便秘や下痢の改善に。

【天枢】その他の効能

胃もたれ、消化不良、食べすぎや飲みすぎの改善に。

おつかれ体の不調

女性特有の不調

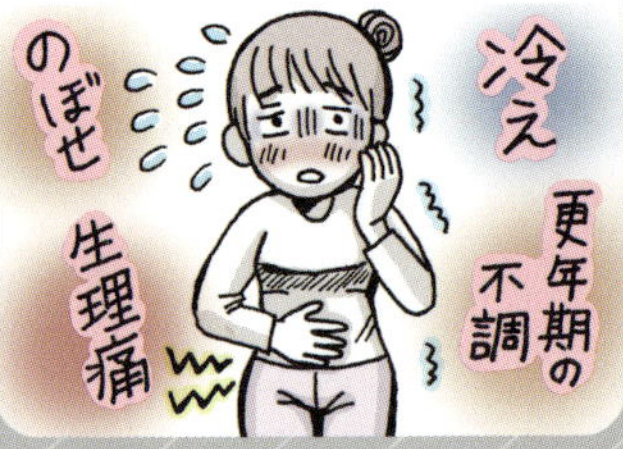
冷え
更年期の不調
生理痛
のぼせ

【三《さん》陰《いん》交《こう》】ツボ温め

ココを温める！

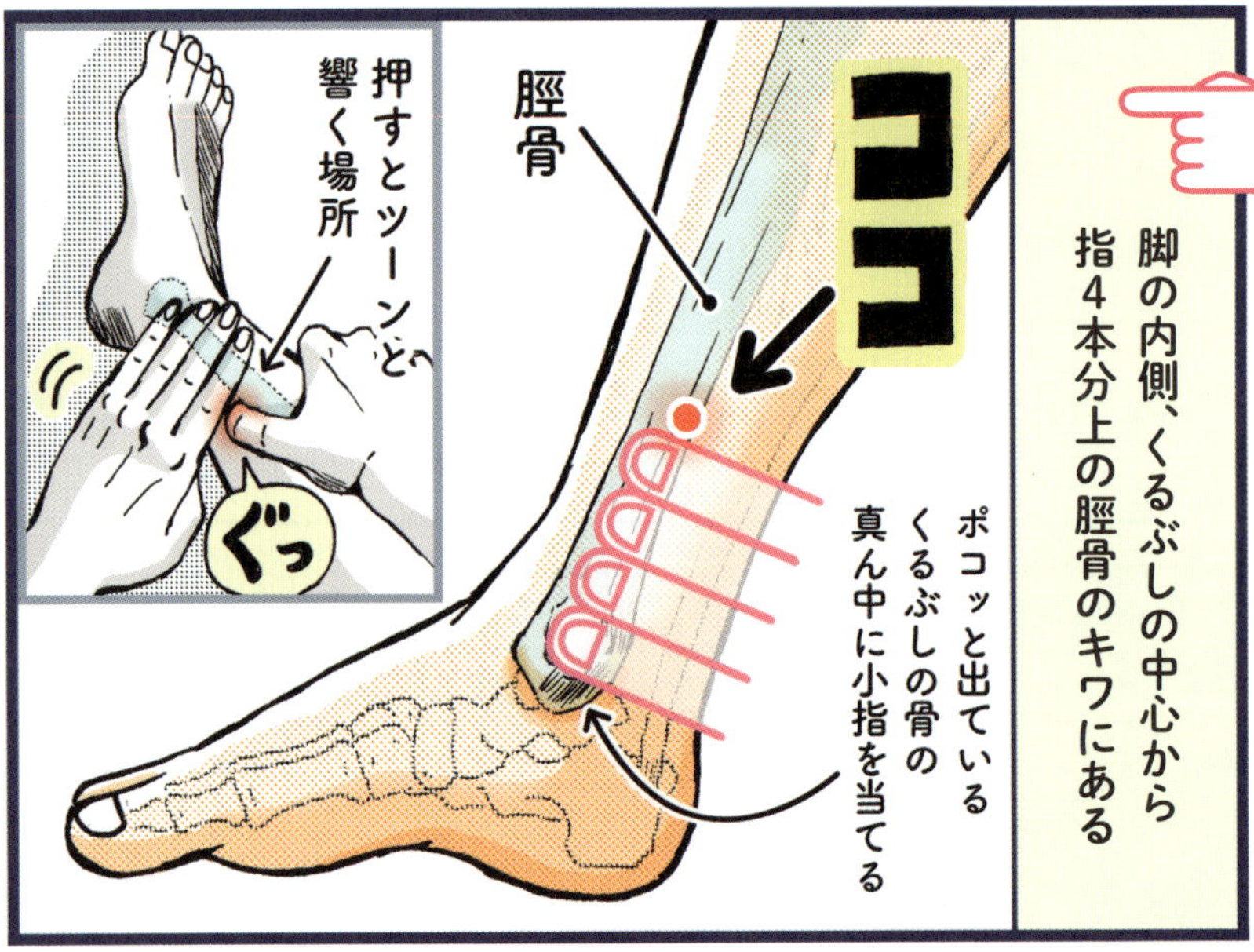
脚の内側、くるぶしの中心から指4本分上の脛骨のキワにある
ココ
脛骨
ポコッと出ているくるぶしの骨の真ん中に小指を当てる
押すとツーンと響く場所
ぐっ

血行を促進して、肩や首のコリの緩和やリラックスにも効果的なため、男性にもオススメのツボです

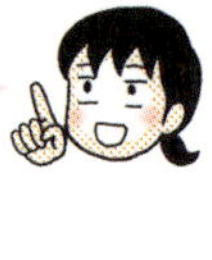

妊娠中の方はお控えください

やってみよう！

効果しっかり！【三陰交】の温め方

1

まずはツボの位置をしっかりと確認してからドライヤーをセット

ドライヤーは「低温風」設定または「弱」モードで！
ここだな
必ず自分で行うこと
ぐっ
ツボの位置を確認して場所を覚えておく

2

ツボに向かってそうっとドライヤーを近づけていき（目安は10センチくらい）

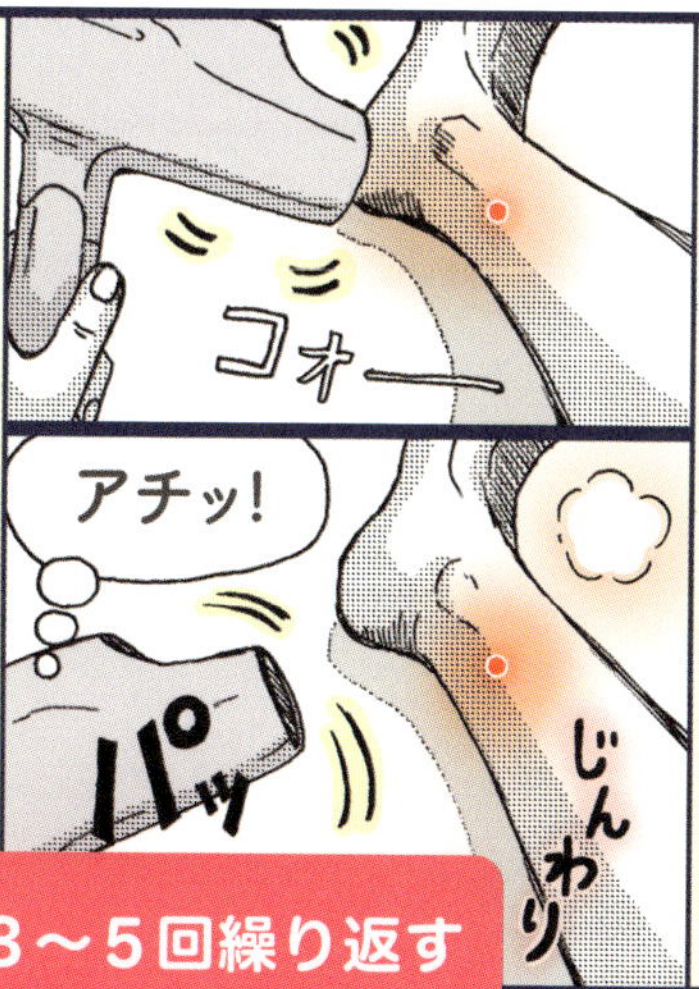
コォー
アチッ！
じんわり
パッ

さらに「アチッ」という感覚がするところまで近づけたらすぐ離す

3〜5回繰り返す

※両脚とも同様に行う。薄手の服やタオルの上から温風を当ててもOK。

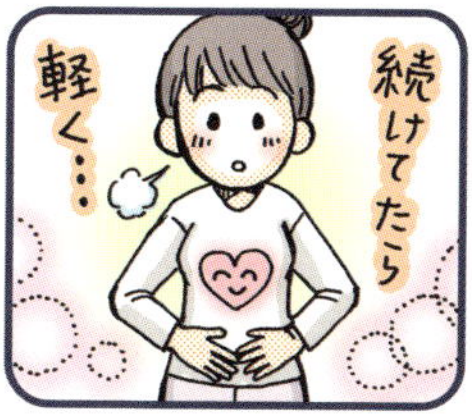
続けてたら
軽く…

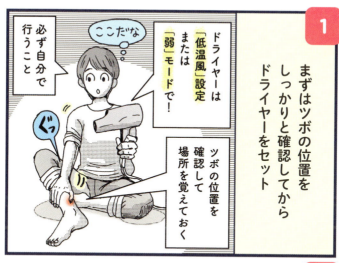

オススメの温めアイテム

ドライヤー　温熱パッド　蒸しタオル　カイロ

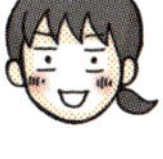

【三陰交】その他の効能

冷え、生理痛、生理不順、更年期障害による不調、ほてり感などの改善に効果的とされています。

おつかれ体の不調

① 体の重だるさ

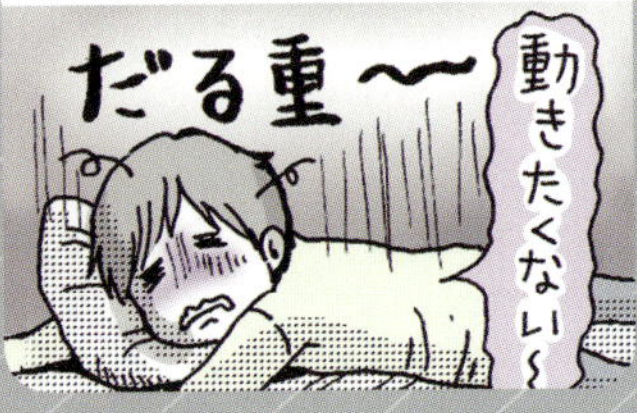

Chapter2 Tsubo atatame

【足《あし》三《さん》里《り》】ツボ温め

ココを温める！

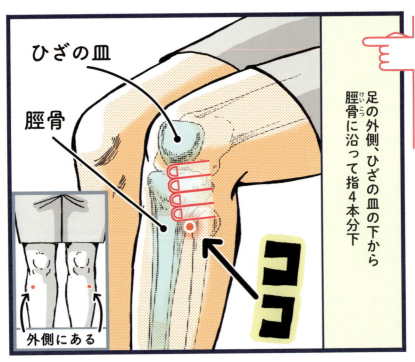

足の外側、ひざの皿の下から脛骨《けいこつ》に沿って指4本分下

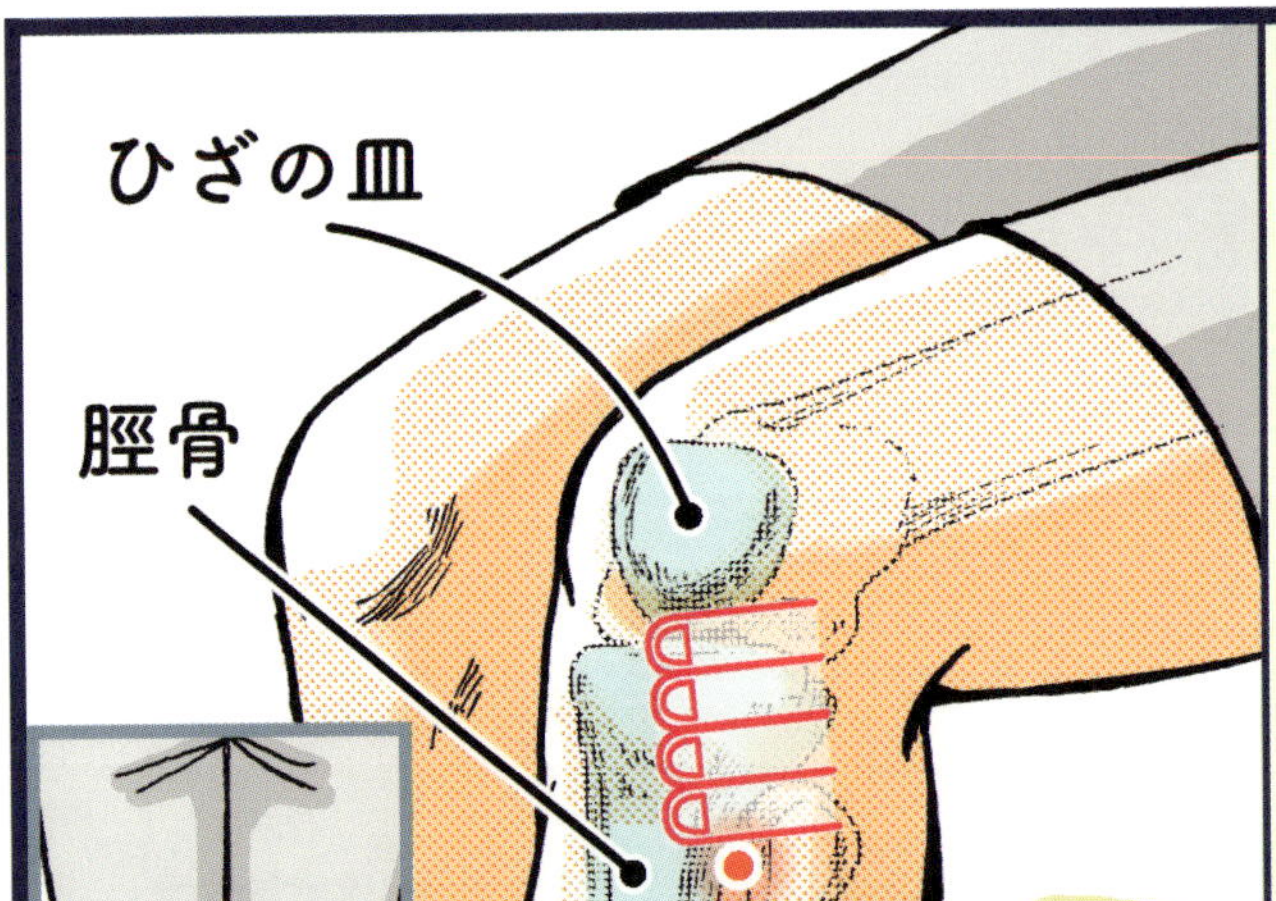

やってみよう！

効果しっかり！【足三里】の温め方

1

ひざの皿の下に指4本を当て、小指の下の高さで

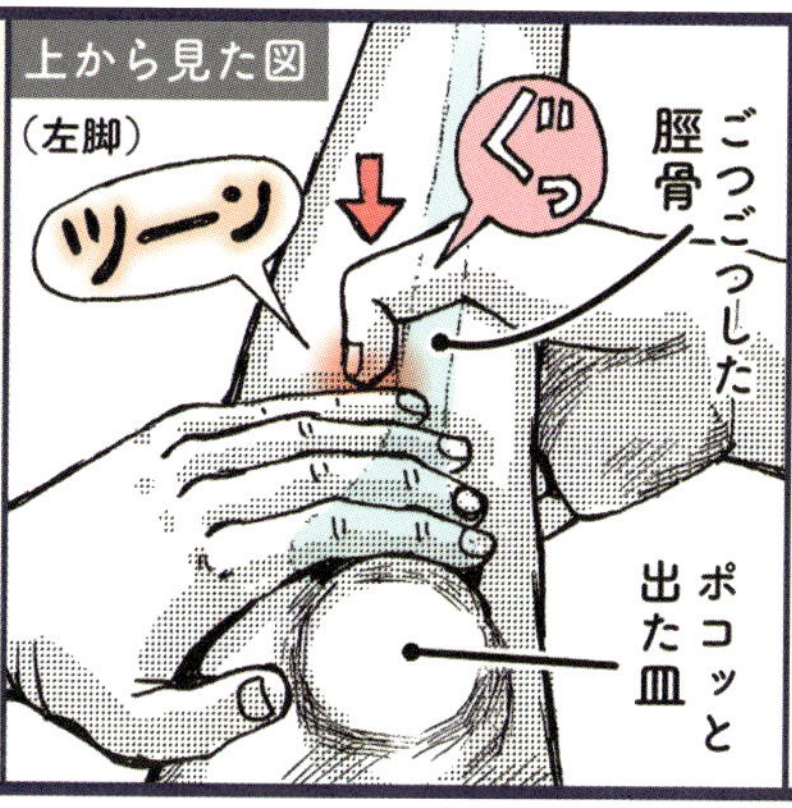
上から見た図
（左脚）
ぐっ
ツーン
ごつごつした脛骨
ポコッと出た皿

脛骨のキワを押して響く場所を覚えておく

2

ツボに向かってそうっとドライヤーを近づけていき（目安は10センチくらい）

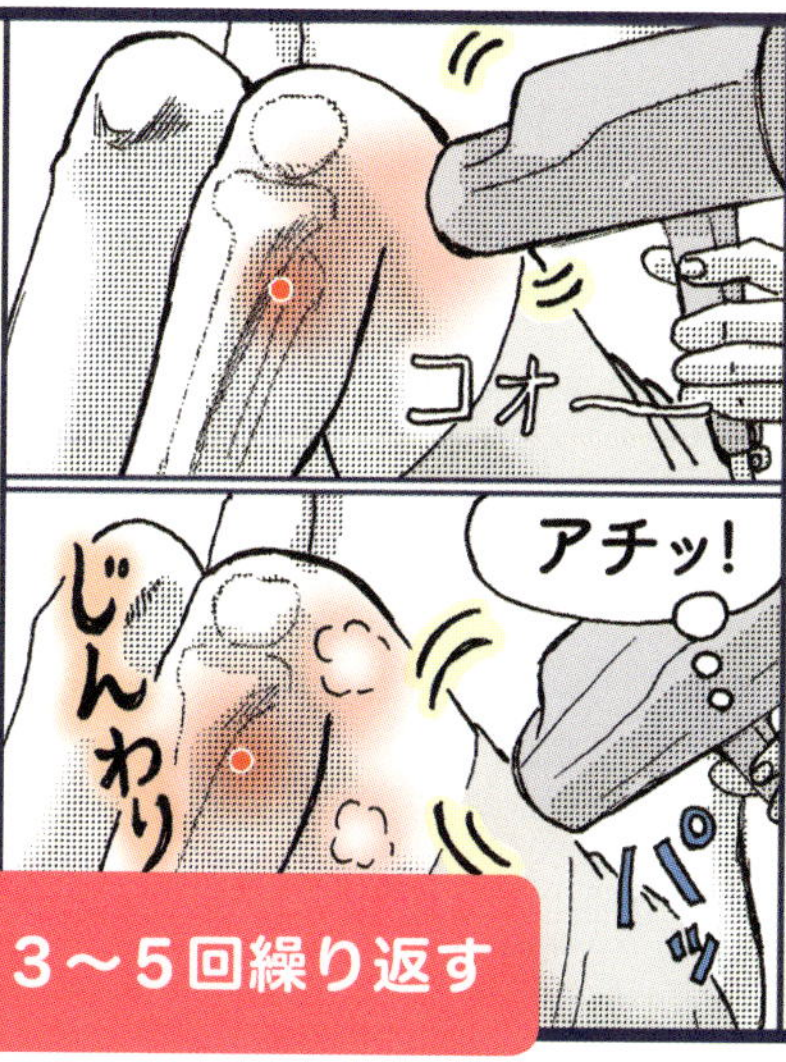
コォー
アチッ!
じんわり
パッ

さらに「アチッ」という感覚がするところまで近づけたら、すぐ離す

3～5回繰り返す

※両脚とも同様に行う。薄手の服やタオルの上から温風を当ててもOK。

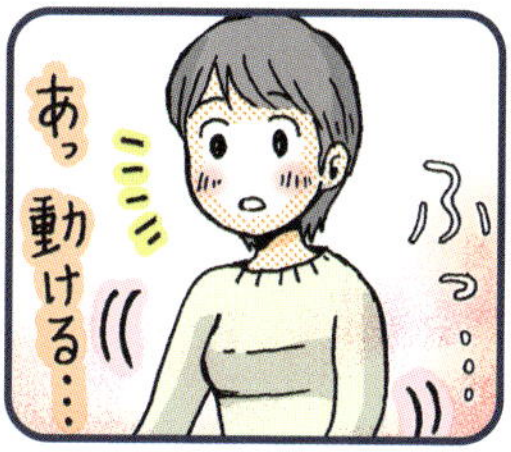
あっ動ける…
ふっ…

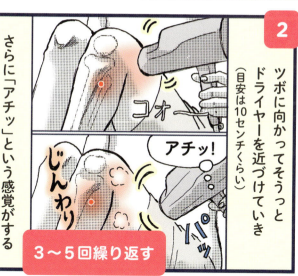

オススメの温めアイテム

ドライヤー　カイロ　温熱パッド　蒸しタオル

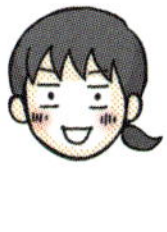

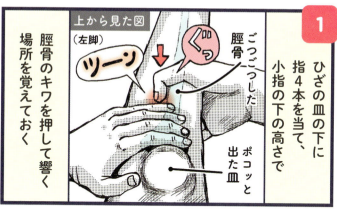

【足三里】その他の効能

胃や腸の働きを整えたり
免疫力の向上などに効果的とされています。

おつかれ体の不調

② 体の重だるさ

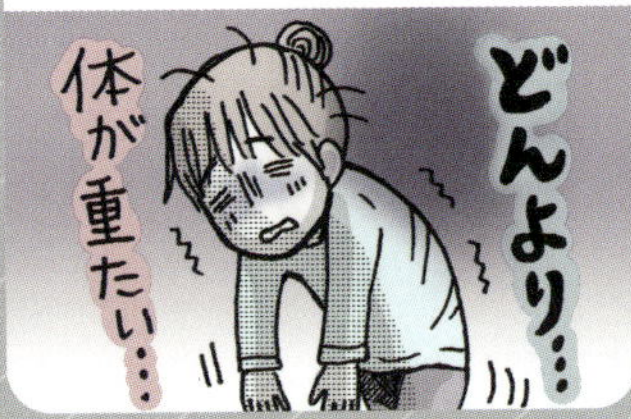

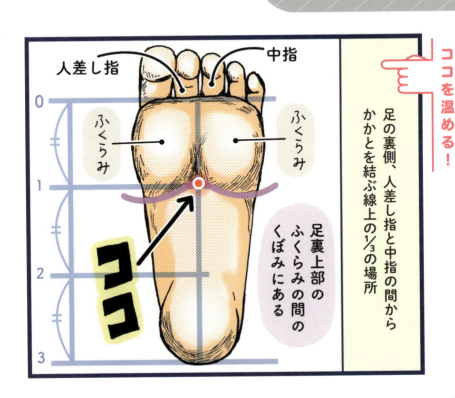

Chapter2 Tsubo atatame

【湧《ゆう》泉《せん》】ツボ温め

ココを温める！

足の裏側、人差し指と中指の間からかかとを結ぶ線上の1/3の場所

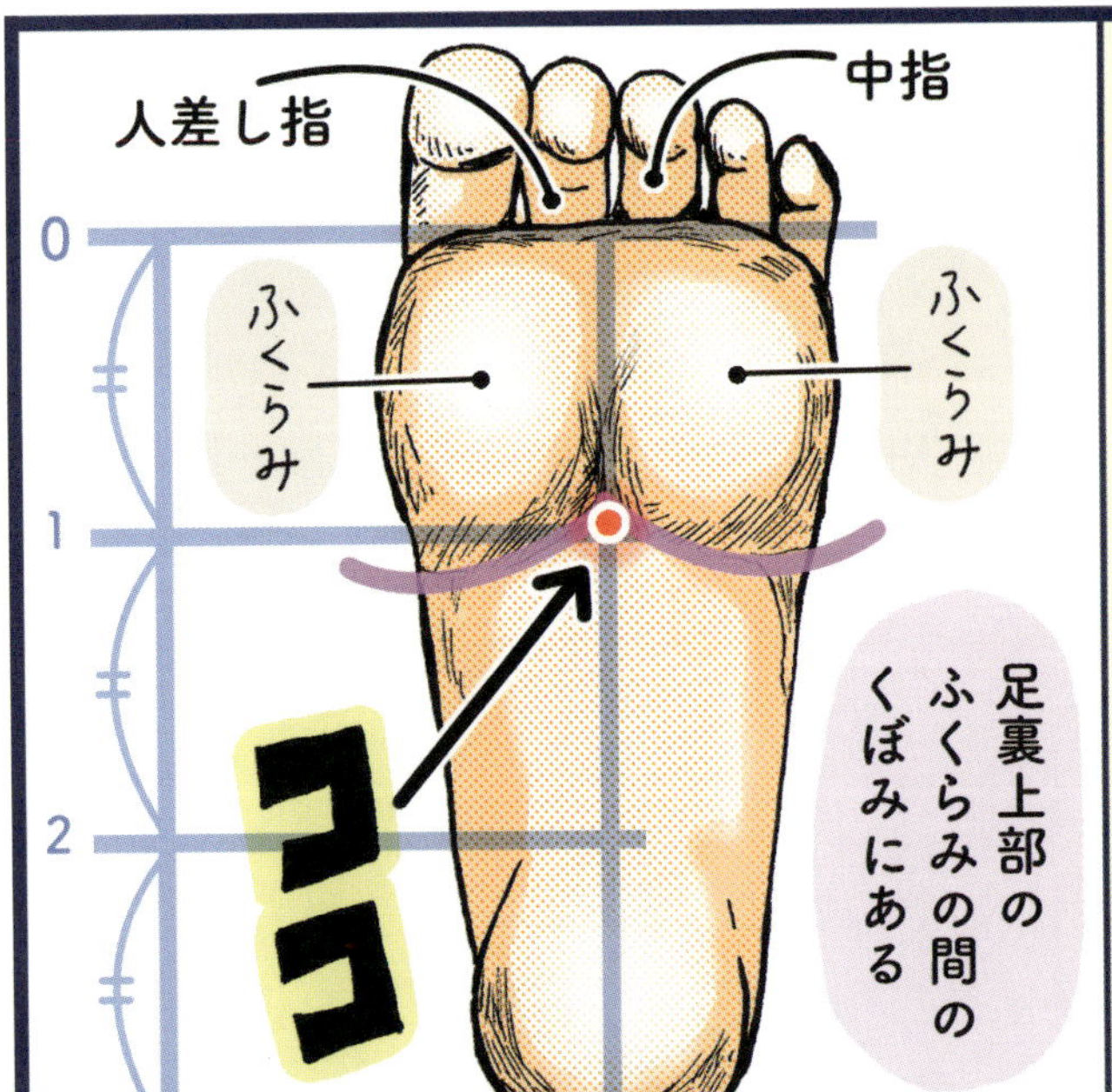

妊娠中の方はお控えください

やってみよう！

効果しっかり！【湧泉】の温め方

1

足の裏側の【湧泉】の場所に親指を当てて

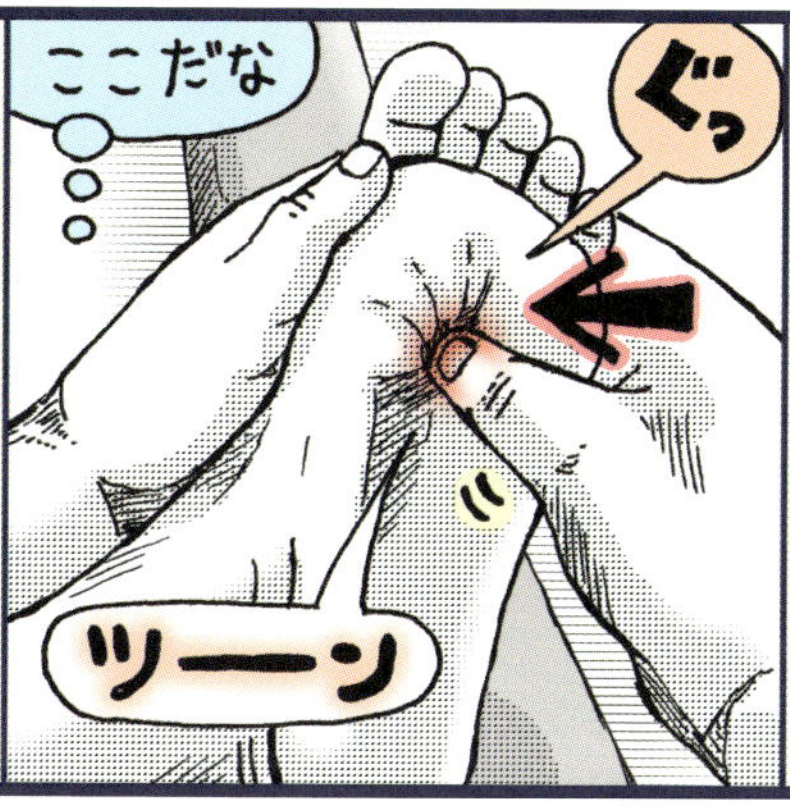

押すとツーンと響く場所を覚えておく

2

ツボに向かってそうっとドライヤーを近づけていき（目安は10センチくらい）

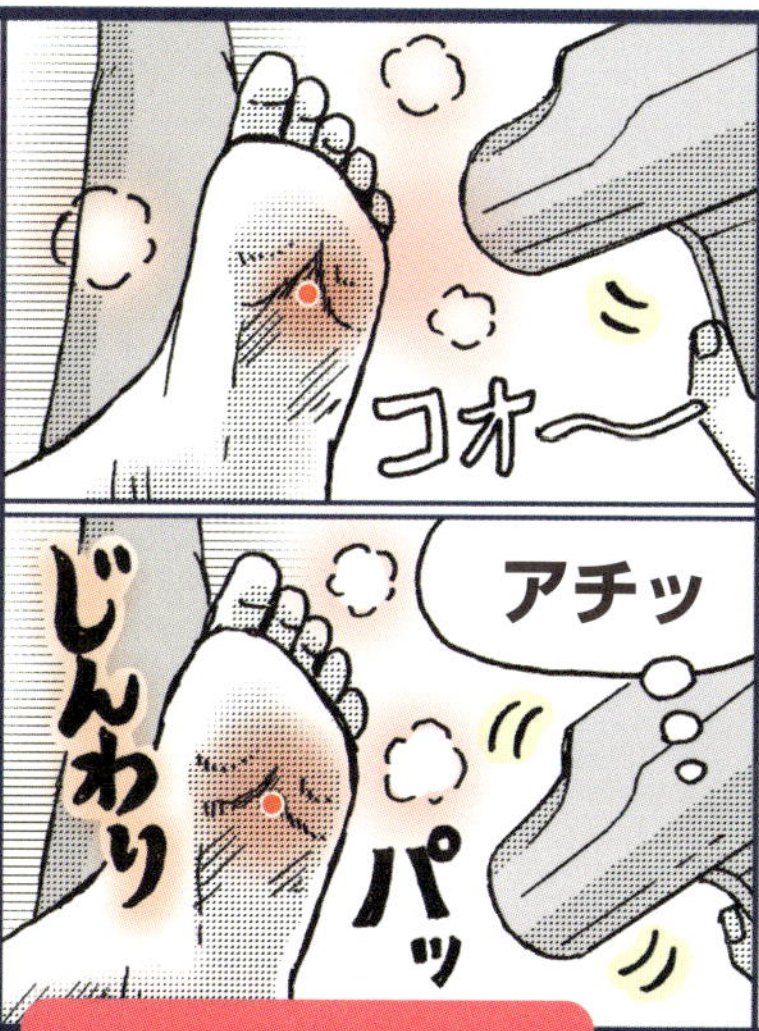

さらに「アチッ」という感覚がするところまで近づけたら、すぐ離す

※両足とも同様に行う。薄手の靴下やタオルの上から温風を当ててもOK。

3〜5回繰り返す

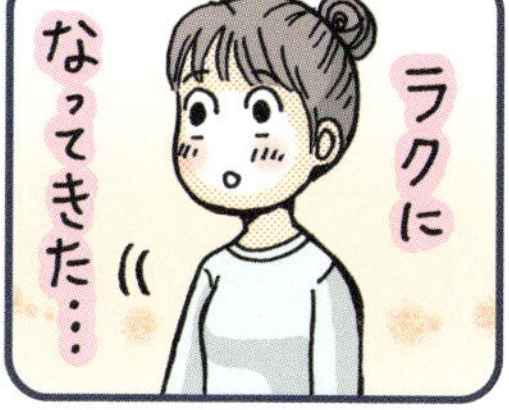

オススメの温めアイテム

ドライヤー　カイロ　温熱パッド　蒸しタオル

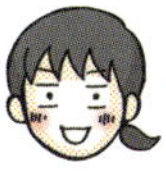

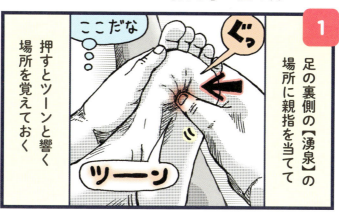

【湧泉】その他の効能

不眠、ストレス、月経に伴う冷えやのぼせなどの改善に効果的とされています。

おつかれ体の不調

頻尿

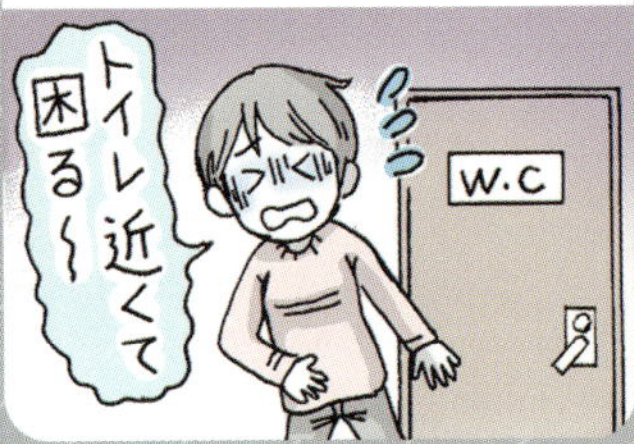

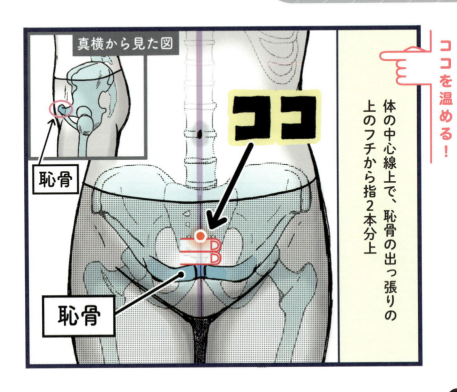

【中《ちゅう》極《きょく》】ツボ温め

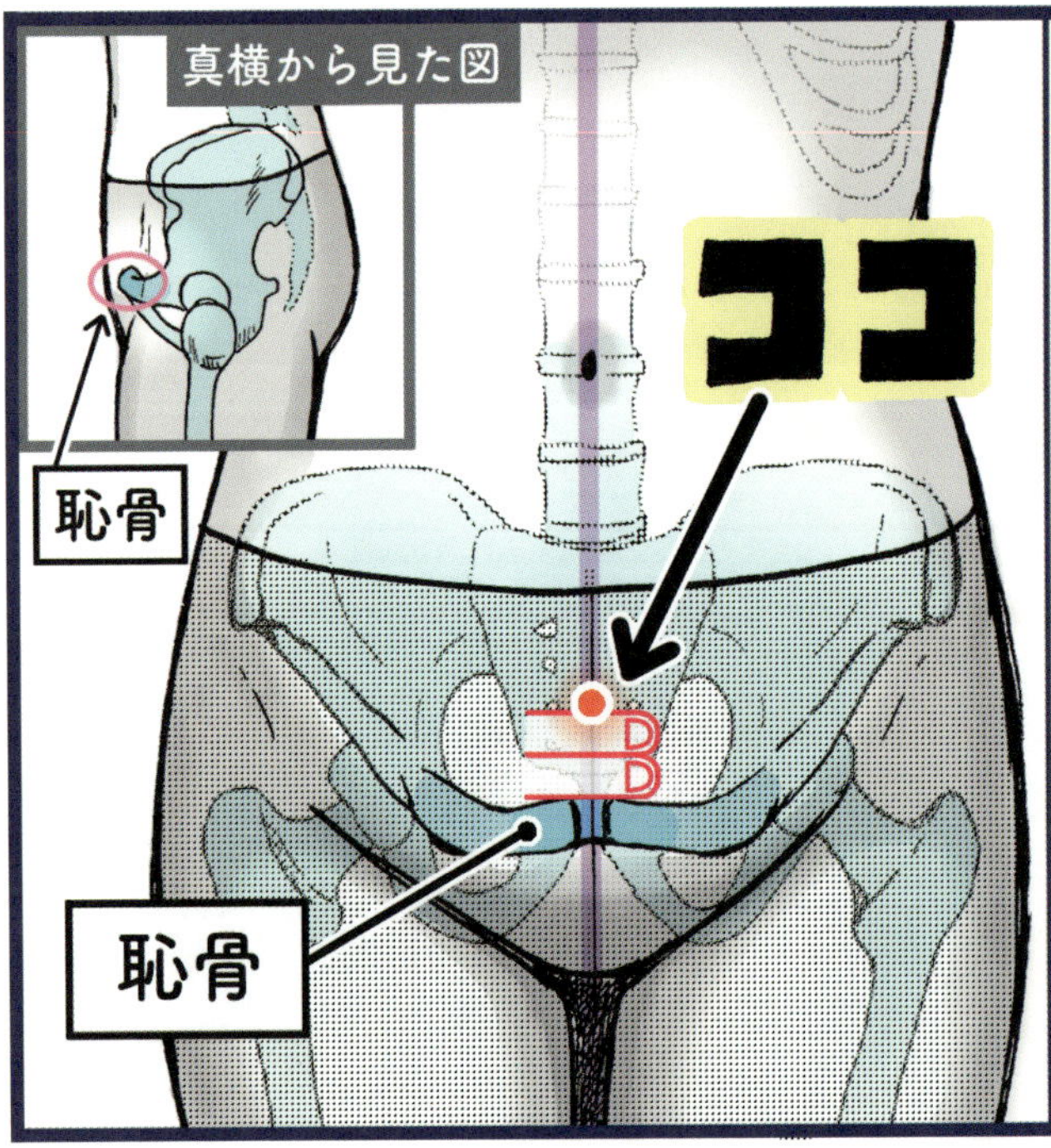

ココを温める！

体の中心線上で、恥骨の出っ張りの上のフチから指2本分上

妊娠中の方はお控えください

やってみよう！

効果しっかり！【中極】の温め方

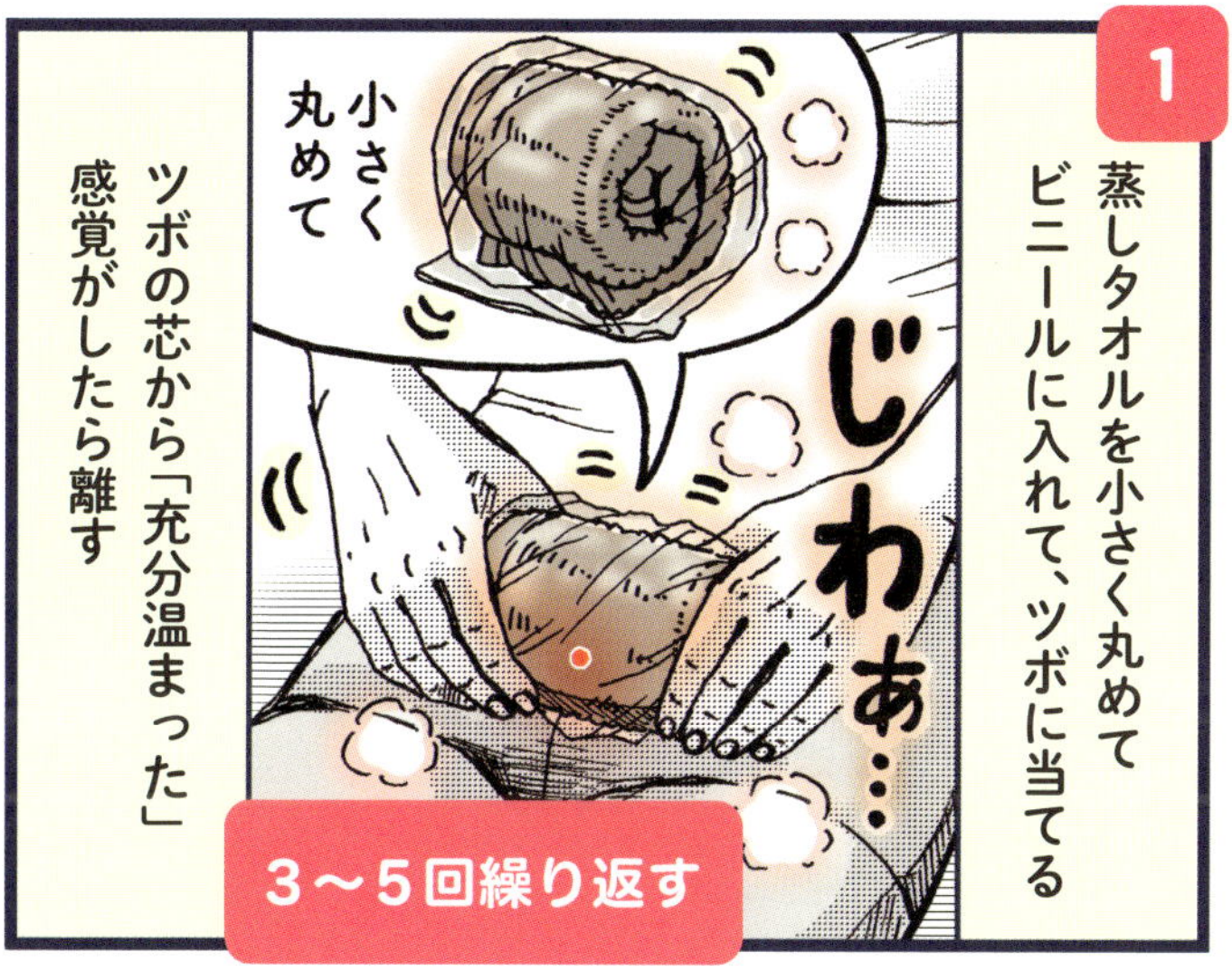
1
蒸しタオルを小さく丸めてビニールに入れて、ツボに当てる
じわぁ…
小さく丸めて
ツボの芯から「充分温まった」感覚がしたら離す
3～5回繰り返す

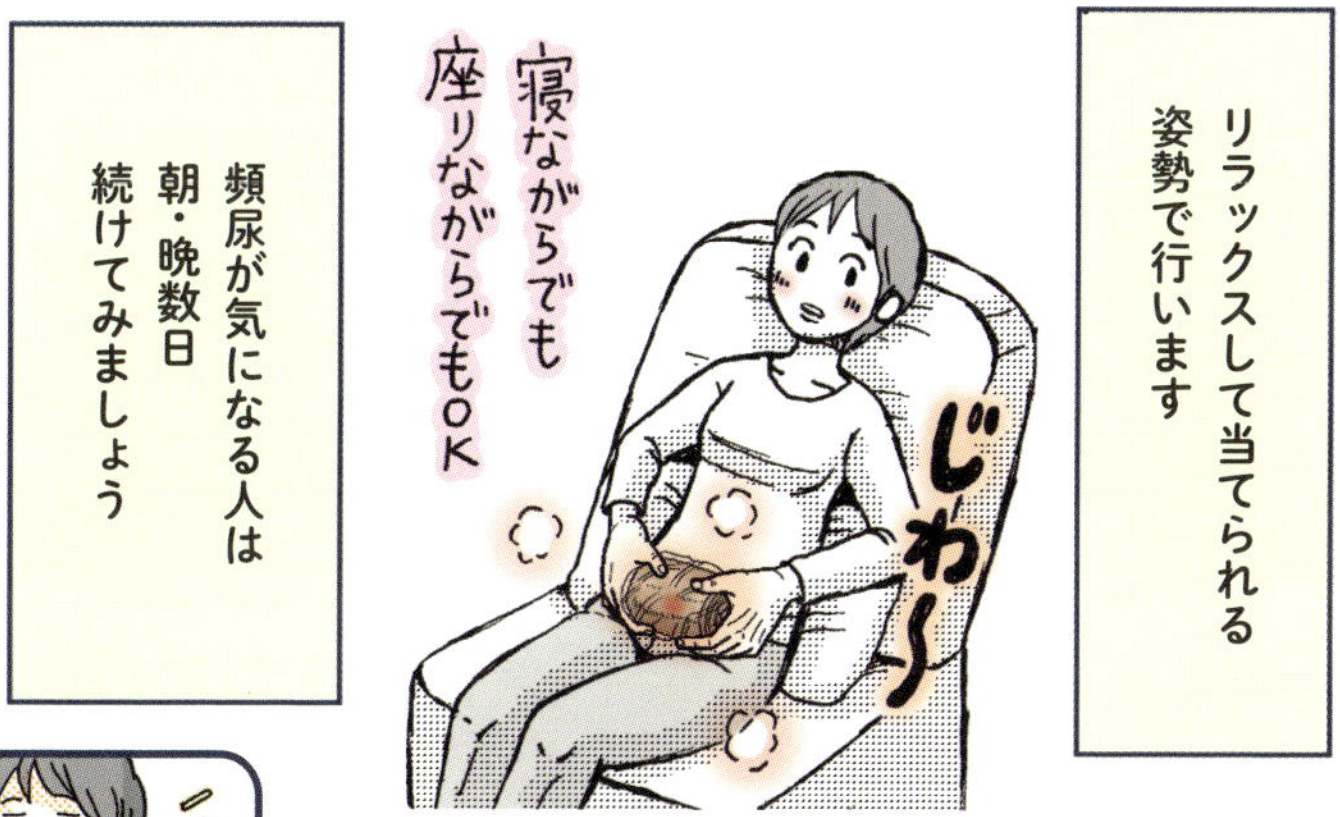
リラックスして当てられる姿勢で行います
じわ～
寝ながらでも座りながらでもOK
頻尿が気になる人は朝・晩数日続けてみましょう

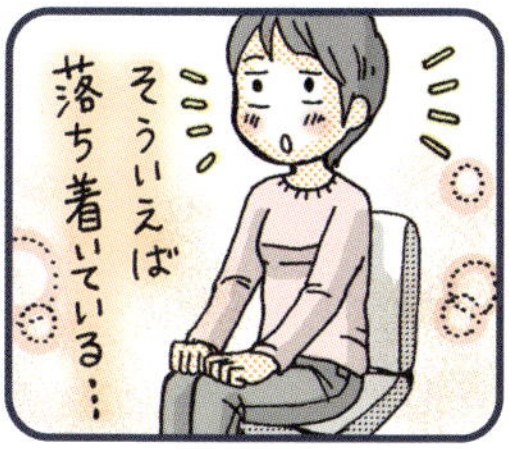
そういえば
落ち着いている…

オススメの温めアイテム

蒸しタオル　温熱パッド　カイロ

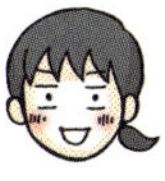

【中極】その他の効能

腰痛、冷え症、生理不順などの改善に効果的とされています。

おつかれ体の不調

風邪を引きそう

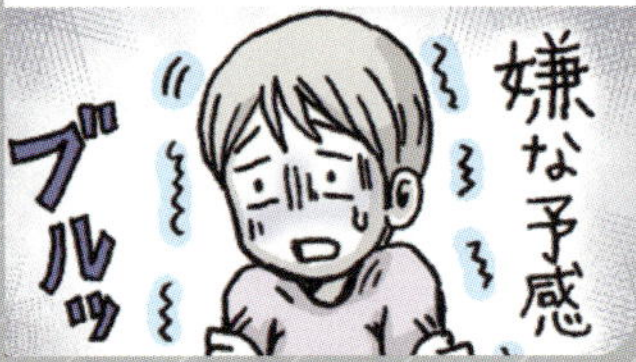

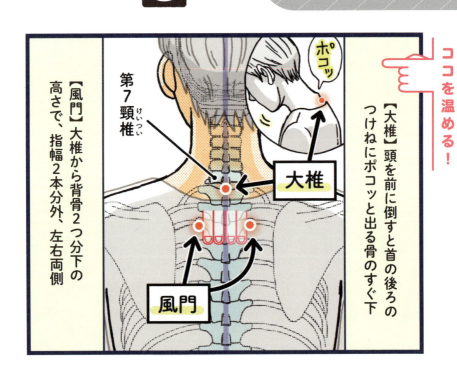

【大《だい》椎《つい》】【風《ふう》門《もん》】ツボ温め

ココを温める！

【大椎】頭を前に倒すと首の後ろのつけねにポコッと出る骨のすぐ下

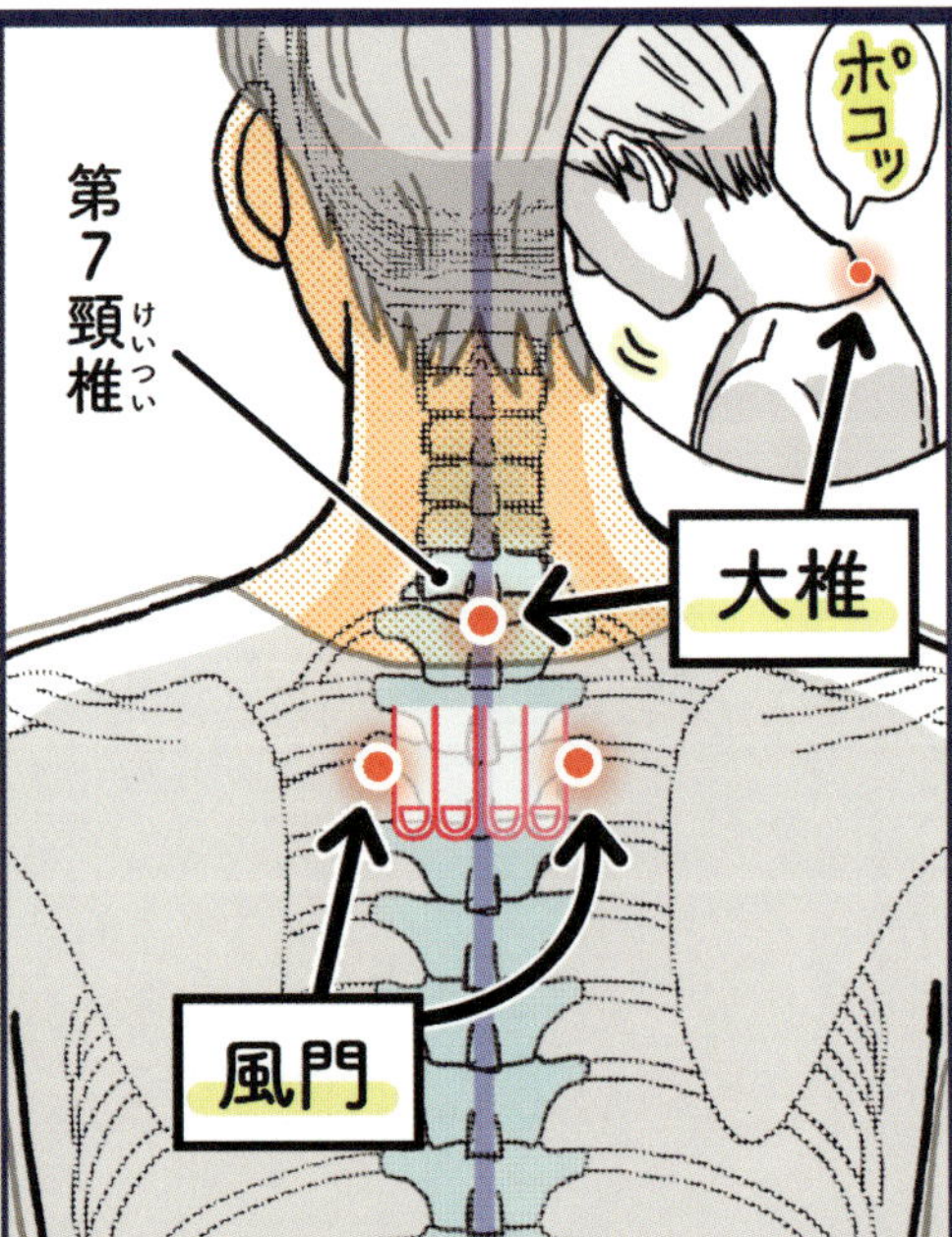

【風門】大椎から背骨2つ分下の高さで、指幅2本分外、左右両側

やってみよう！

効果しっかり！【大椎】と【風門】の温め方

1 首のつけねにある【大椎】をみつけてから【風門】の場所も把握しておく

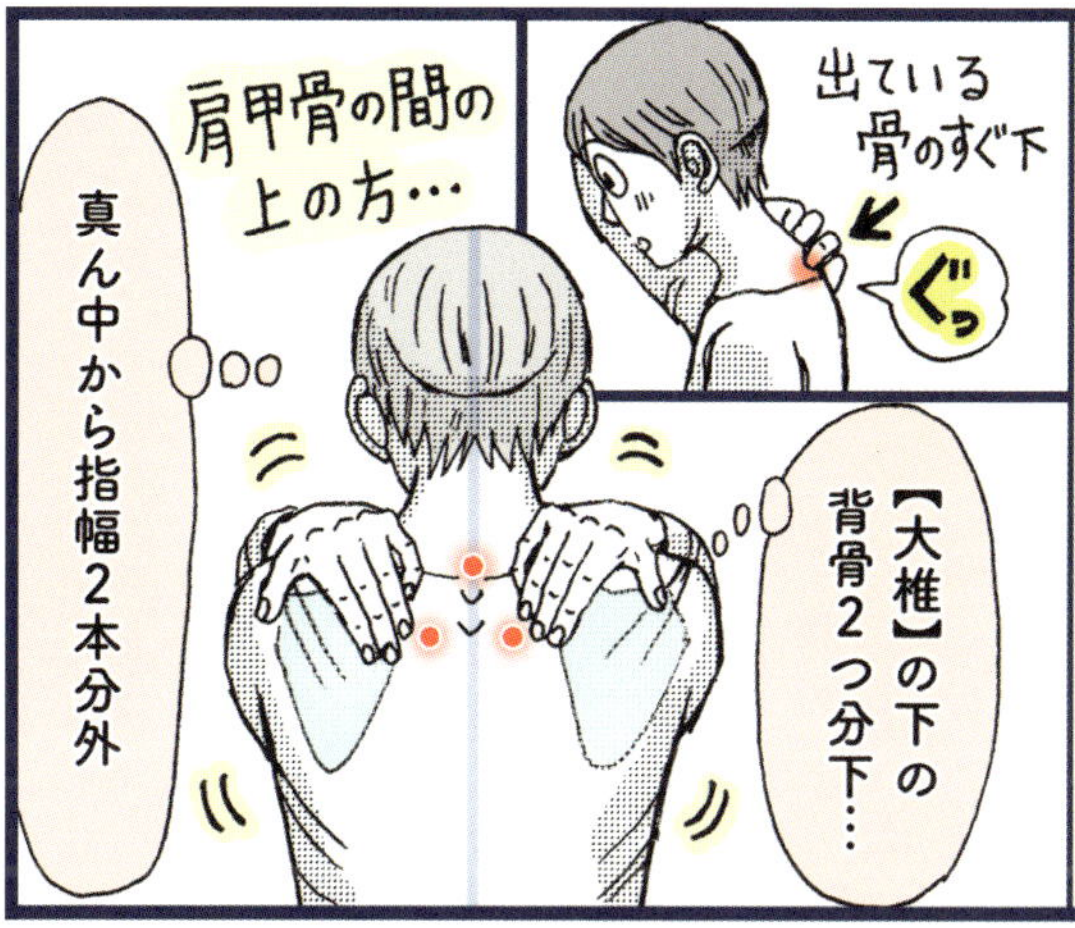

2 横向きにしたカイロの上端の中央が【大椎】に当たるように服の上から貼る

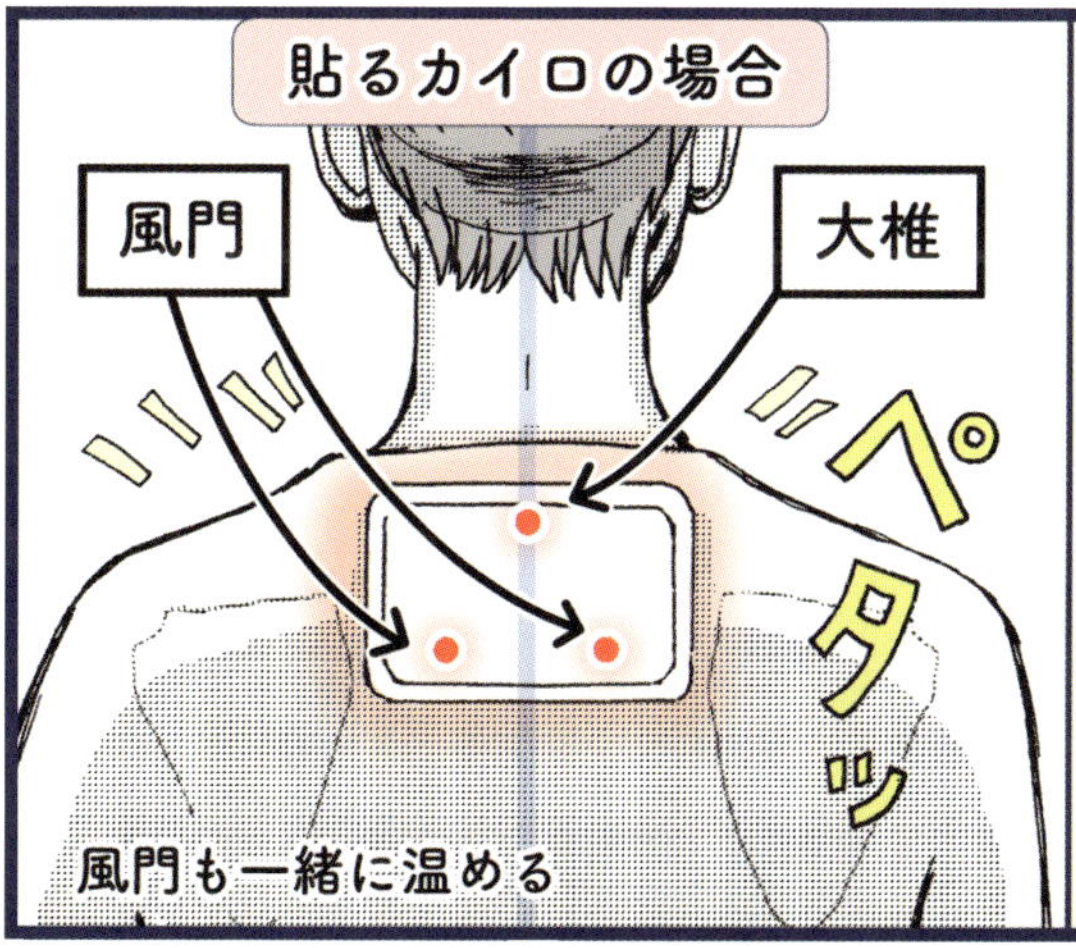

※肌に直貼りしないこと。布団の中では外しましょう。

3 貼ったカイロの上にタオルやストールを覆うようにして首・肩にかけても良い

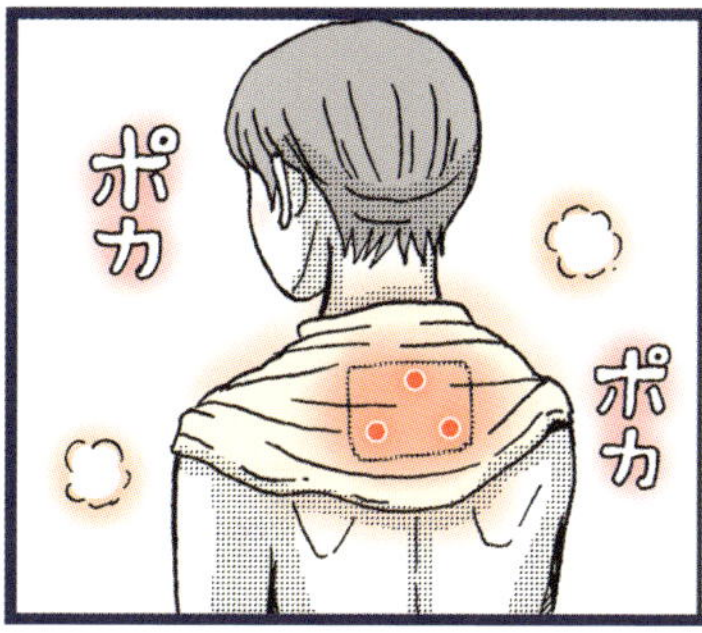

次ページにつづく！

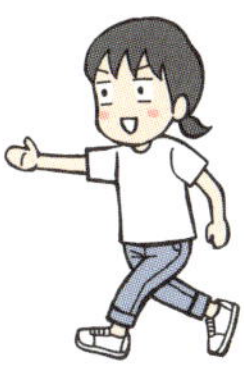

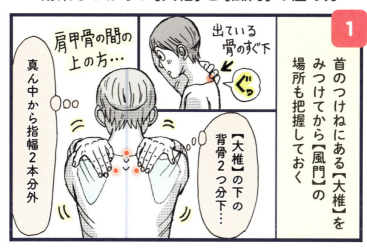

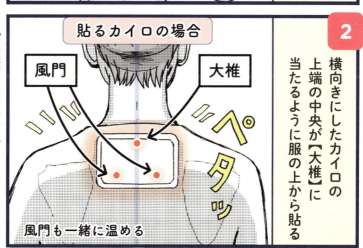

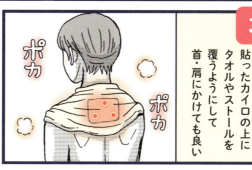

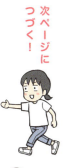

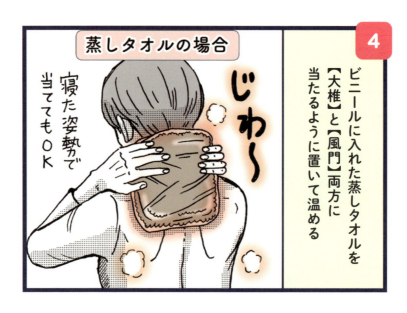

4

ビニールに入れた蒸しタオルを【大椎】と【風門】両方に当たるように置いて温める

5

温熱パッドも同様に置く

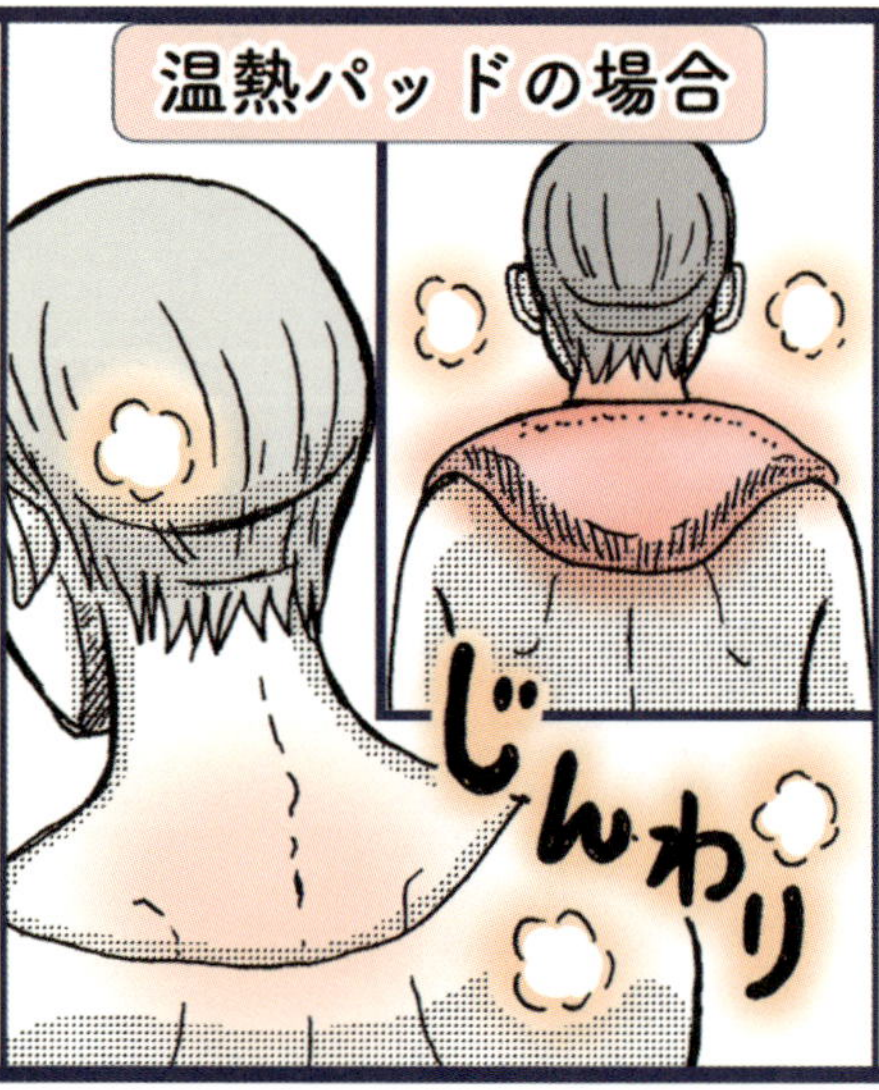

蒸しタオルも温熱パッドも外したときに肌がうっすらと赤みがさすくらいの熱さが目安

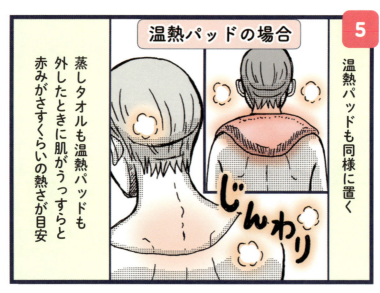

どの温めアイテムも「充分温まった」と感じるまで乗せておく

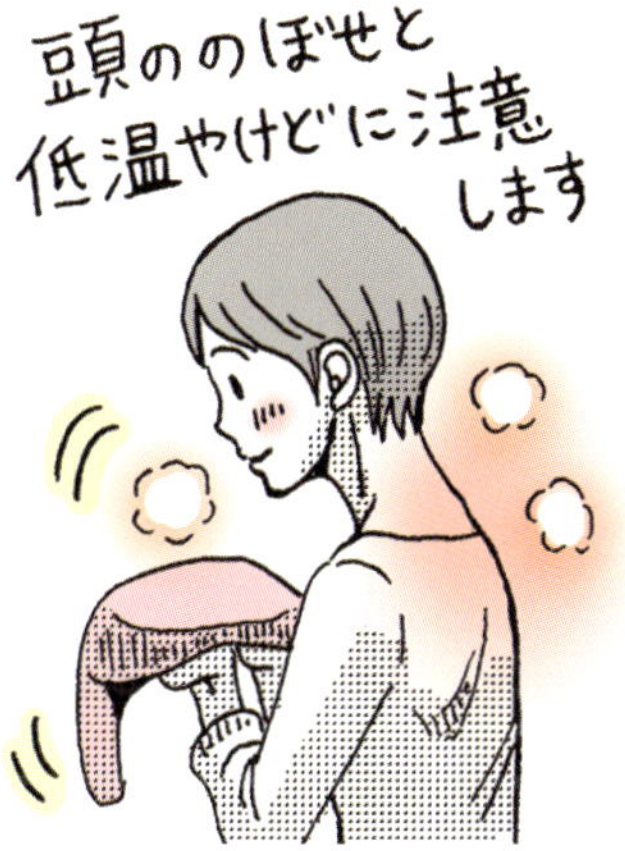
頭ののぼせと低温やけどに注意します

冷え切る前に外しつけっぱなしにしないこと

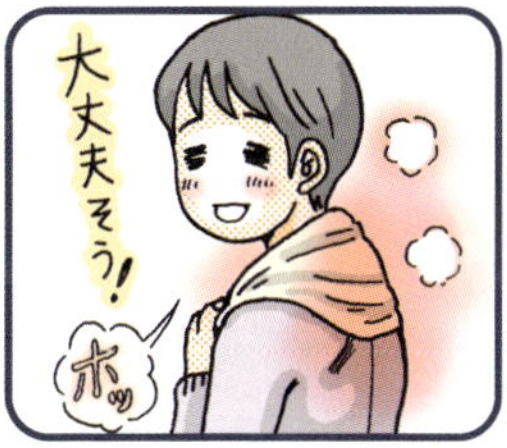
大丈夫そう!
ホッ

使用しながら布団の中でつけっぱなしにして寝ないようにしましょう

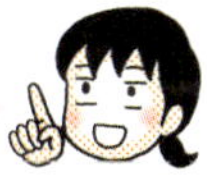

頭ののぼせと低温やけどをふせぎます!

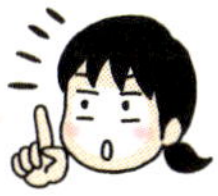

オススメの温めアイテム

カイロ　蒸しタオル　温熱パッド　ドライヤー

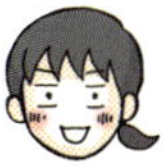

【大椎】その他の効能

発熱、喘息、鼻炎、首こりや肩こりの改善も効果的とされています。

【風門】その他の効能

発熱、喘息、頭痛、首こりや肩こりの改善も効果的とされています。

おつかれ体の不調

不眠・寝つきの悪さ①

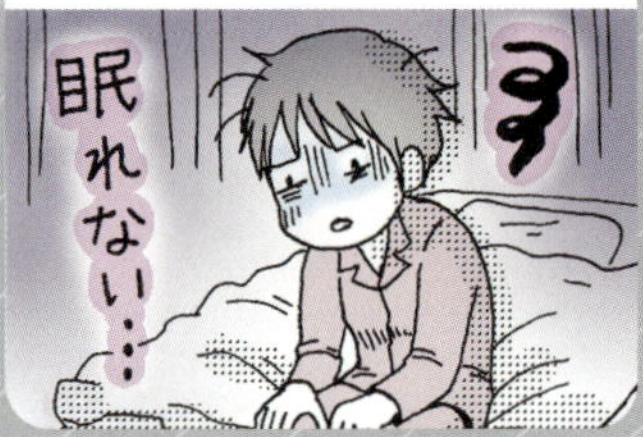

Chapter2 Tsubo atatame

【安《あん》眠《みん》】ツボ温め

ココを温める!

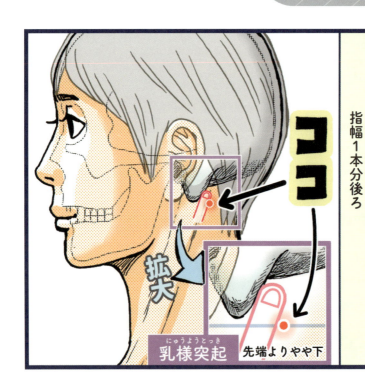

耳の後ろのボコッと出た骨（乳様突起）の先端から指幅1本分後ろ

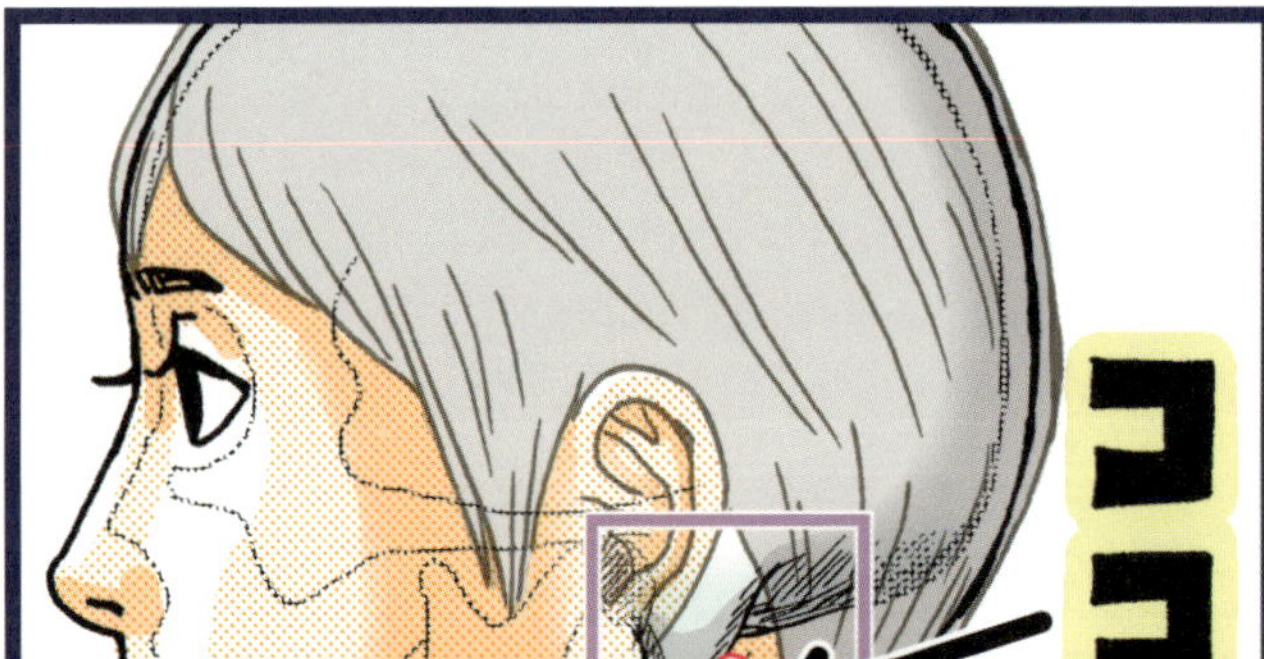

やってみよう！

効果しっかり！【安眠】の温め方

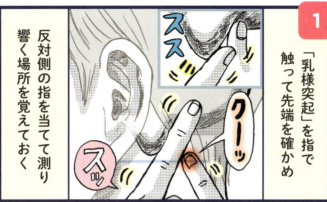

1

「乳様突起」を指で触って先端を確かめ

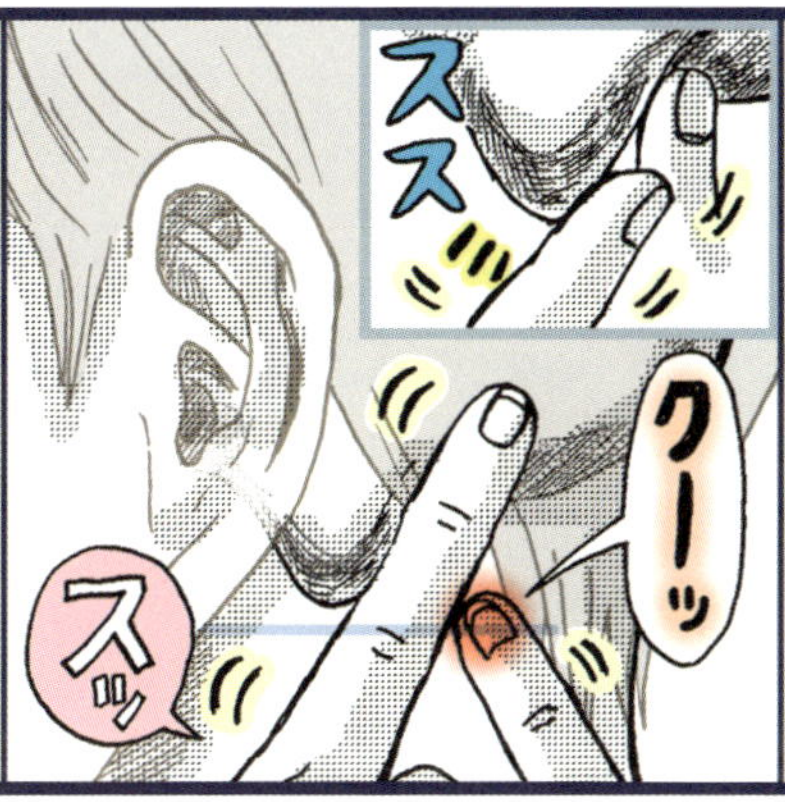

反対側の指を当てて測り響く場所を覚えておく

2

少し横を向き、ツボに折り曲げた温熱パッドの狭い面を当てる

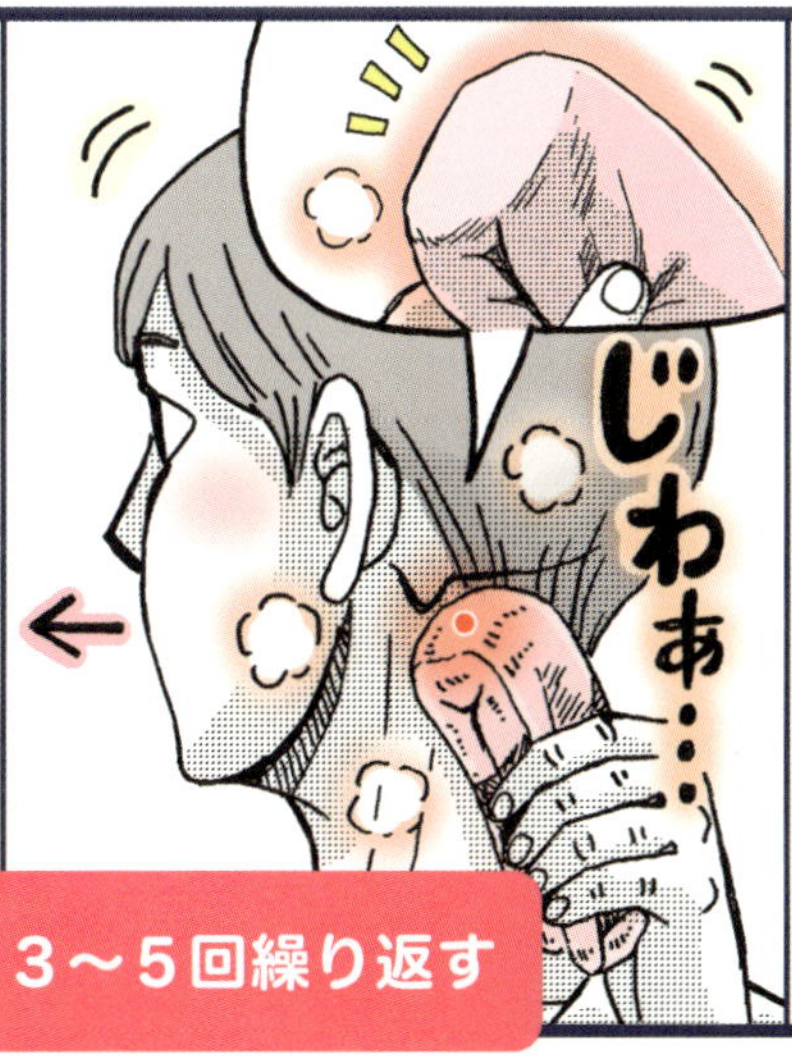

ツボの芯から「充分温まった」感覚がしたら離す

3～5回繰り返す

※反対側のツボも同様に行う。

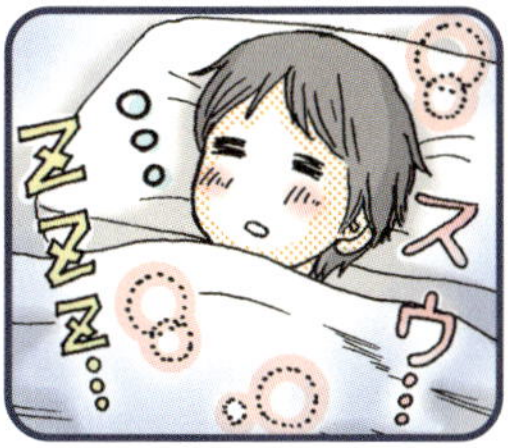

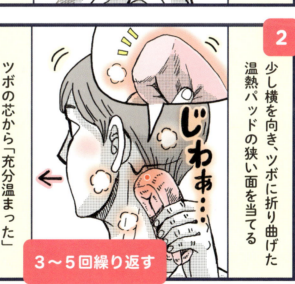

オススメの温めアイテム

温熱パッド　カイロ　蒸しタオル　温めた指先

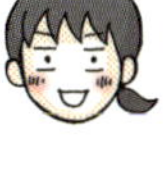

【安眠】その他の効能

首の筋肉の緊張をやわらげ、副交感神経を優位にする効果があるとされています。

おつかれ体の不調

不眠・寝つきの悪さ②

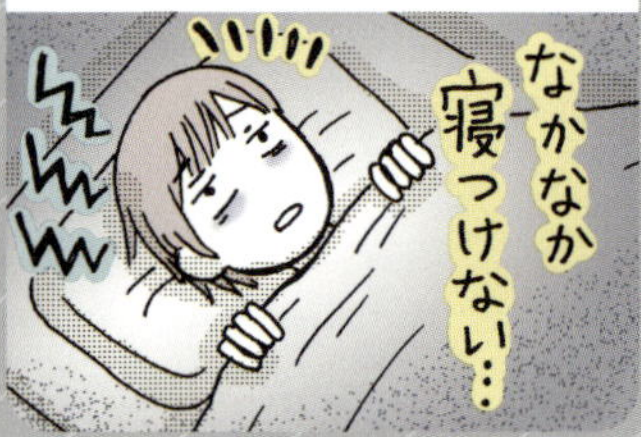
なかなか寝つけない…

【失《しつ》眠《みん》】ツボ温め

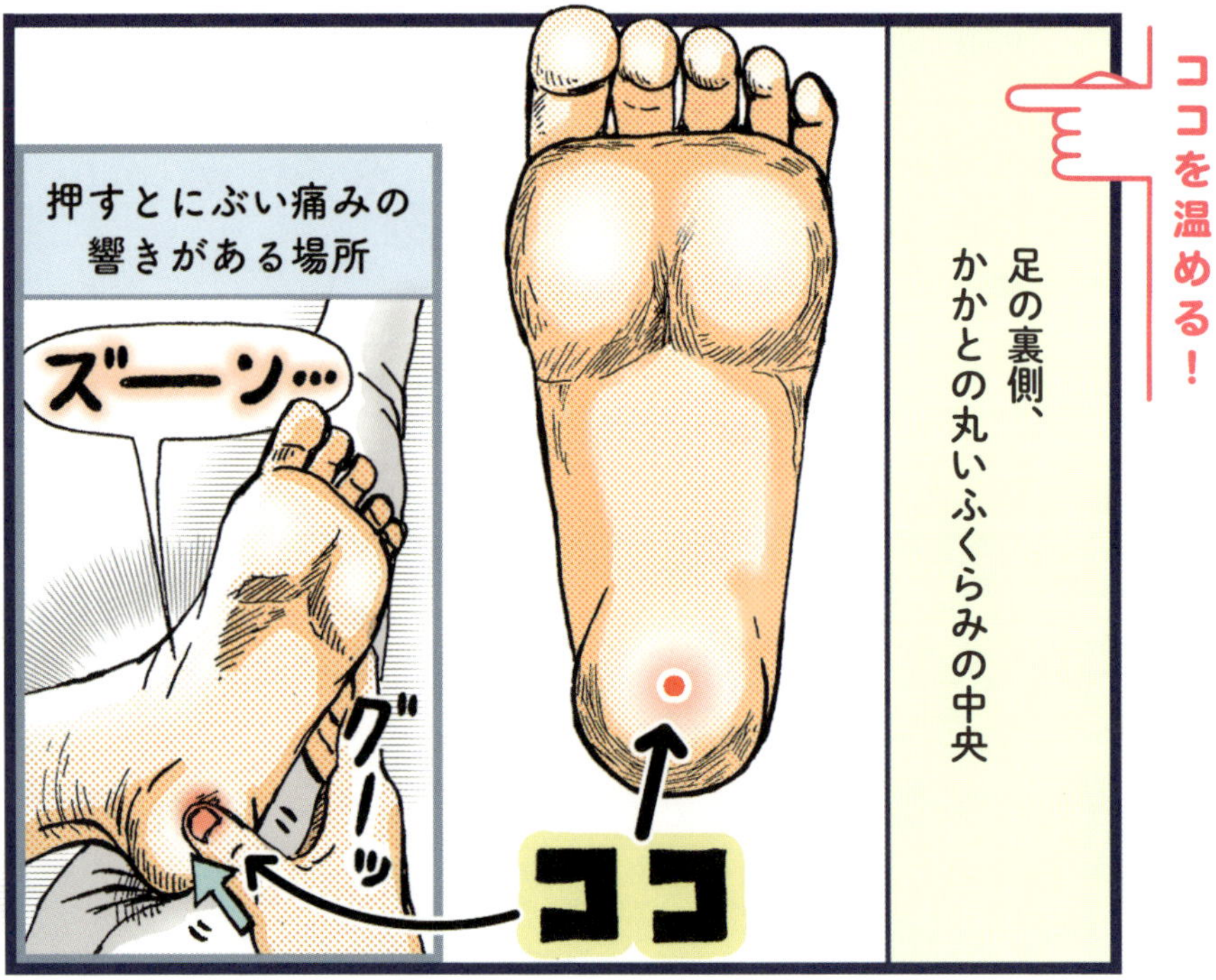
ココを温める！
足の裏側、かかとの丸いふくらみの中央
ココ
押すとにぶい痛みの響きがある場所
ズーン…
グーッ

やってみよう！

効果しっかり！【失眠】の温め方

1

ツボに向かってそうっとドライヤーを近づけていき
（目安は10センチくらい）

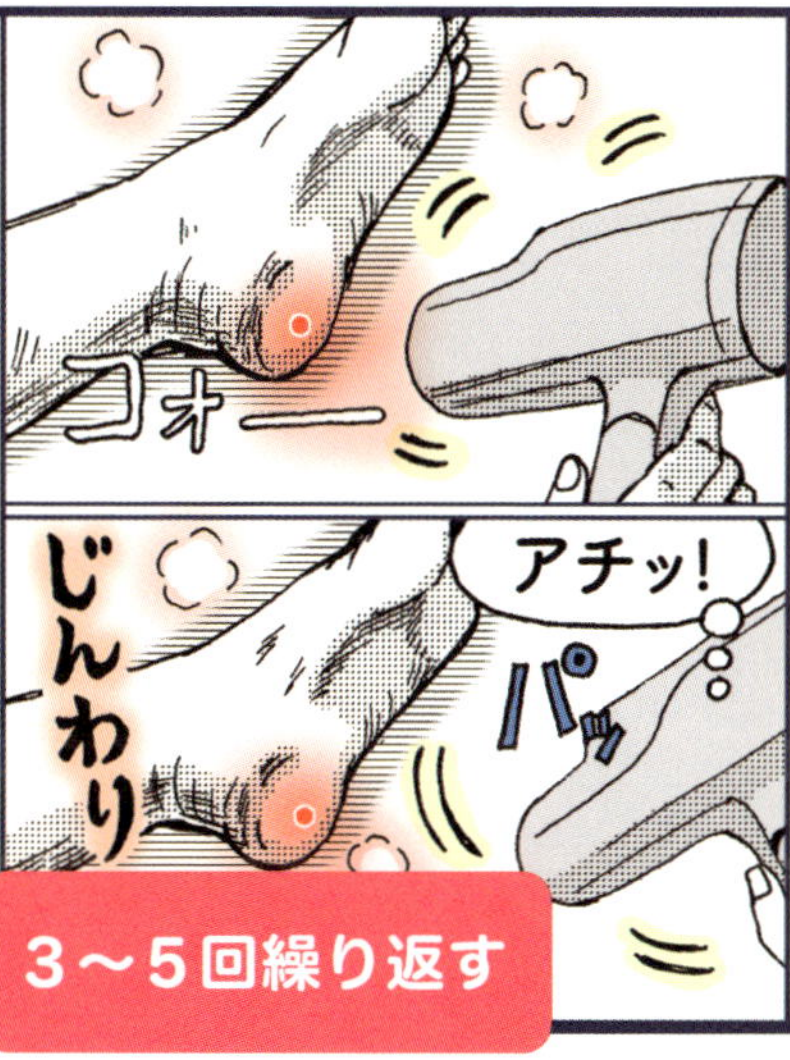

さらに「アチッ」という感覚がするところまで近づけたらすぐ離す

※両足とも同様に行う。薄手の靴下やタオルの上から当ててもOK。

3〜5回繰り返す

温熱パッドなどでじっくり温めてもOK

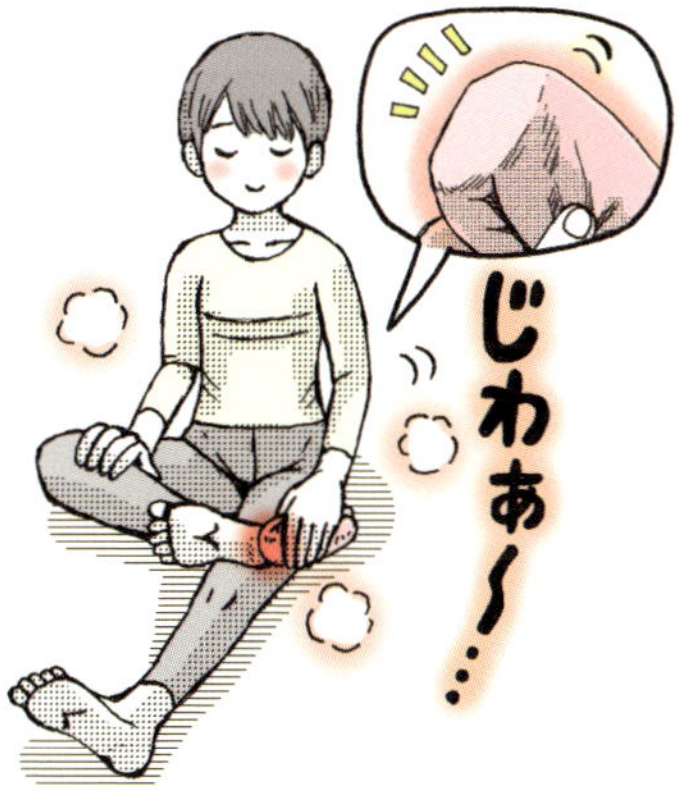

不眠の症状が気になる人は朝・晩数日続けてみましょう

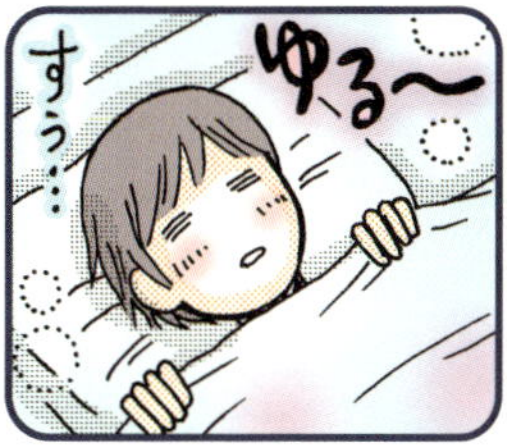

オススメの温めアイテム

ドライヤー　カイロ　温熱パッド　蒸しタオル

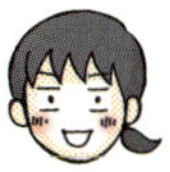

【失眠】その他の効能

神経の高ぶりを鎮め、足の血流を改善し
入眠しやすくなる効果があるとされています。

おつかれ体の不調

落ち込み

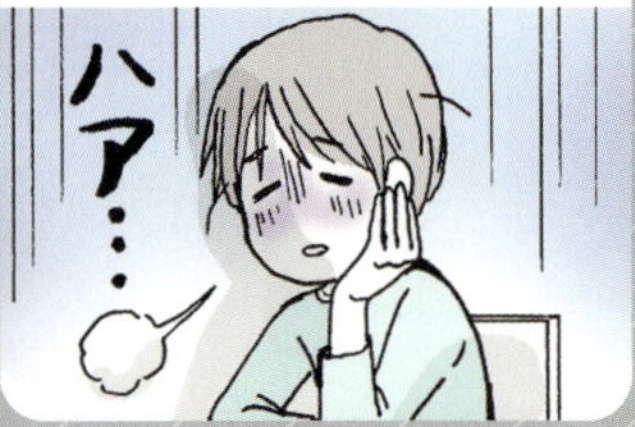

ハア…

【神《しん》門《もん》】ツボ温め

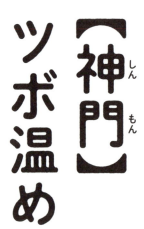

Chapter2 Tsubo atatame

ココを温める!

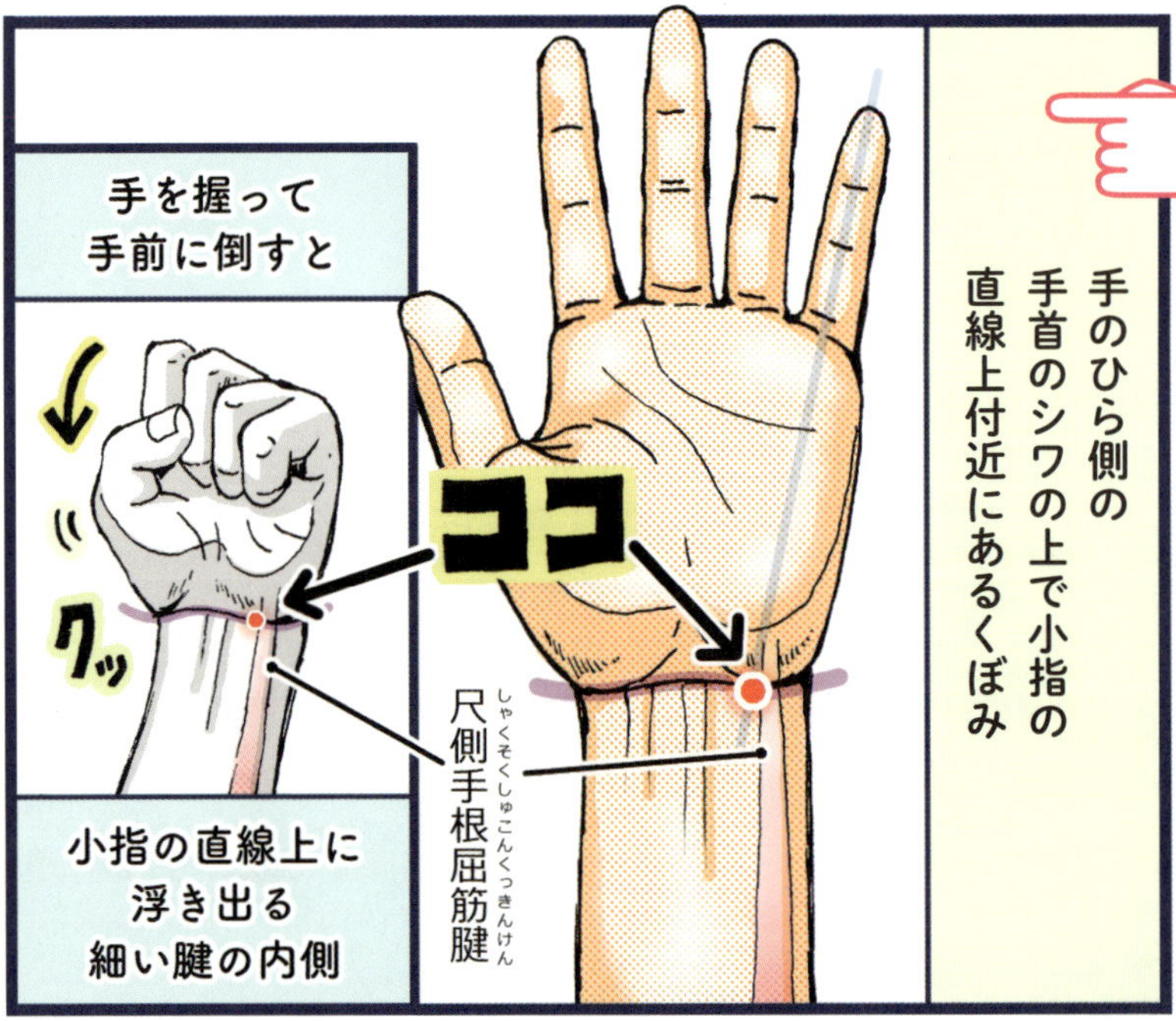

手のひら側の
手首のシワの上で小指の
直線上付近にあるくぼみ
手を握って
手前に倒すと
クッ
ココ
尺側手根屈筋腱《しゃくそくしゅこんくっきんけん》
小指の直線上に
浮き出る
細い腱の内側

84ページの「百会」も
落ち込み改善にオススメです

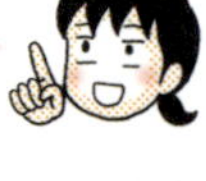

やってみよう！

効果しっかり！【神門】の温め方

1

温めた指先の腹をツボに当て
（※どの指を使ってもOK）

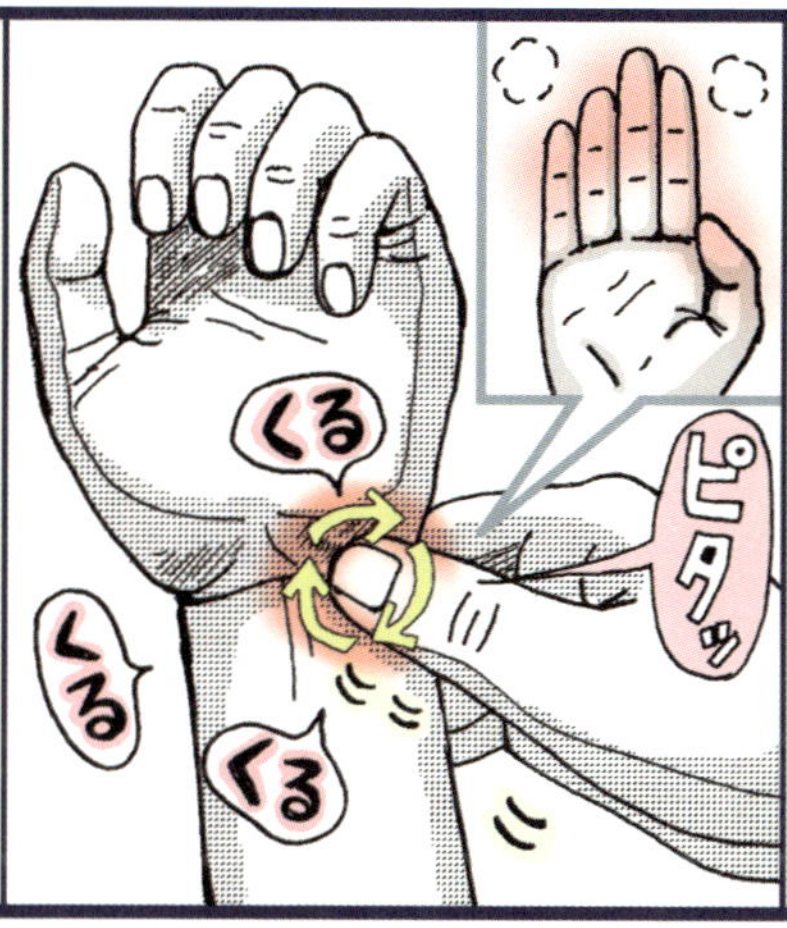
ピタッ
くる
くる
くる

小さな円を描いてさするように温める

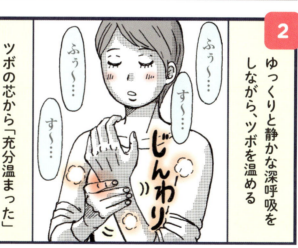

2

ゆっくりと静かな深呼吸をしながら、ツボを温める

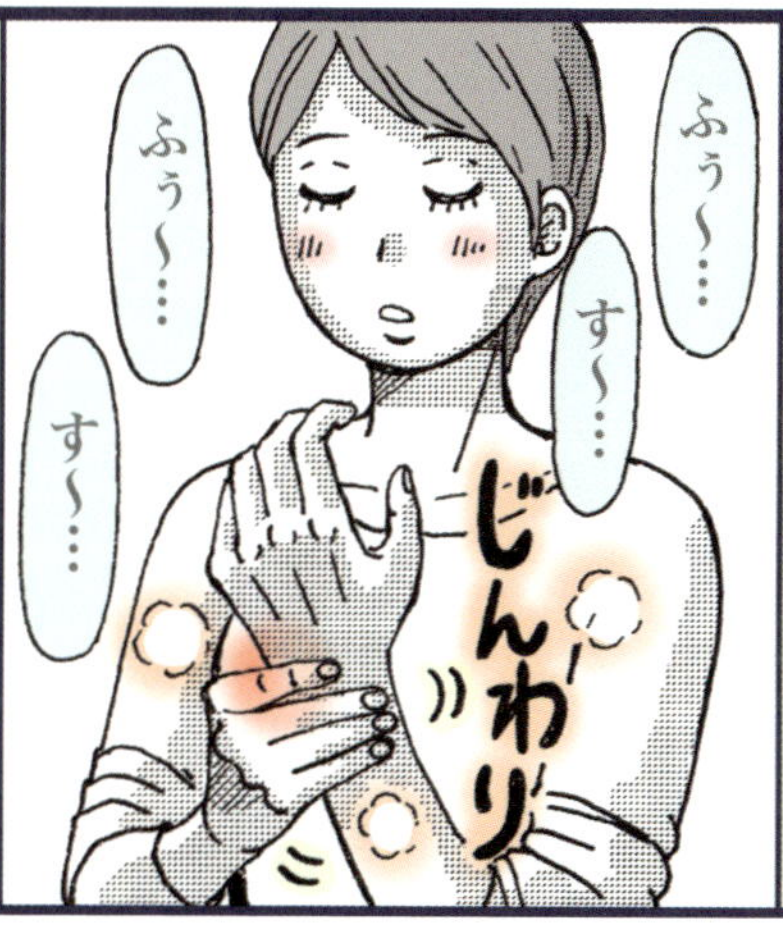
ふぅ〜…
す〜…
じんわり
ふぅ〜…
す〜…

ツボの芯から「充分温まった」感覚がするまで行う

※反対側の手のツボも同様に行う。

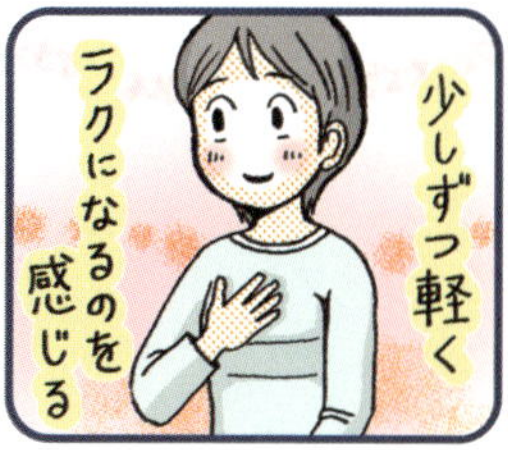
少しずつ軽く
ラクになるのを感じる

オススメの温めアイテム

温めた指先　温熱パッド　カイロ　蒸しタオル

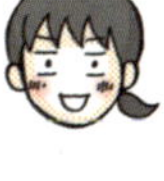

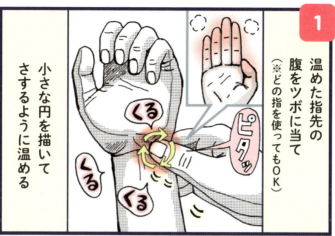

【神門】その他の効能

無気力、イライラ、ストレスの緩和、
自律神経の調整に効果的とされています。

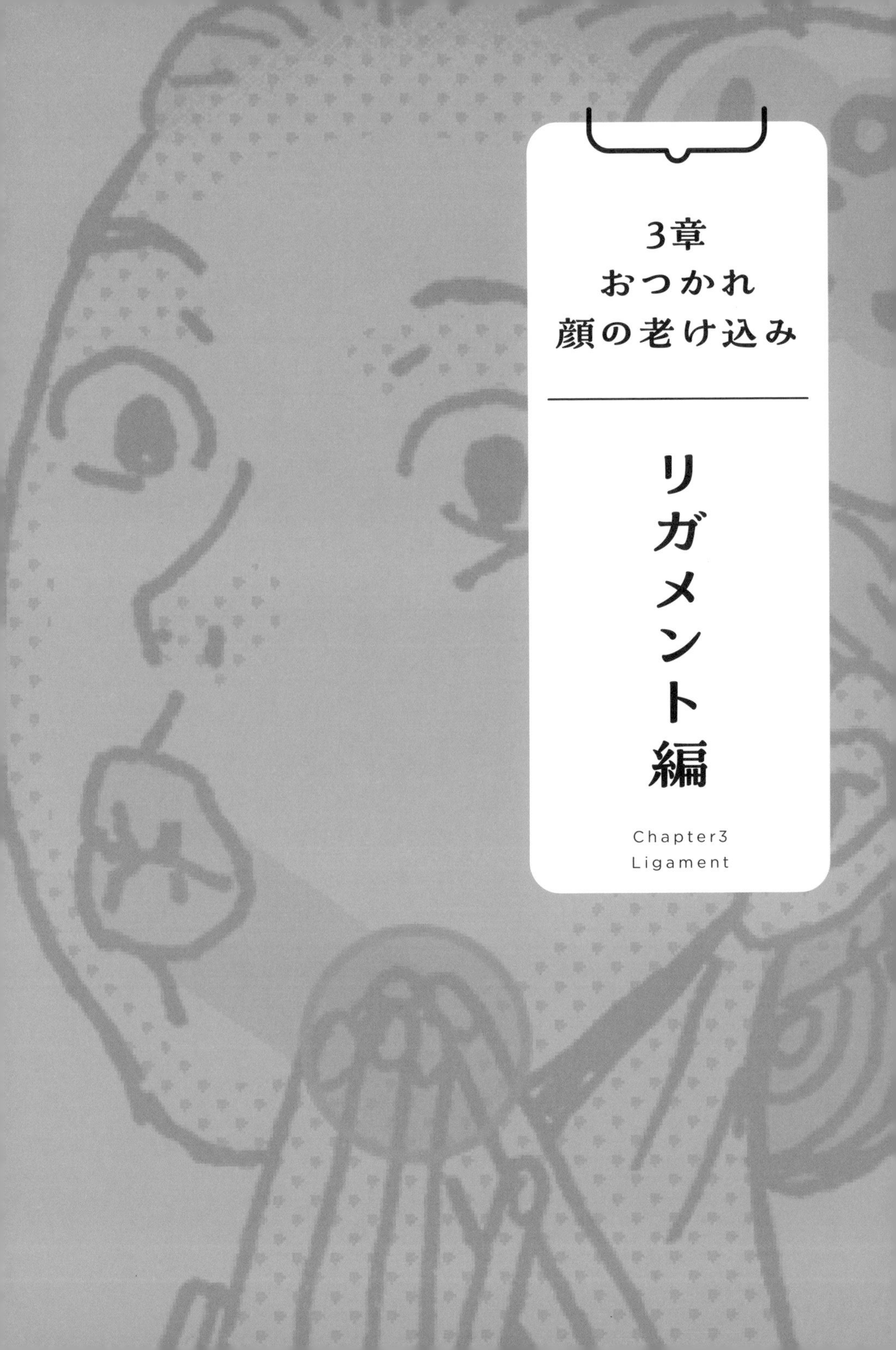

3章
おつかれ
顔の老け込み

リガメント編

Chapter3
Ligament

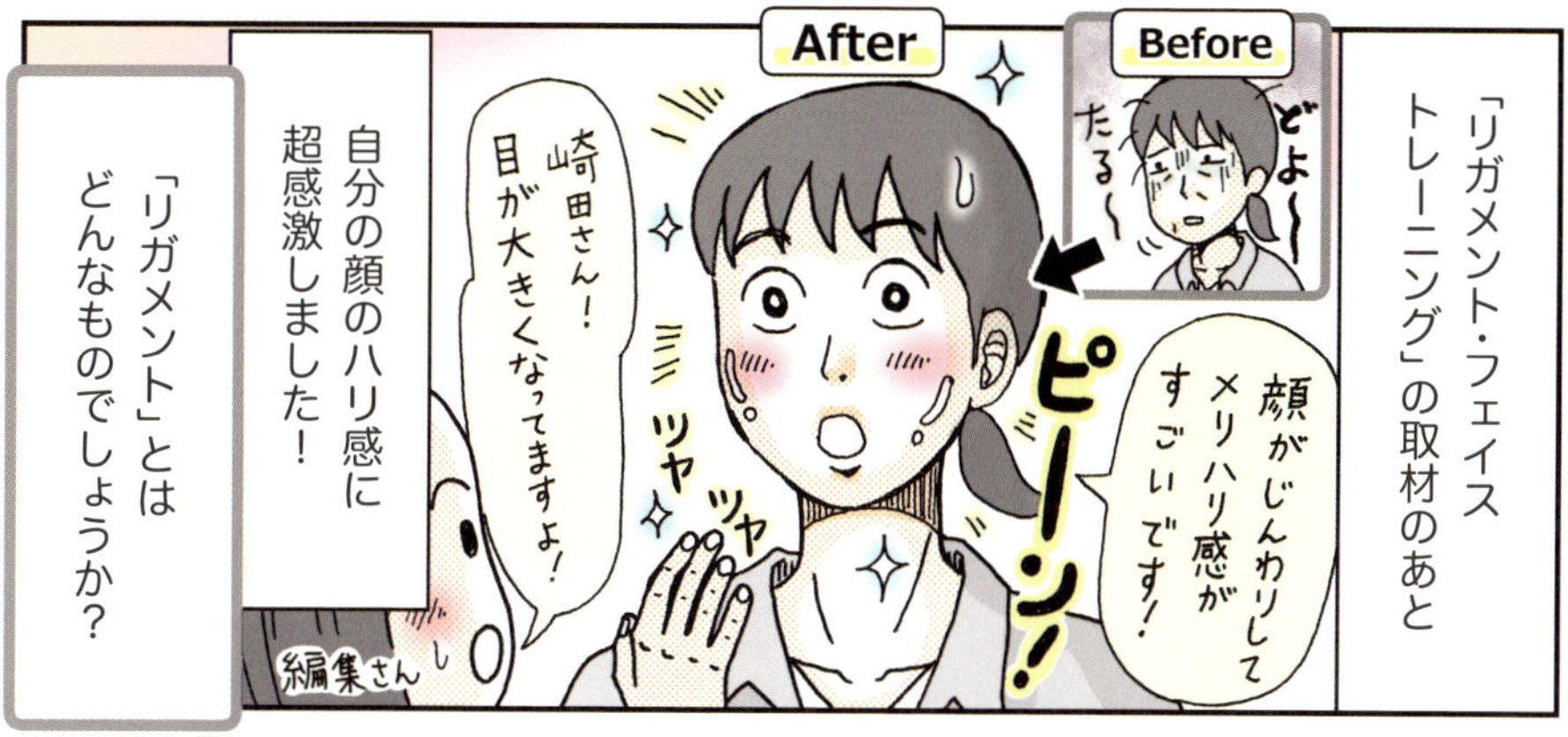
「リガメント・フェイストレーニング」の取材のあと
Before
どよ〜
たる〜
顔がじんわりしてメリハリ感がすごいです！
ピーン！
After
ツヤ
ツヤ
崎田さん！目が大きくなってますよ！
編集さん
自分の顔のハリ感に超感激しました！
「リガメント」とはどんなものでしょうか？

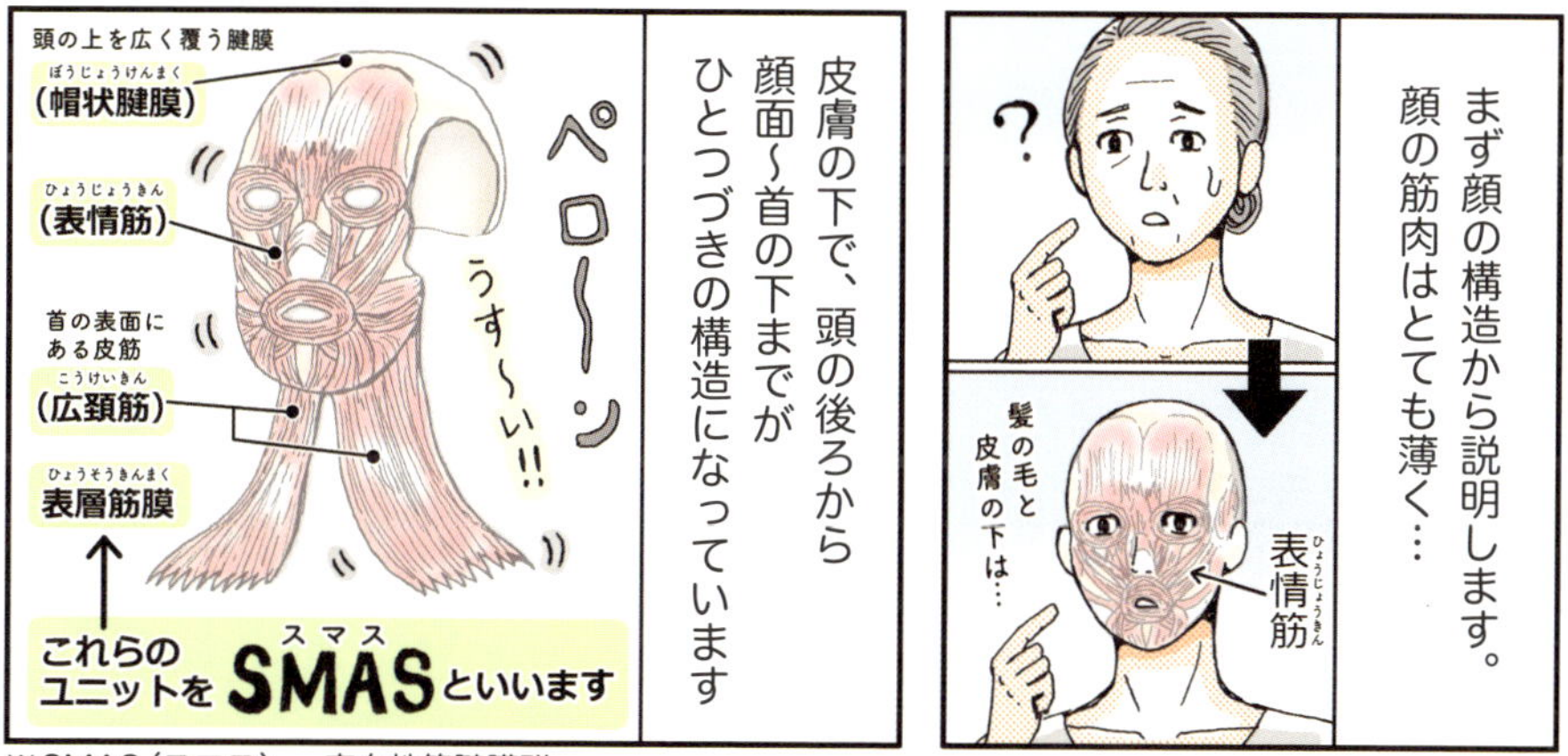

※SMAS（スマス）…表在性筋腱膜群

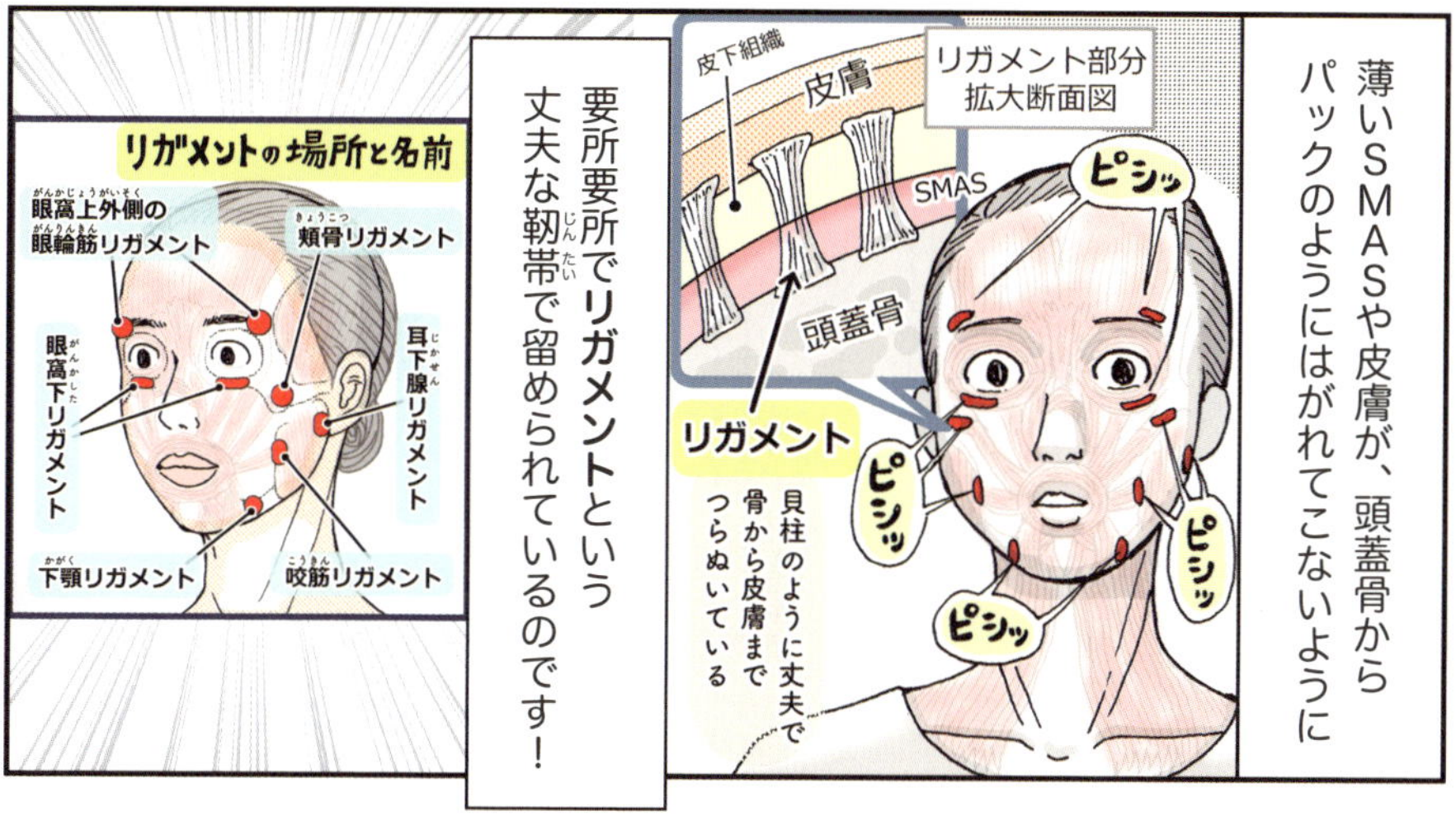

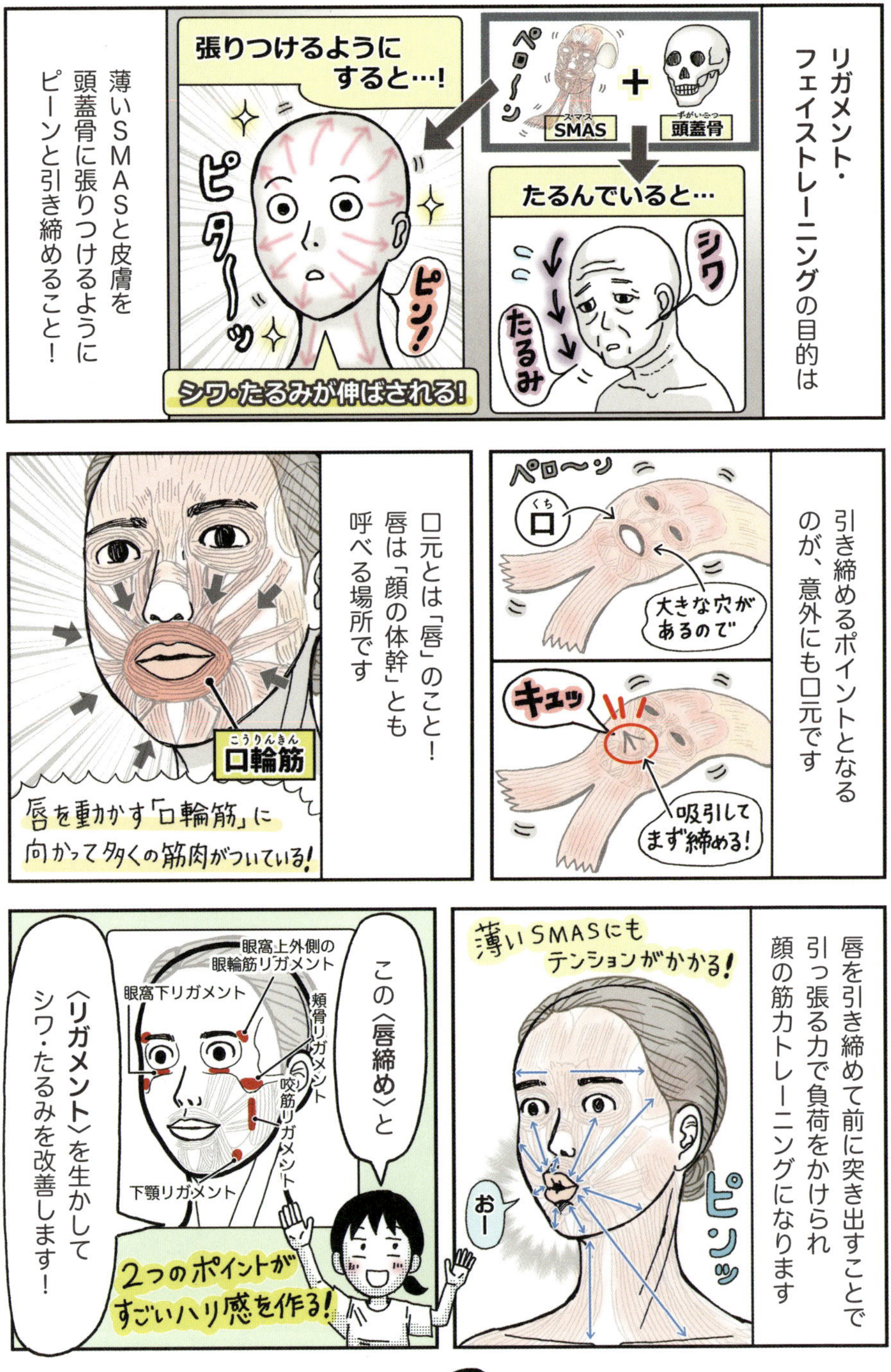
リガメント・フェイストレーニングの目的は
ペロ〜ン
SMAS《スマス》
頭蓋骨《ずがいこつ》
たるんでいると…
シワ
たるみ
張りつけるようにすると…！
ピターーッ
ピン！
シワ・たるみが伸ばされる！
薄いSMASと皮膚を頭蓋骨に張りつけるようにピーンと引き締めること！
引き締めるポイントとなるのが、意外にも口元です
ペロ〜ン
口《くち》
大きな穴があるので
キュッ
吸引してまず締める！
口元とは「唇」のこと！唇は「顔の体幹」とも呼べる場所です
口輪筋《こうりんきん》
唇を動かす「口輪筋」に向かって多くの筋肉がついている！
唇を引き締めて前に突き出すことで引っ張る力で負荷をかけられ顔の筋力トレーニングになります
薄いSMASにもテンションがかかる！
おー
ピンッ
この〈唇締め〉と
眼窩上外側の眼輪筋リガメント
眼窩下リガメント
頬骨リガメント
咬筋リガメント
下顎リガメント
〈リガメント〉を生かしてシワ・たるみを改善します！
2つのポイントがすごいハリ感を作る！

効果的な〈唇締め〉のコツは118ページへ！

「リガメント・フェイストレーニング」のしくみ

↓肌を薄い布にたとえて、２点で押さえて張るイメージ

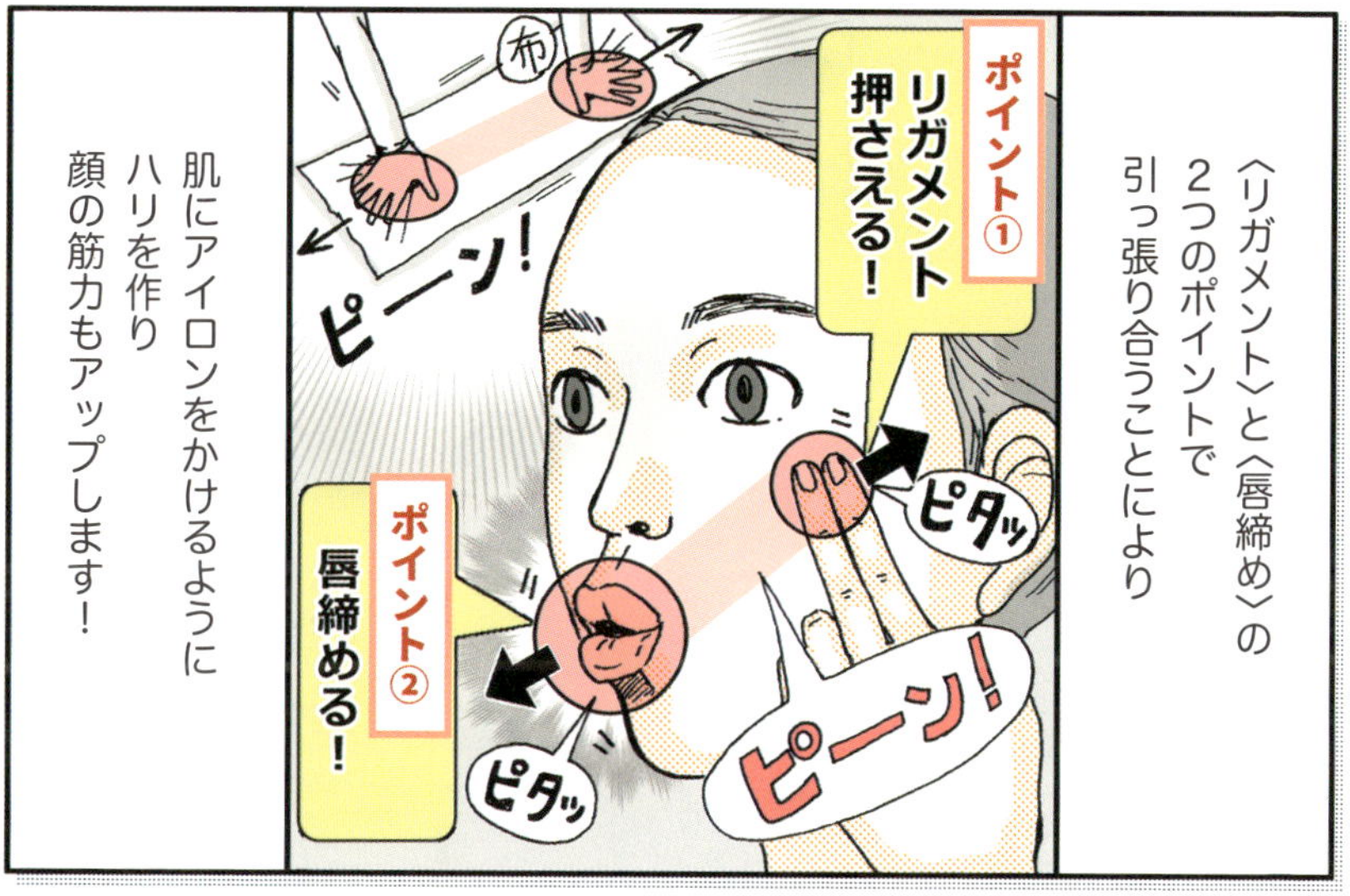
〈リガメント〉と〈唇締め〉の
2つのポイントで
引っ張り合うことにより
ポイント①
リガメント押さえる！
布
ピーン！
ピタッ
ポイント②
唇締める！
ピタッ
ピーン！
肌にアイロンをかけるように
ハリを作り
顔の筋力もアップします！

「リガメント・フェイストレーニング」Q&A

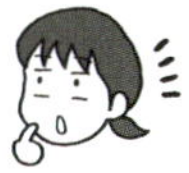

Q 1日何セットが良い？どのくらい続けると効果的ですか？

A 最初は**1日3セット**で、ハリを感じられるようにしましょう。個人差がありますが、1週間続けると効果を実感しやすいです。ビフォー・アフターの写真を撮って比べて見るのもオススメ。3カ月ほど続けると、肌の新陳代謝もあるのでさらに実感を持てるでしょう。日頃から背すじを伸ばすことを意識するのも大切な要素です。

Q 別々の「リガメント・フェイストレーニング」を組み合わせても大丈夫？

A **もちろん大丈夫**です！　むしろいくつか組み合わせて行うことをオススメします！さらに顔のハリが全体的に増すことになるので、より効果的です。

Q 何歳まで効果がありますか？

A **70代の方**でも（20代の方が行うようにハリが出るかというと難しいですが）顔の表情が良くなったと感じるような満足感が得られます。

「リガメント・フェイストレーニング」のキモ！

〈唇締め〉の作り方

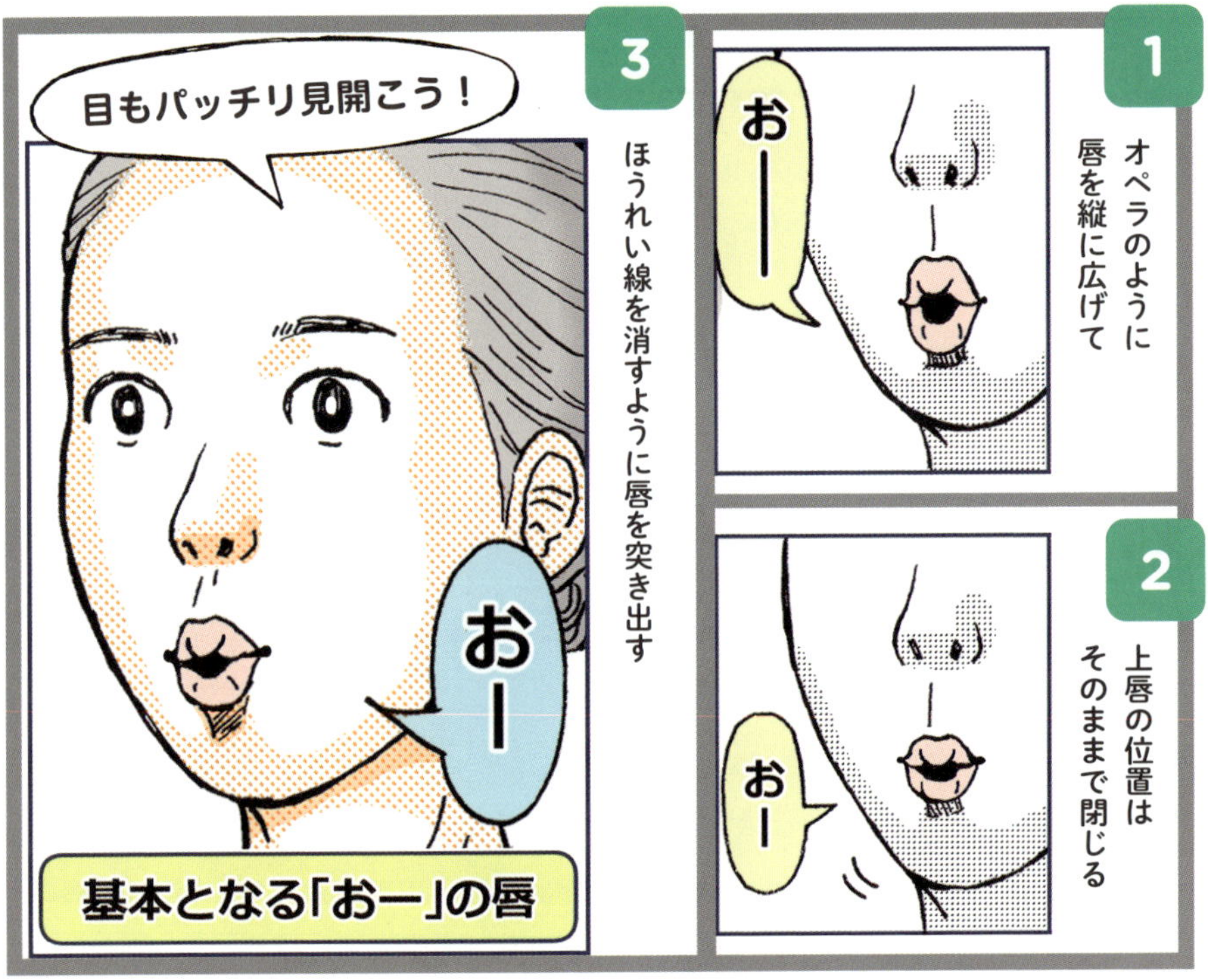

口のまわりや目元など
顔にシワを作らない！

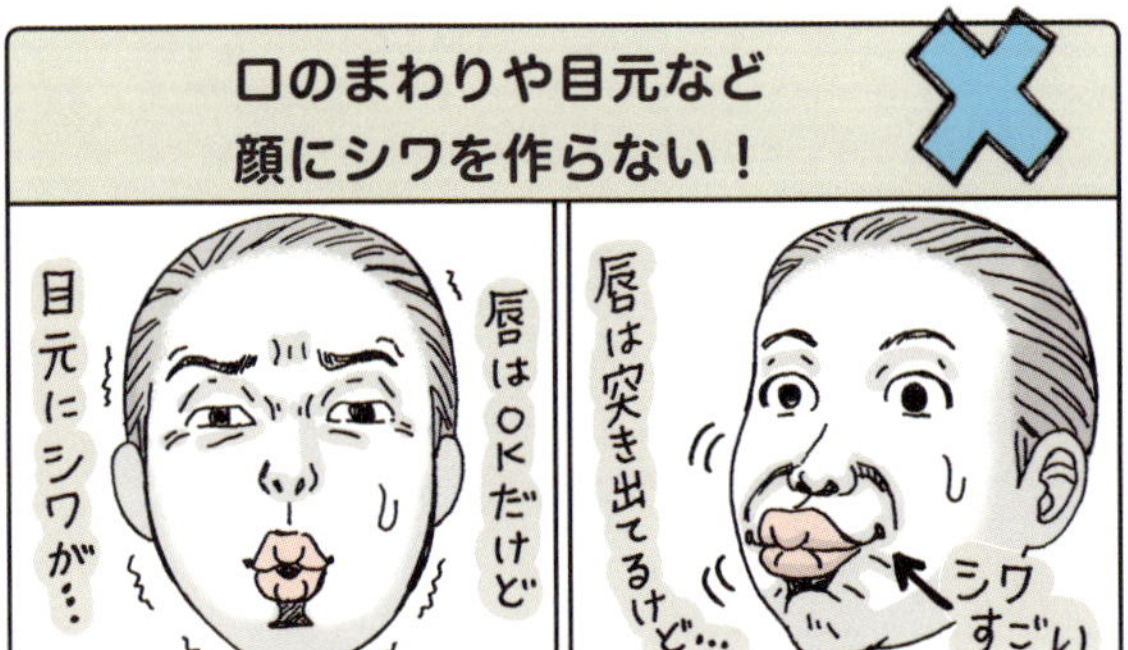
唇は突き出てるけど…
シワすごい
唇はOKだけど
目元にシワが…

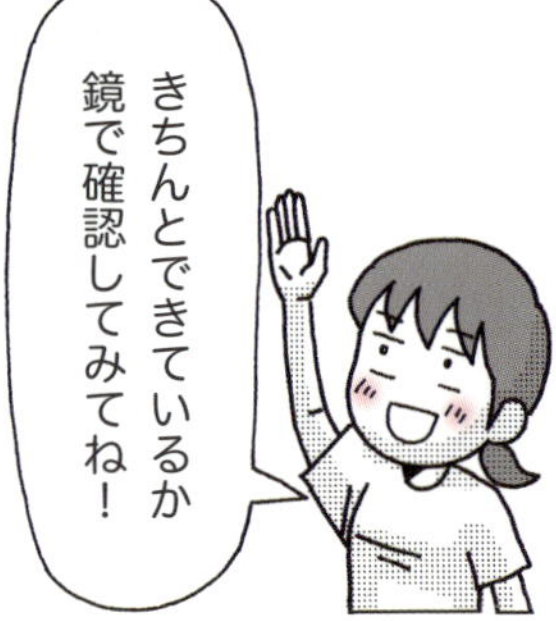
きちんとできているか鏡で確認してみてね！

「リガメント・フェイストレーニング」を 効かせるための心得！

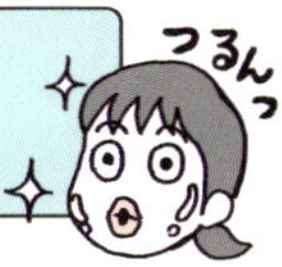
つるんっ

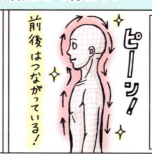

①背すじは必ず伸ばして行おう！

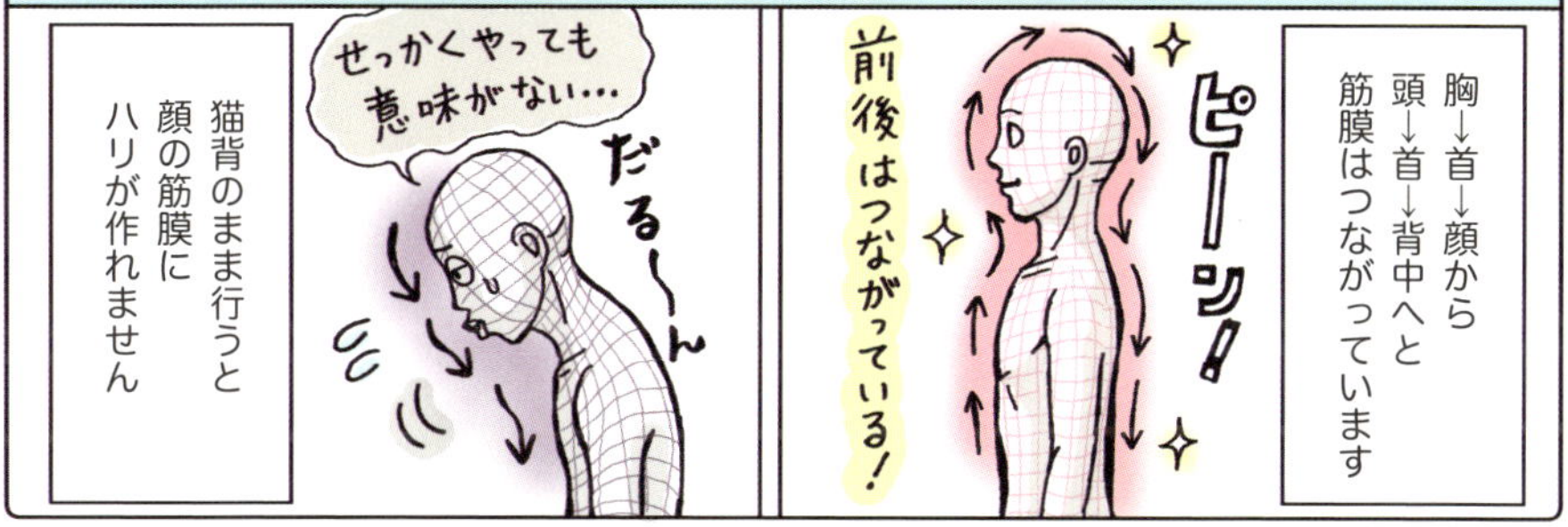
胸↓首↓顔から
頭↓首↓背中へと
筋膜はつながっています
ピーン！
前後はつながっている！
だる〜ん
せっかくやっても意味がない…
猫背のまま行うと
顔の筋膜に
ハリが作れません

②初めは鏡を見ながら行おう！

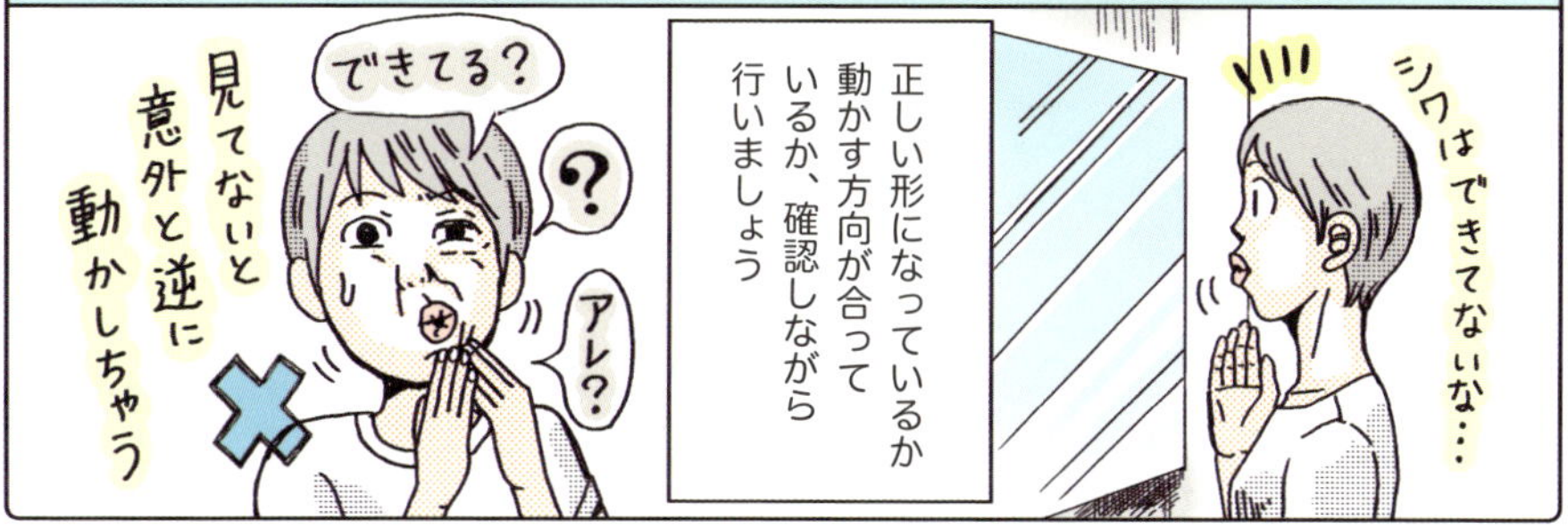
シワはできてないな…
正しい形になっているか
動かす方向が合って
いるか、確認しながら
行いましょう
できてる？
？
アレ？
見てないと意外と逆に動かしちゃう

③顔の動きに余韻を残して、そうっと戻していこう！

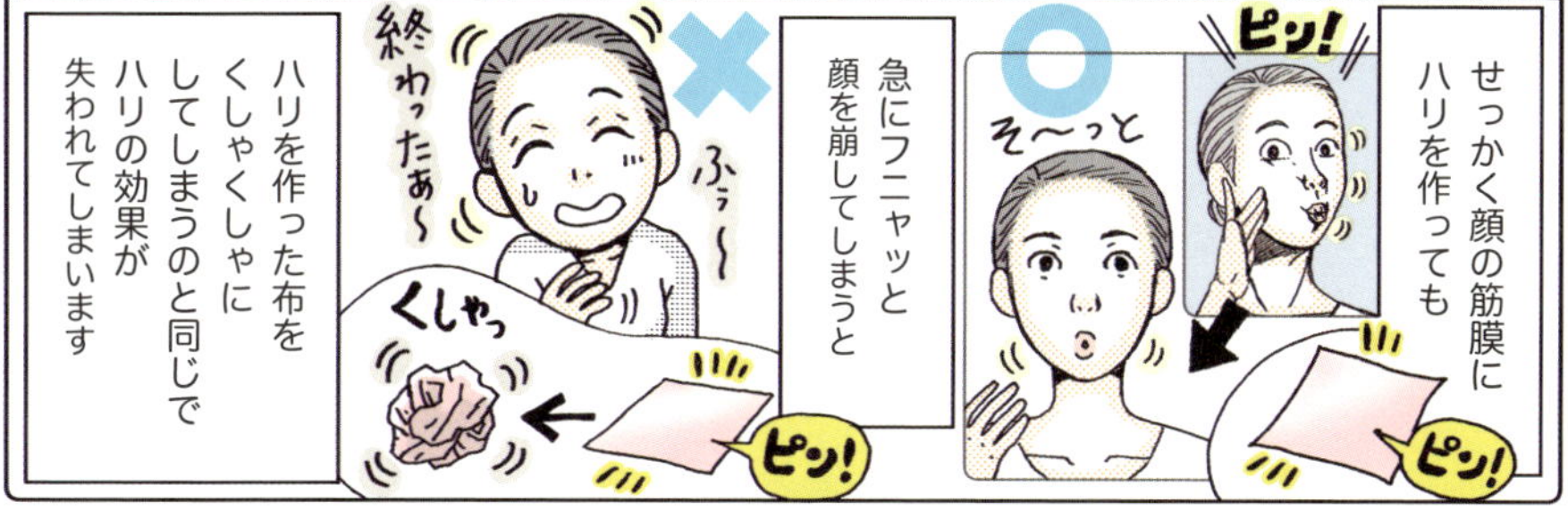
せっかく顔の筋膜に
ハリを作っても
ピッ！
そ〜っと
ピン！
急にフニャッと
顔を崩してしまうと
終わったぁ〜
ふっ〜
くしゃっ
ピン！
ハリを作った布を
くしゃくしゃに
してしまうのと同じで
ハリの効果が
失われてしまいます

おつかれ
顔の老け込み

ほうれい線

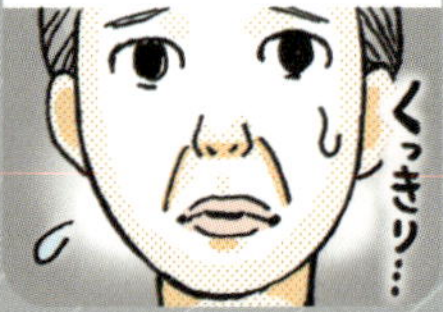

頬《きょう》骨《こつ》リガメント・フェイストレーニング

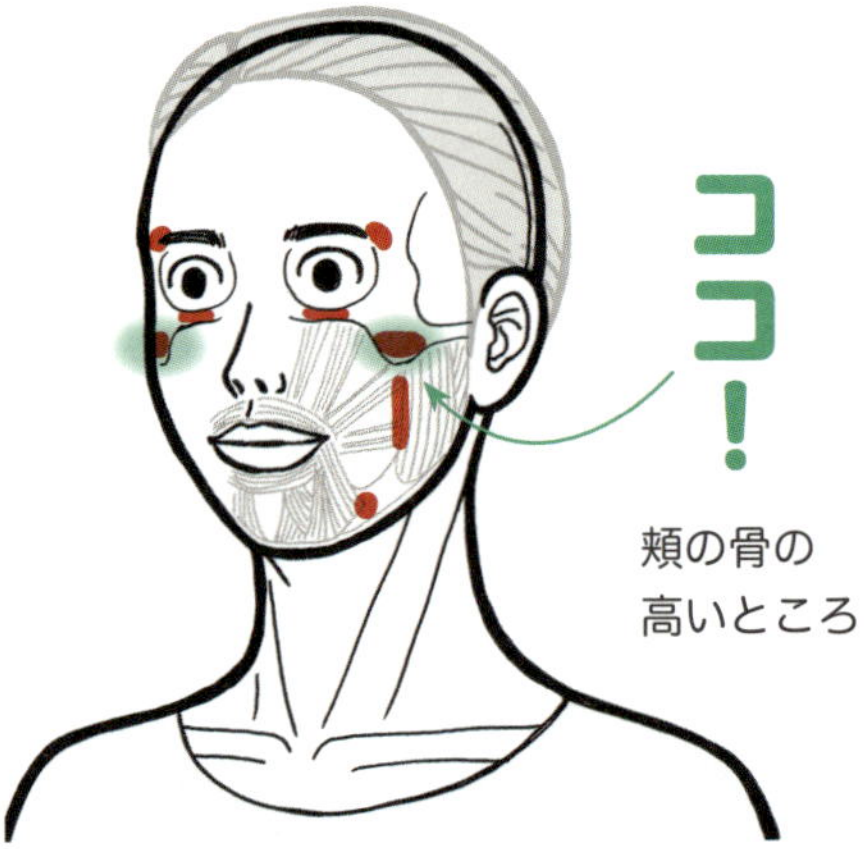

ココを押さえる！

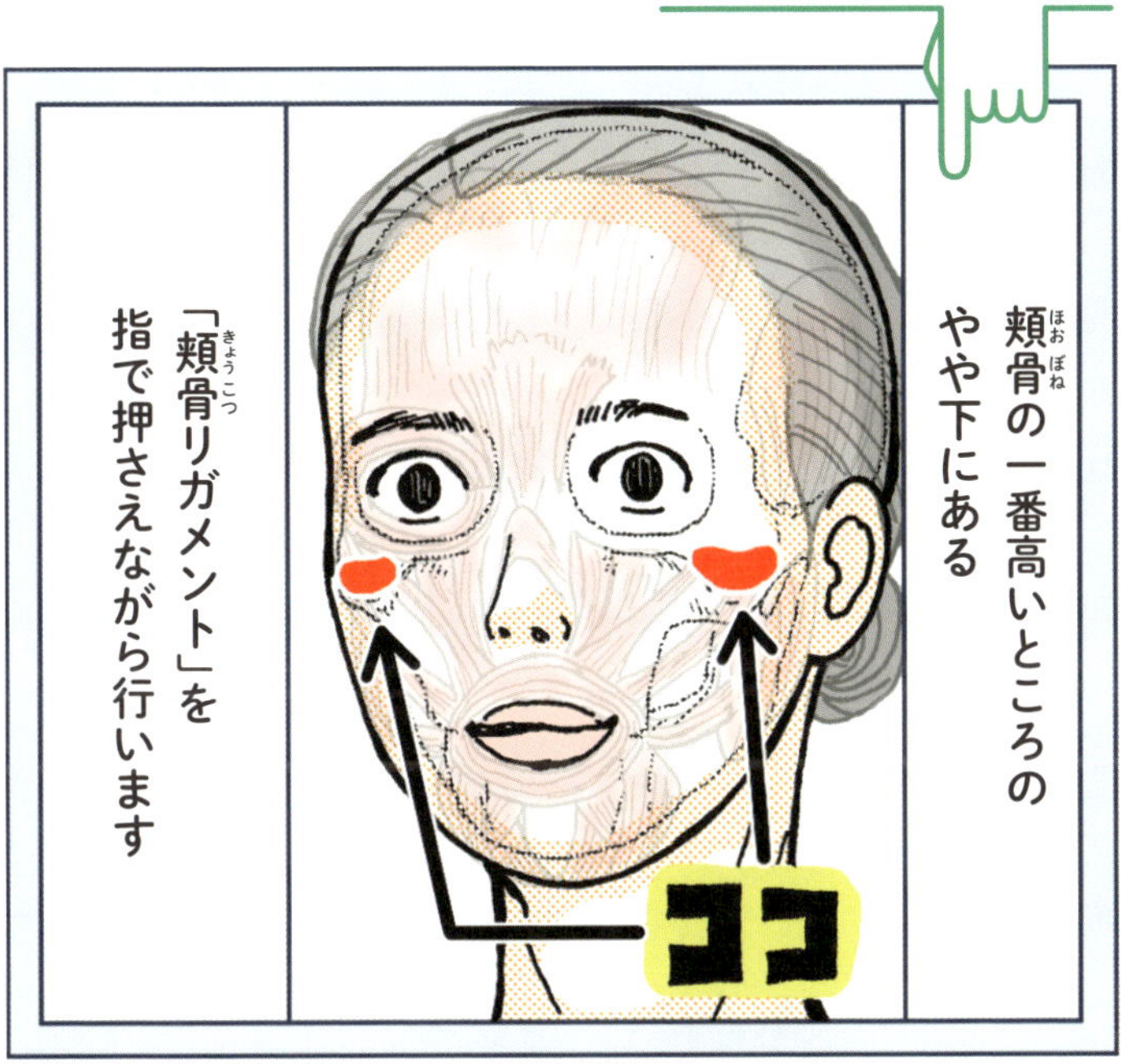
頬骨《ほおぼね》の一番高いところの
やや下にある
「頬骨《きょうこつ》リガメント」を
指で押さえながら行います
ココ

頬骨の一番高い位置の下部（目尻のナナメ下）に
頬まわりを支える頬骨リガメントがあります。

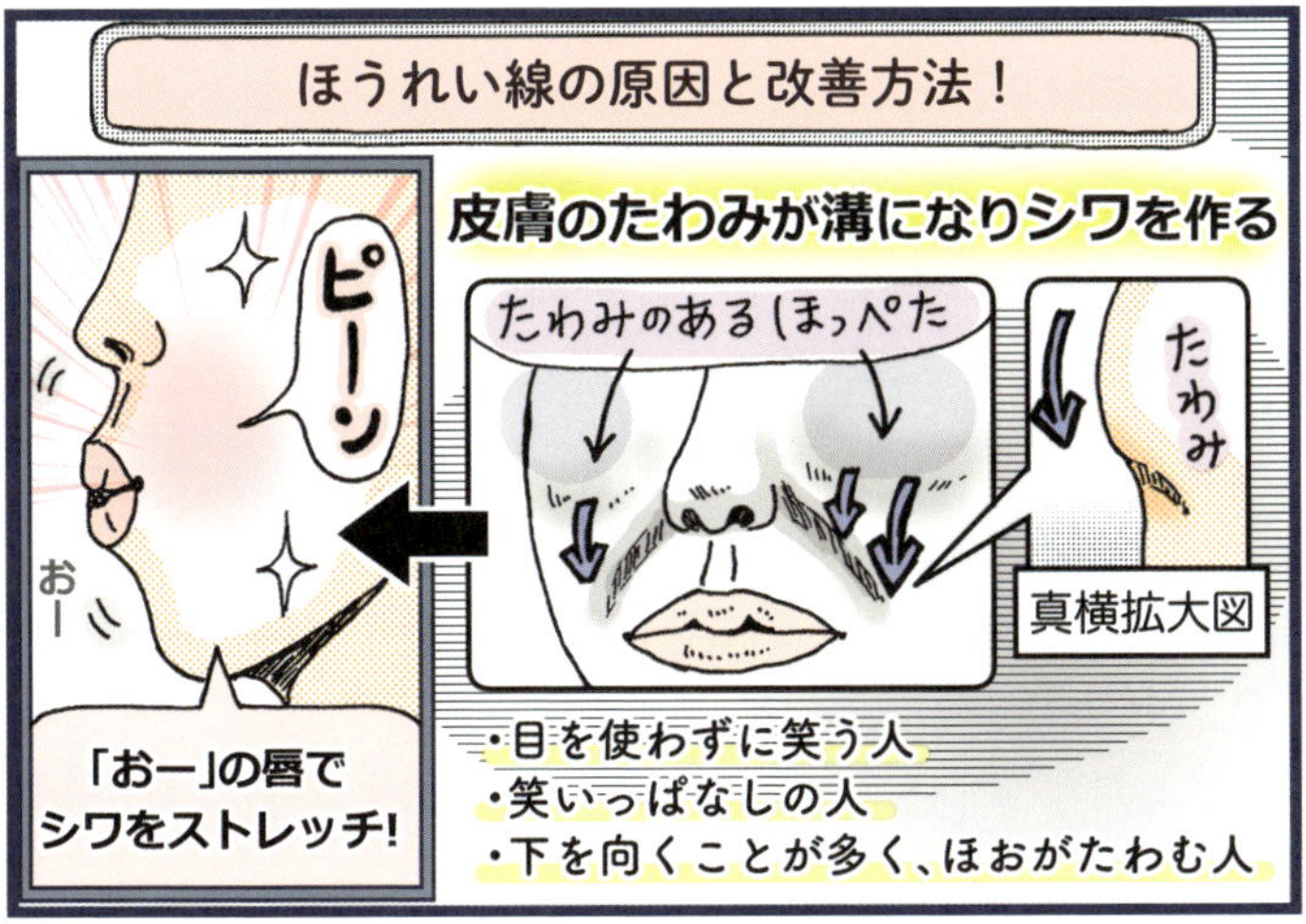
ほうれい線の原因と改善方法！
ピーン
おー
「おー」の唇で
シワをストレッチ！
皮膚のたわみが溝になりシワを作る
たわみのあるほっぺた
たわみ
真横拡大図
・目を使わずに笑う人
・笑いっぱなしの人
・下を向くことが多く、ほおがたわむ人

プラス「頬骨リガメント・フェイストレーニング」でハリを作る！

← やり方は次ページ！

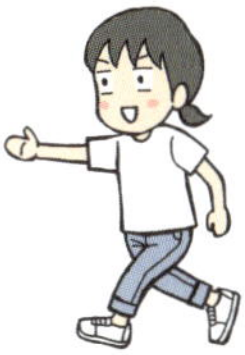

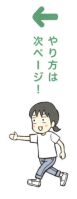

ほうれい線改善に！

頬骨リガメント・フェイストレーニング

1

背すじを伸ばし、胸を張る

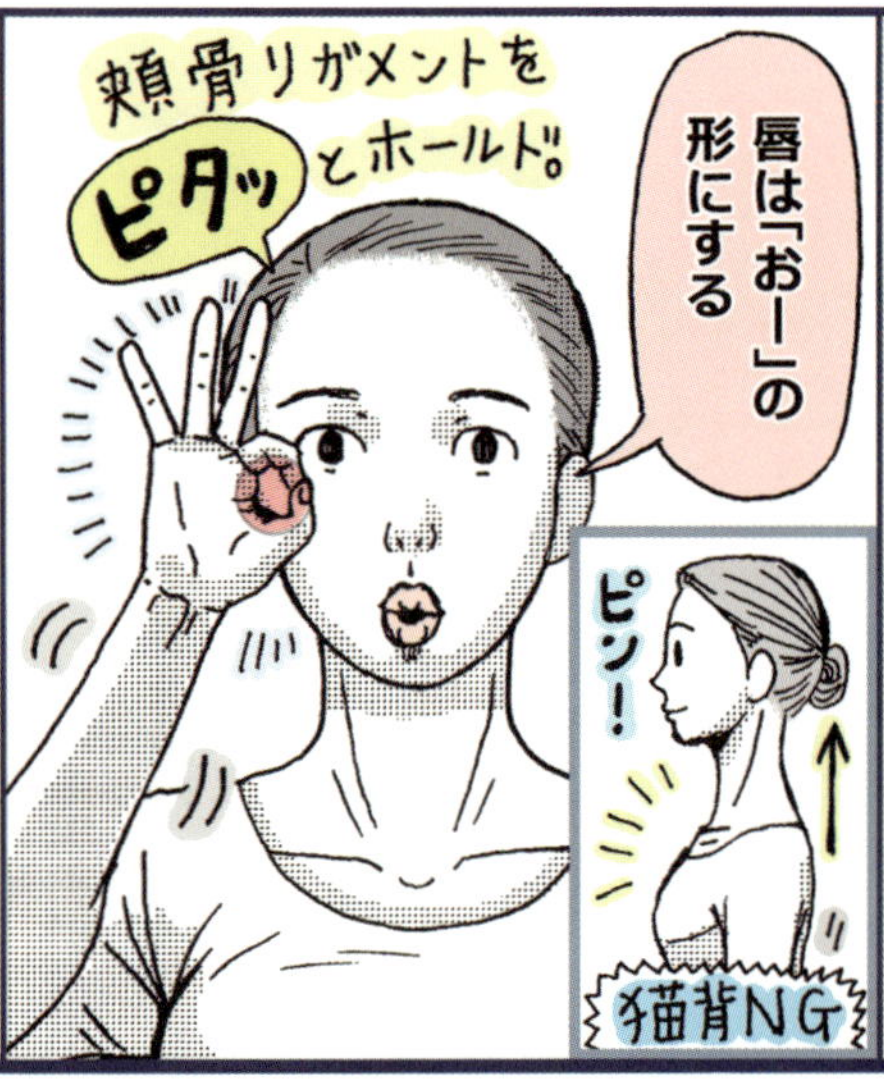

頬骨の一番高いところを指で作ったOKマークのマルの部分で当てて押さえる

※猫背で行うとハリを作る効果が得られなくなってしまうので注意。

2

頬骨を押さえた指と反対方向の胸の上に手を添え

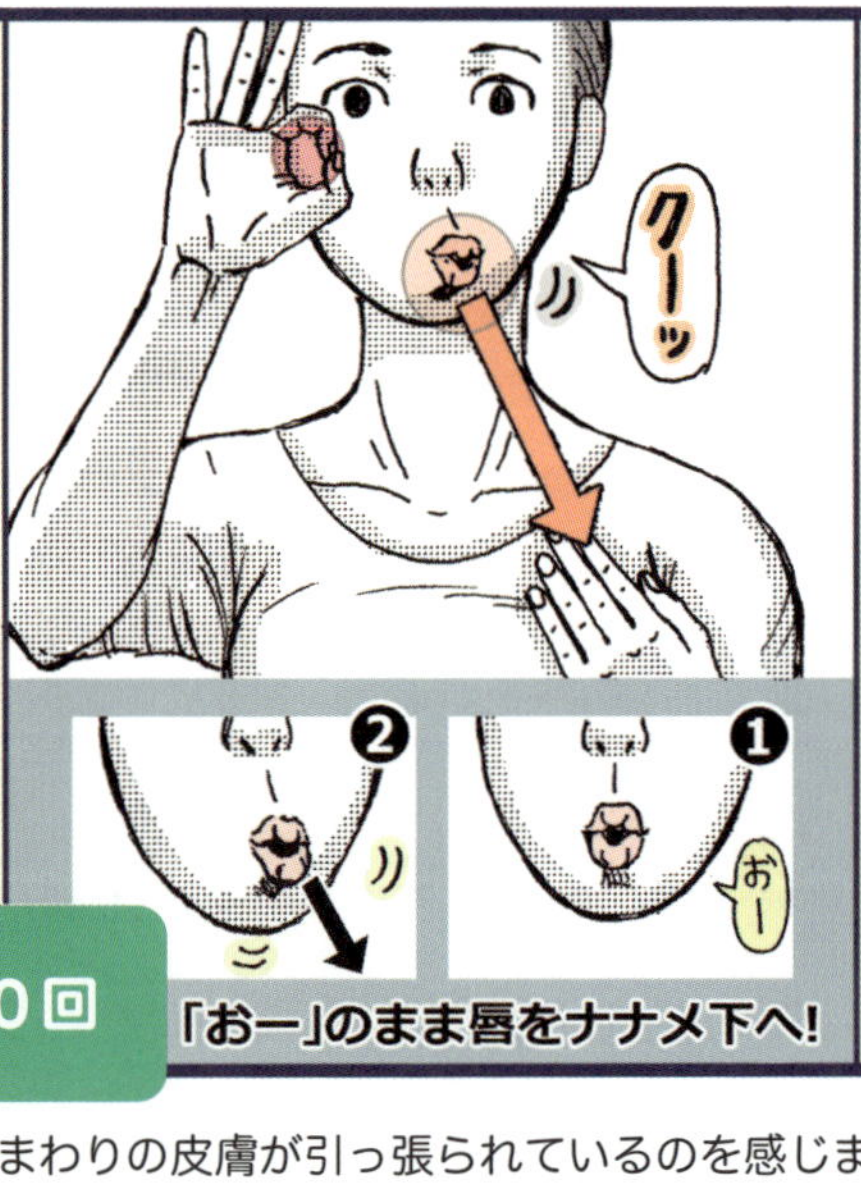

ナナメ下の添えた手に向かって「おー」の唇を引っ張って動かす

10回

※ほうれい線まわりの皮膚が引っ張られているのを感じましょう。

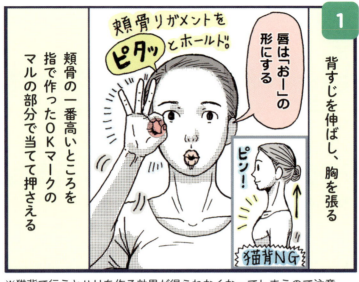

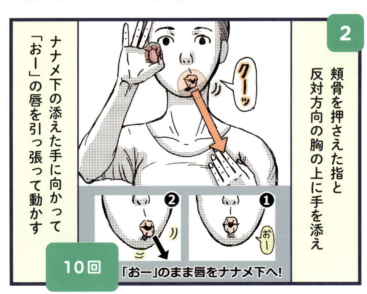

3

逆側も同様に行う

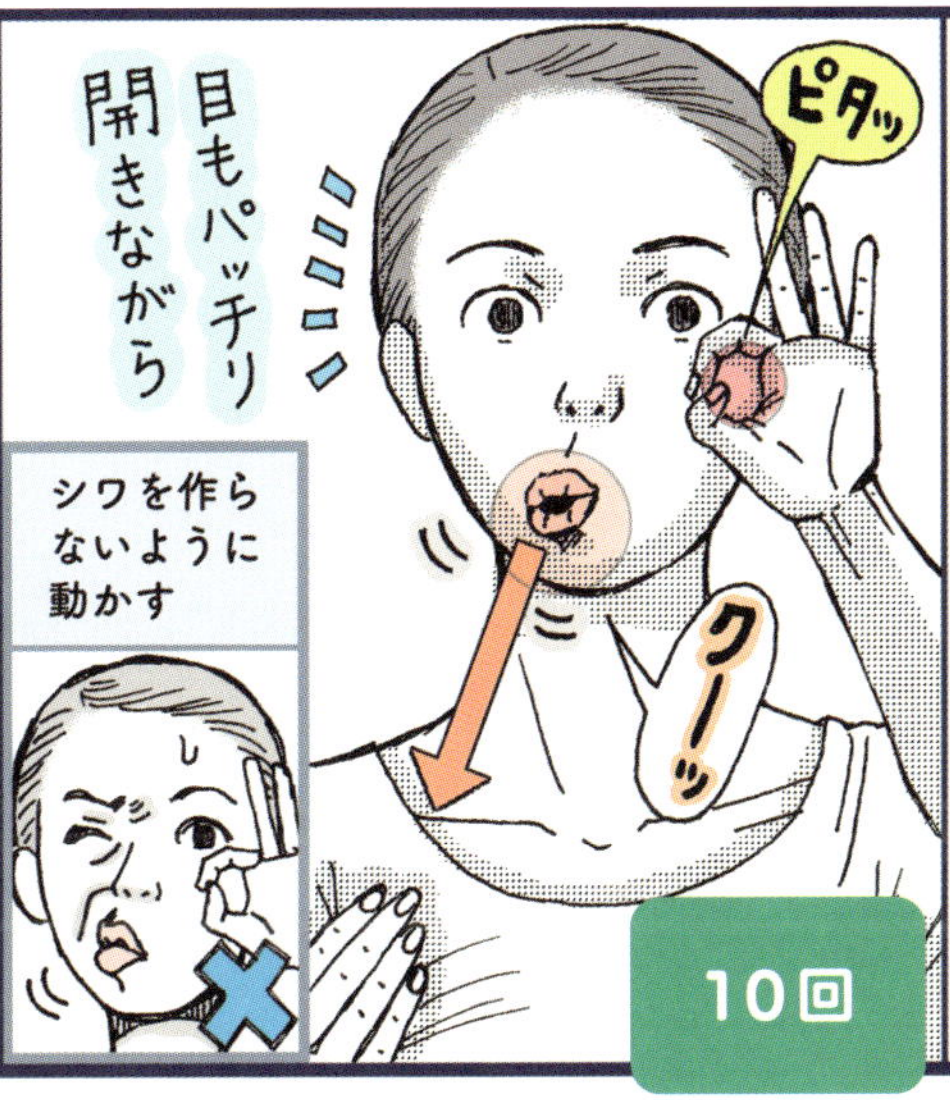
ピタッ
目もパッチリ開きながら
シワを作らないように動かす
クーッ

最初は鏡を見て、きちんとできているか確認しながら行いましょう

10回

4

左右両方の頬骨の上をOKマークの指のマルで押さえて

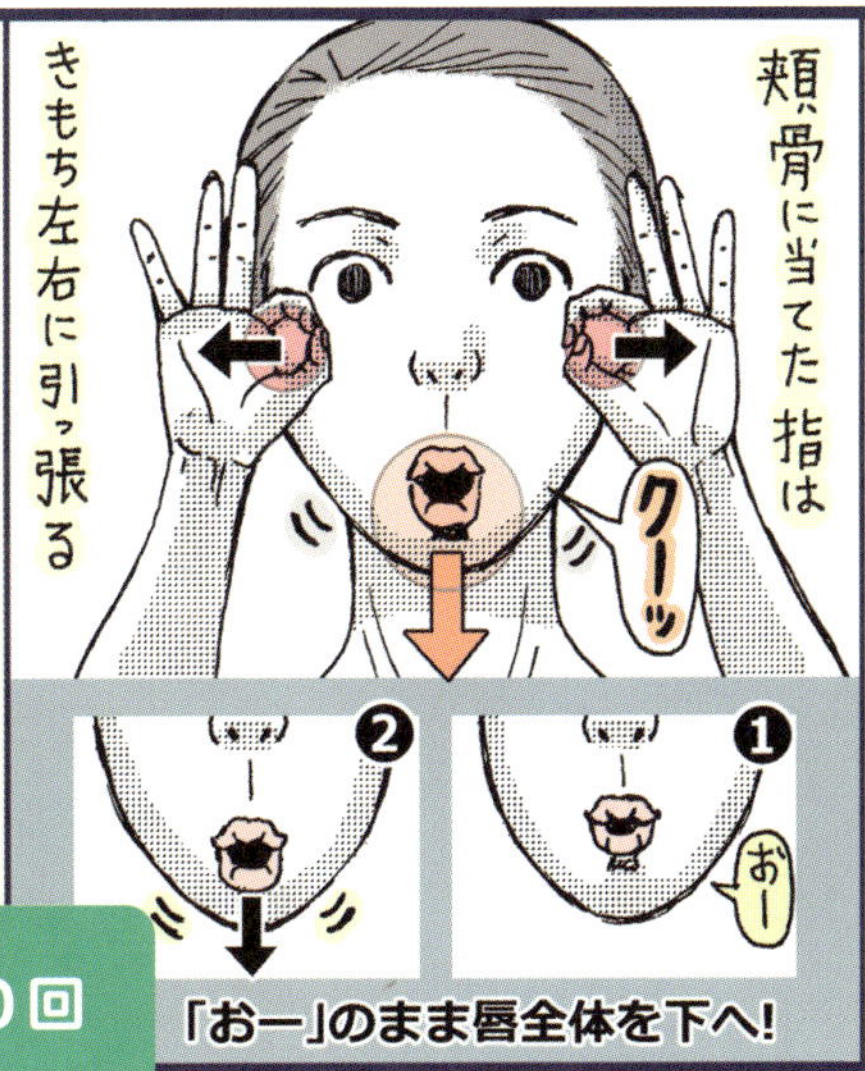
頬骨に当てた指は
きもち左右に引っ張る
クーッ
おー
「おー」のまま唇全体を下へ!

ほうれい線を伸ばすように「おー」の唇を下に動かす

10回

終わった後は顔の形に余韻を残して戻していくこと

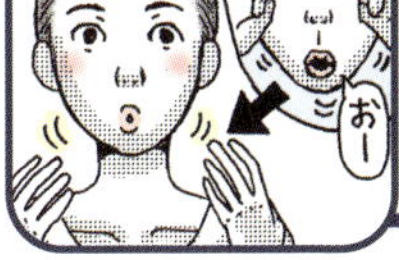
そ〜っと
おー

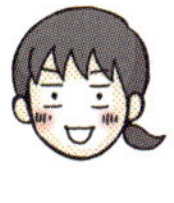

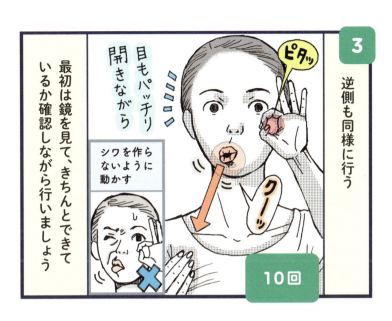

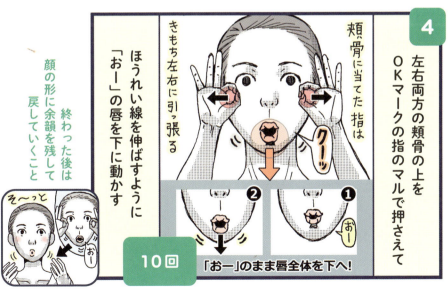

頬骨をOKマークで押さえるときも
まわりにシワがよらないようにピッタリ当てましょう。
試しに、手で押さえずに同じ顔の動きをやってみると
皮膚の引っ張られ感が全然違うことがわかります。

おつかれ
顔の老け込み

マリオネットライン

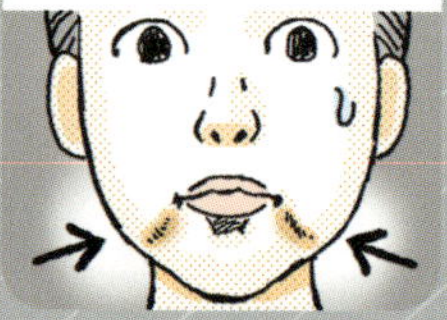

下《か》顎《がく》リガメント・フェイストレーニング

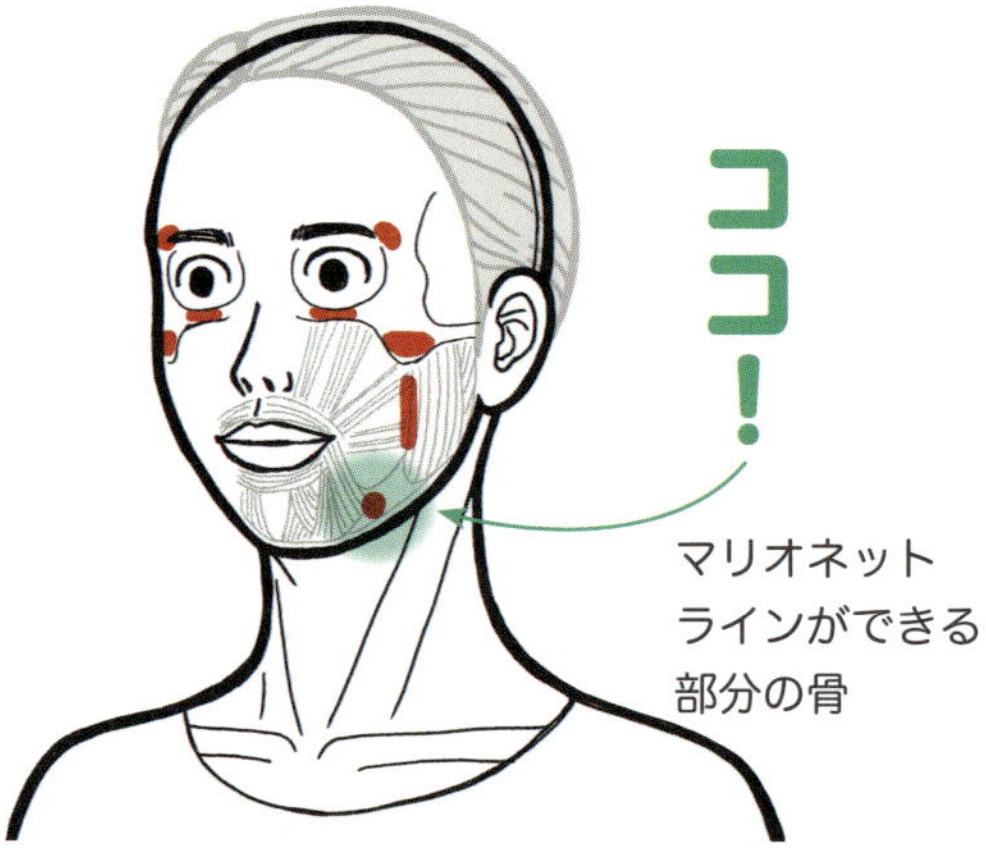

Chapter3
Ligament

ココを押さえる！

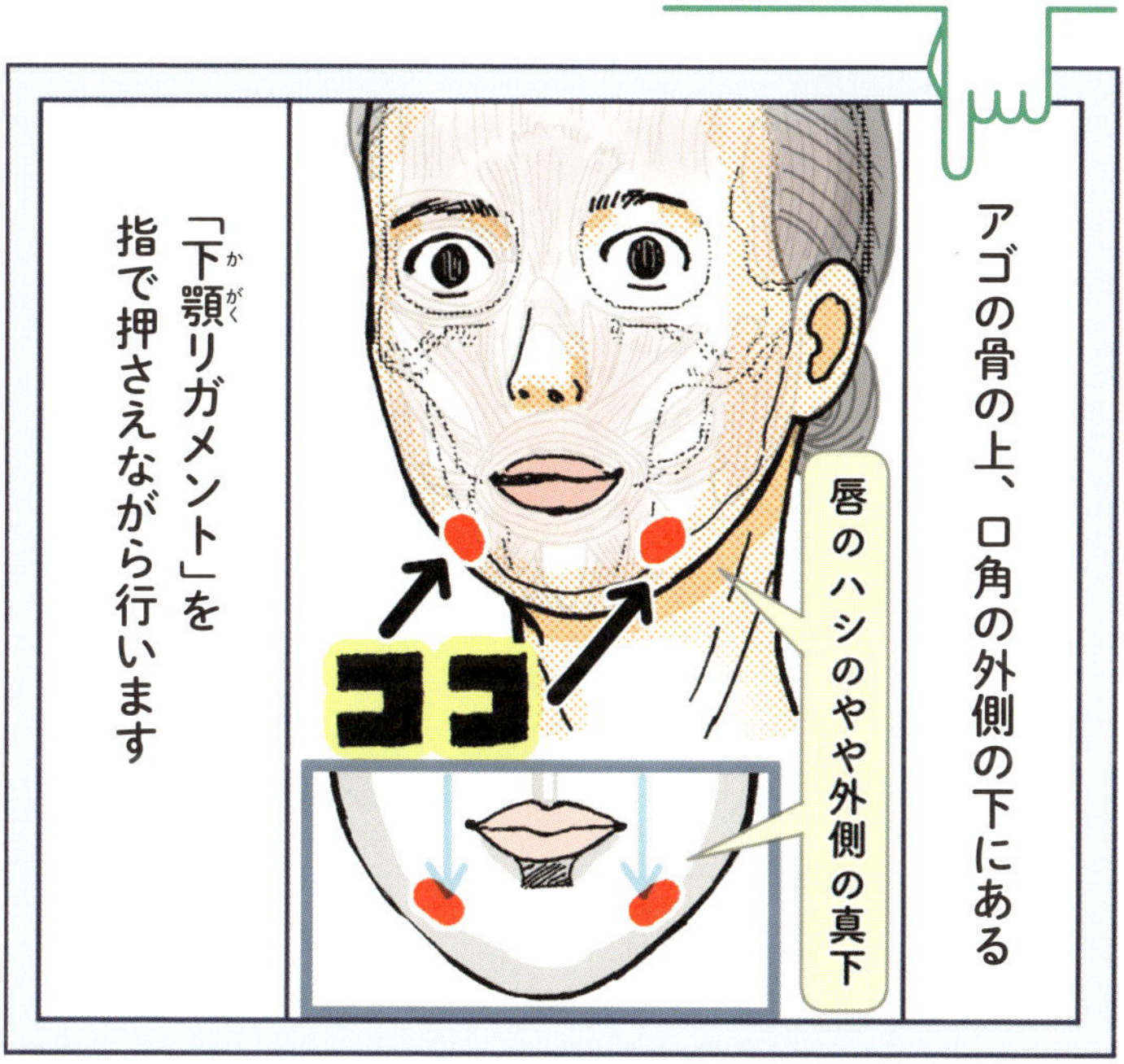
アゴの骨の上、口角の外側の下にある
唇のハシのやや外側の真下
ココ
「下《か》顎《がく》リガメント」を
指で押さえながら行います

口から耳にかけてのフェイスラインにある下顎リガメント。
ここがたるむとフェイスラインのゆるみも目立たせる原因に。

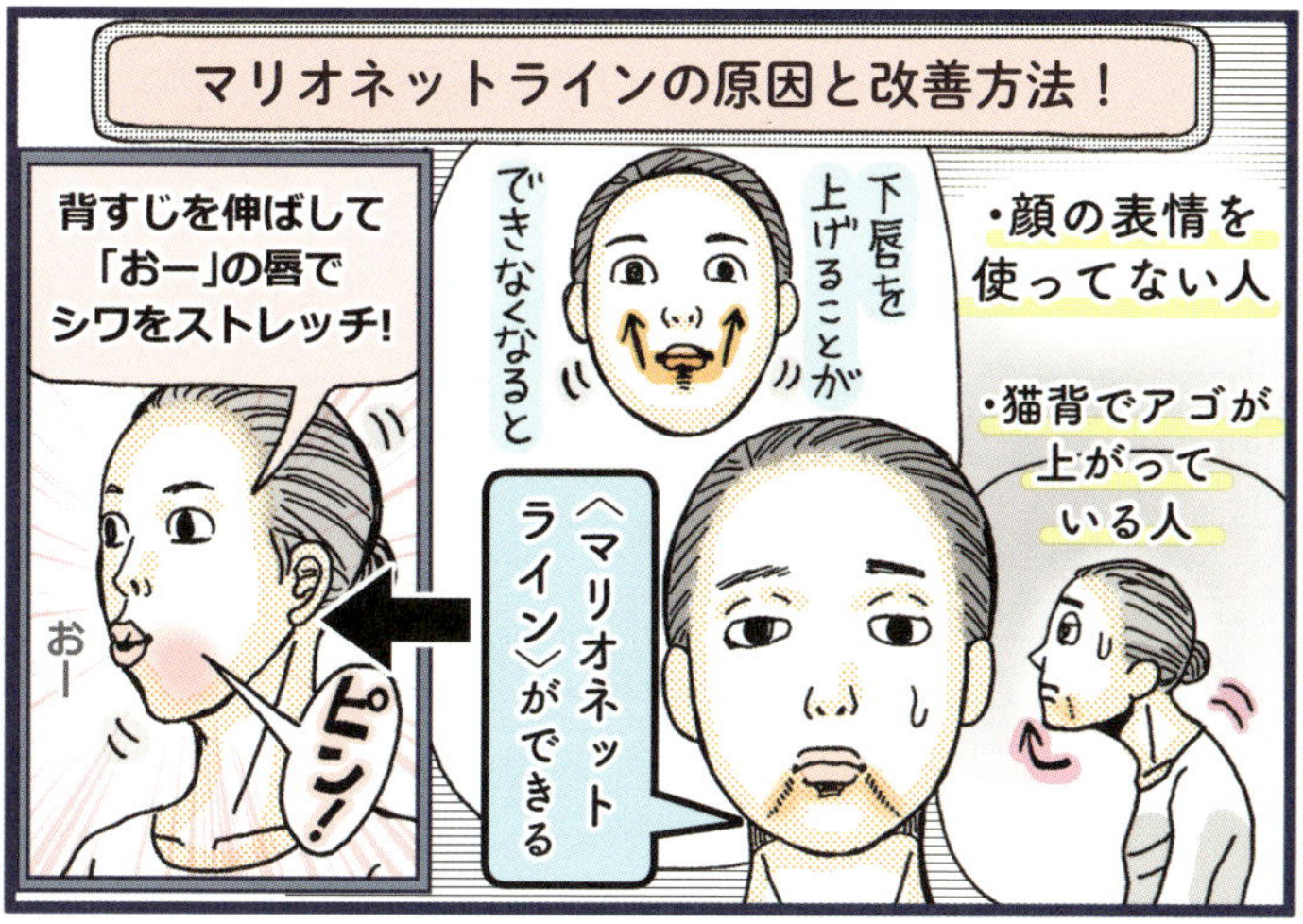
マリオネットラインの原因と改善方法！
・顔の表情を使ってない人
・猫背でアゴが上がっている人
下唇を上げることができなくなると
〈マリオネットライン〉ができる
背すじを伸ばして「おー」の唇でシワをストレッチ!
ピン!
おー

プラス「下顎リガメント・フェイストレーニング」でハリを作る！

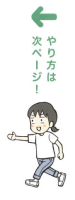

やり方は次ページ！

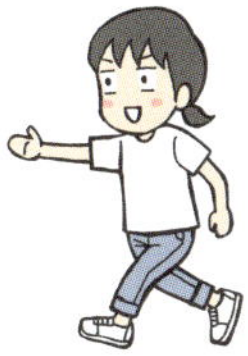

マリオネットライン改善に！

下顎リガメント・フェイストレーニング

1

背すじを伸ばし、胸を張る

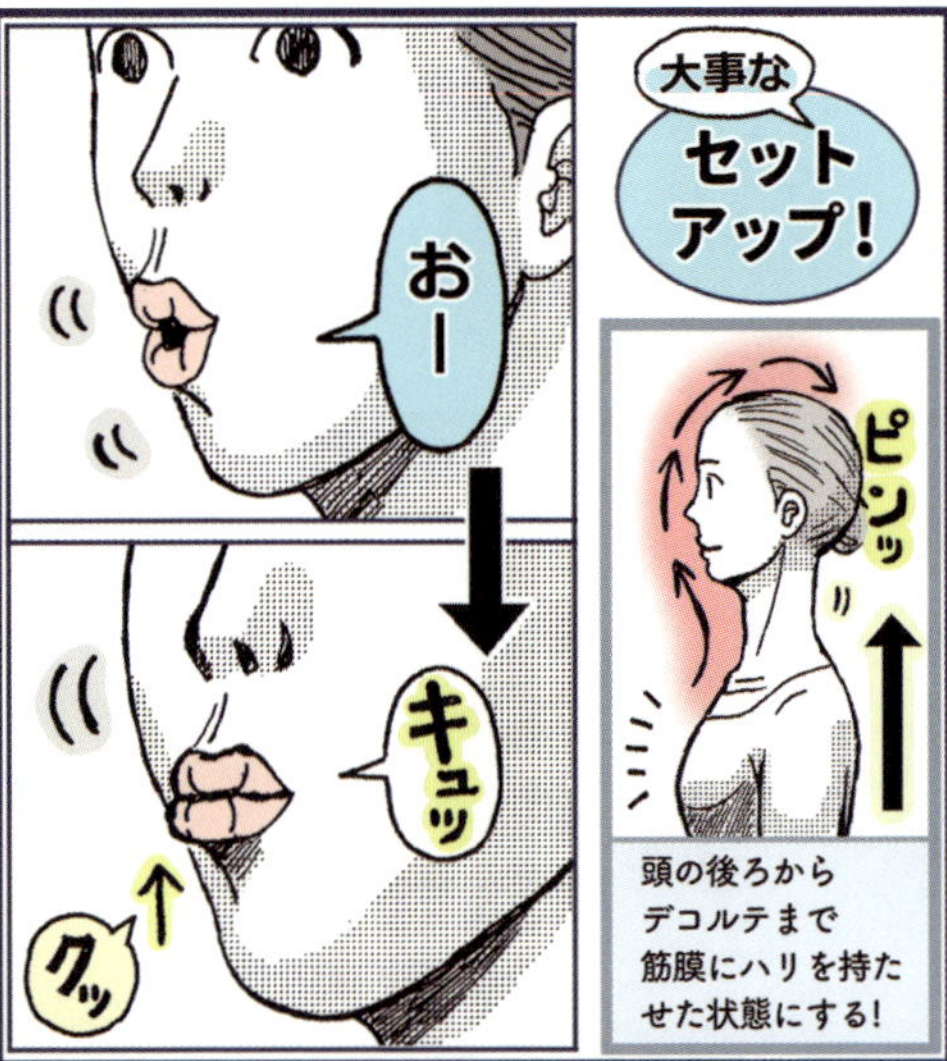

〈唇締め〉で作った「おー」の唇を閉じて
下唇をやや上げる

※猫背で行うとハリを作る効果が得られなくなってしまうので注意。

2

そのまま「下顎リガメント」を
両手の指で押さえ

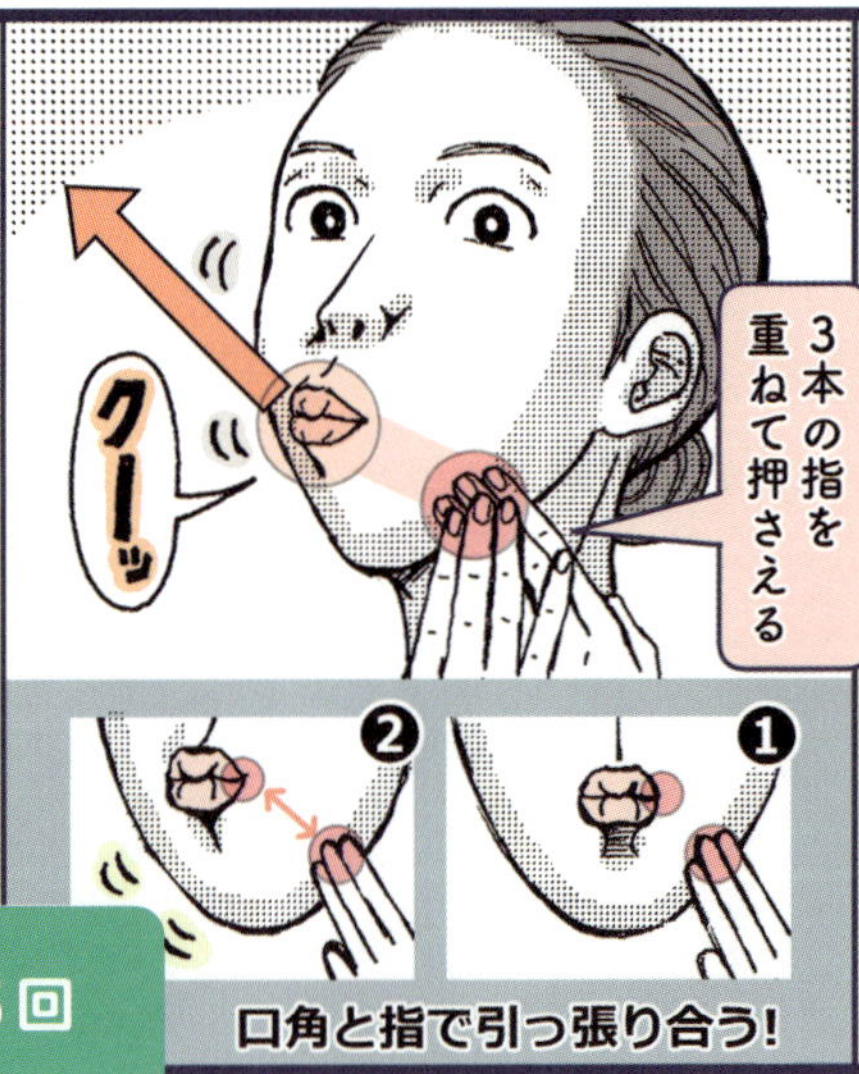

唇を手と逆方向の
ナナメ上側に引っ張るよう動かす

5回

※マリオネットラインまわりの皮膚が引っ張られるのを感じましょう。

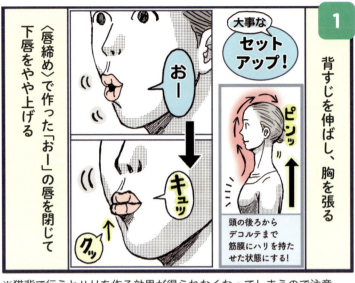

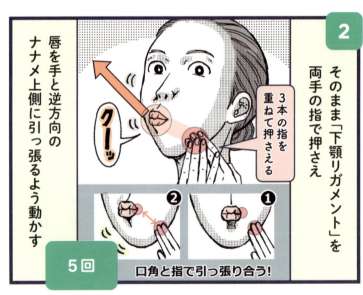

3

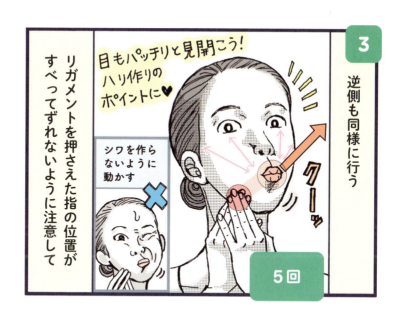

逆側も同様に行う

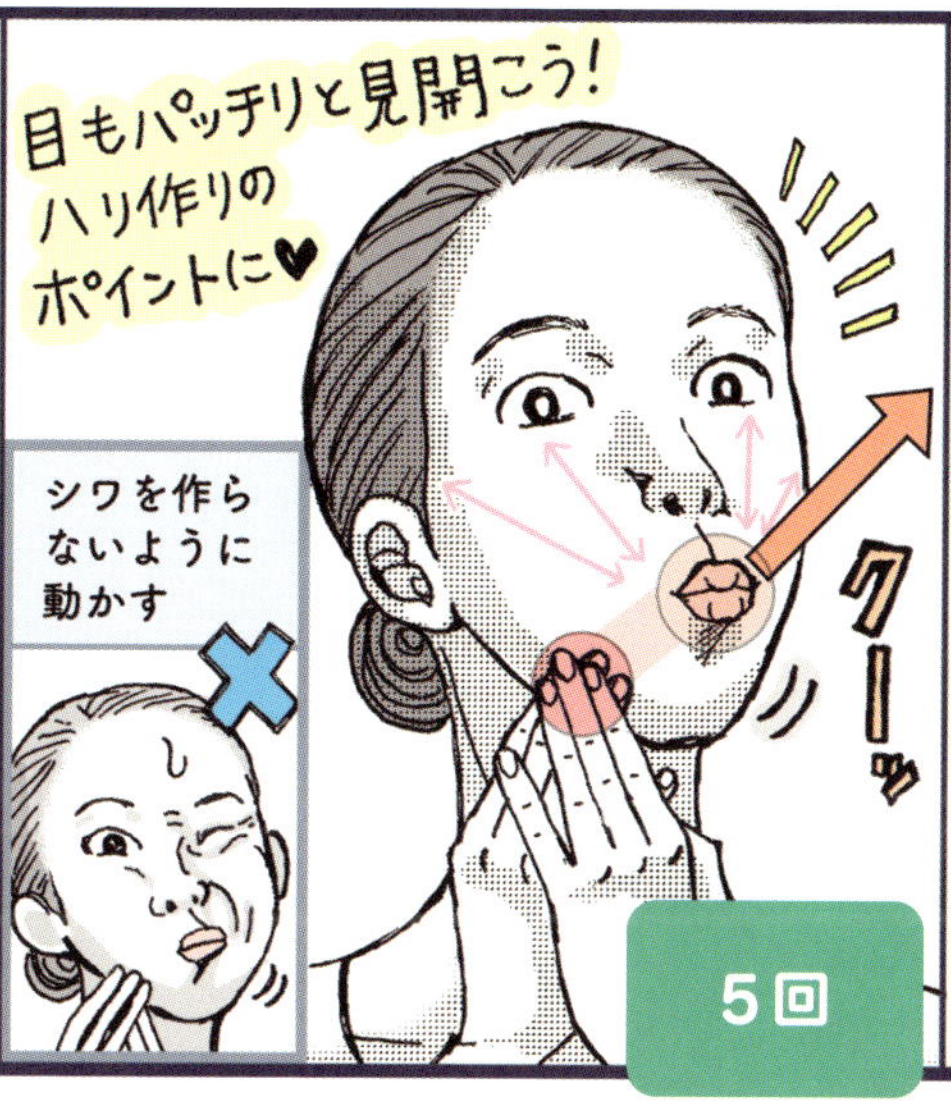

目もパッチリと見開こう!
ハリ作りのポイントに♥
クーッ
シワを作らないように動かす
5回

リガメントを押さえた指の位置がすべってずれないように注意して

4

左右両側の「下顎リガメント」を指で押さえながら

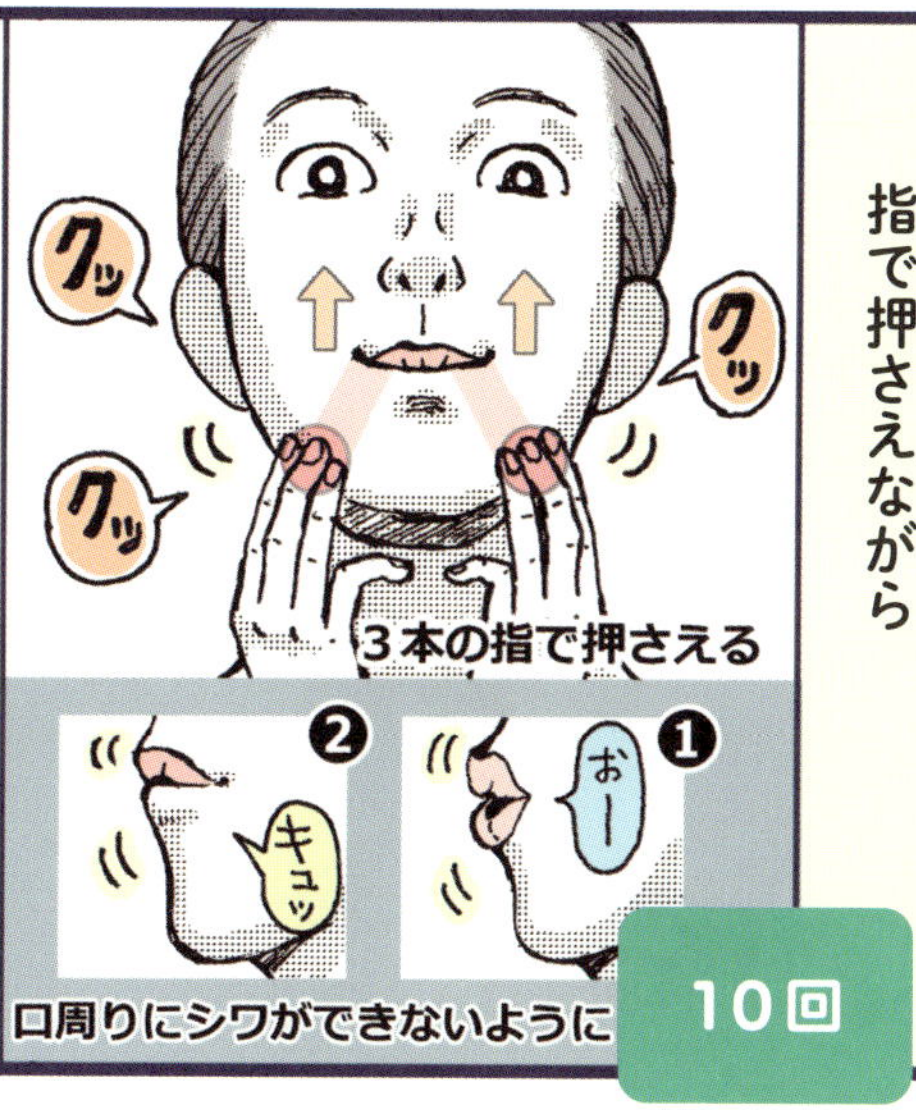

クッ
クッ
クッ
3本の指で押さえる
①
おー
②
キュッ
口周りにシワができないように
10回

「おー」の唇から、下唇を吸い込みマリオネットラインを伸ばすように吸った下唇をやや上に動かす

終わった後は顔の形に余韻を残して戻していくこと

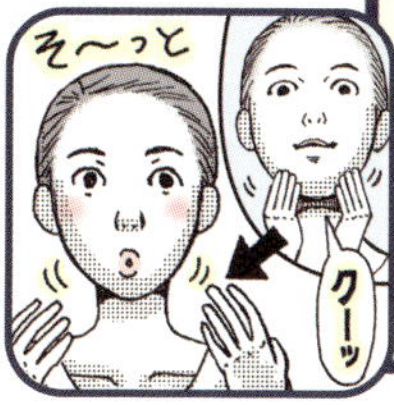

そ〜っと
クーッ

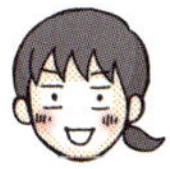

目線を遠く、強めに意識するとやりやすいです。
唇を上に動かす動きは、ひげを剃《そ》るときにする動作と同じなので、男性の方が得意な人が多いかもしれません。

おつかれ
顔の老け込み

目のシワ・たるみ

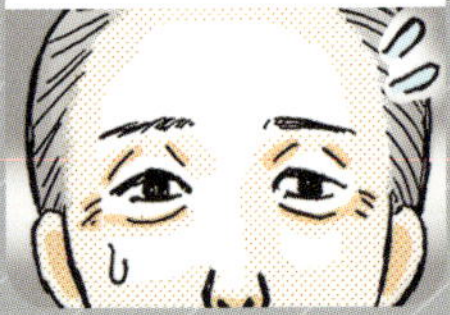

眼《がん》窩《か》下《した》リガメント・フェイストレーニング

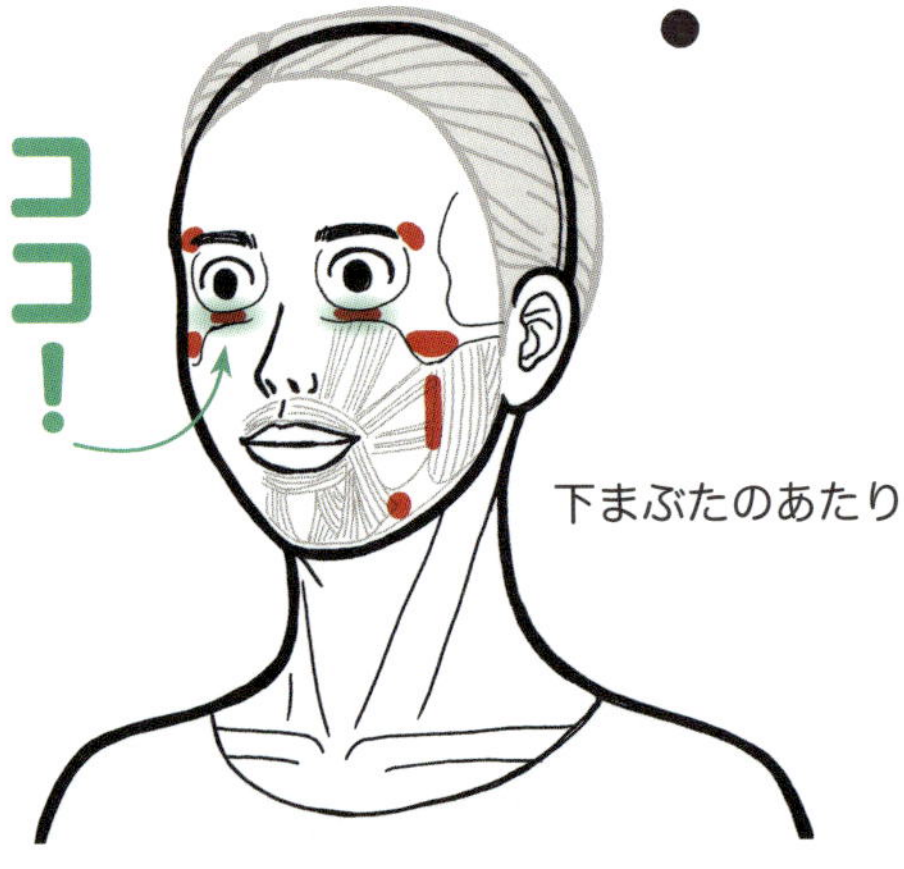

ココを押さえる！

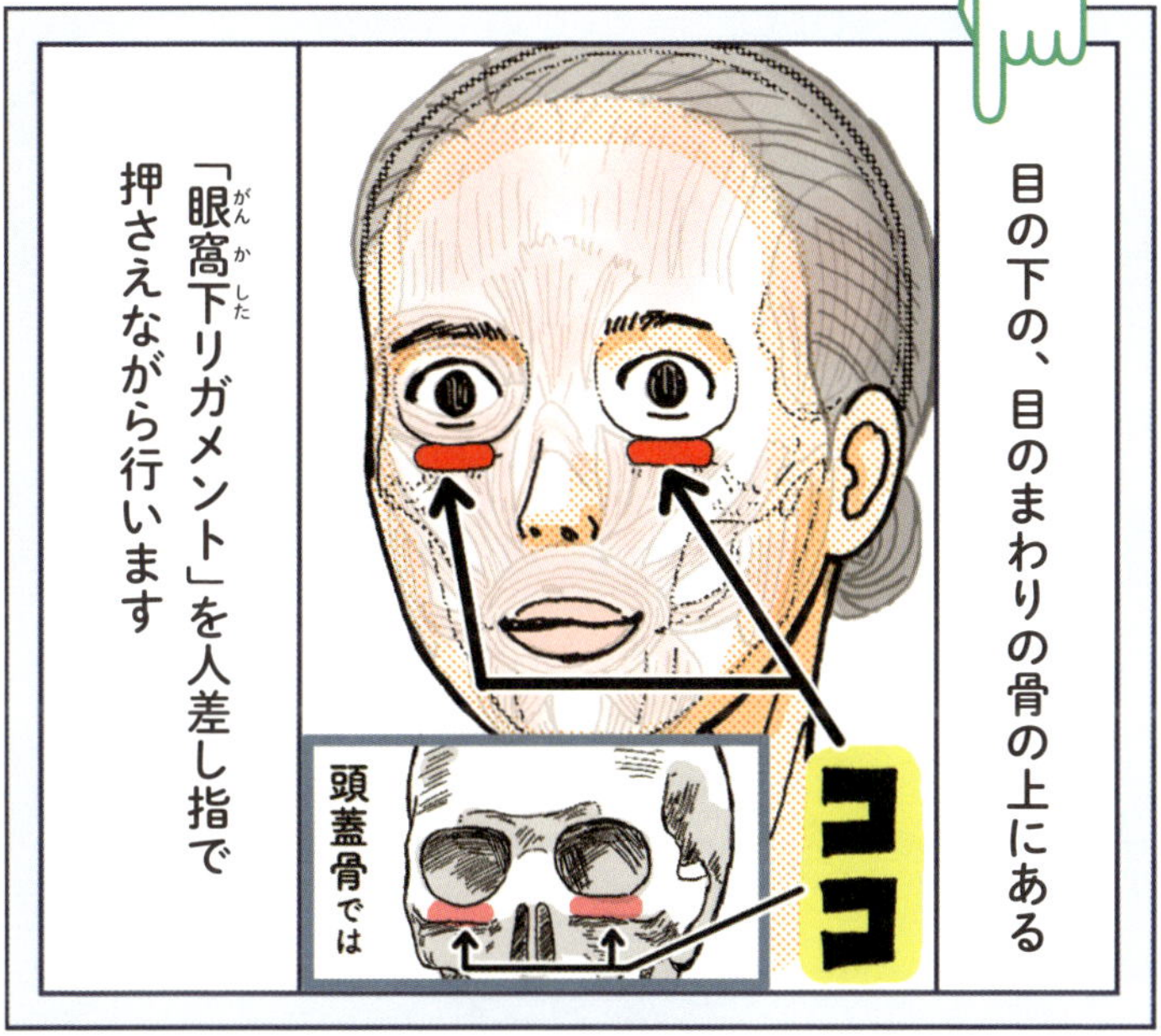
目の下の、目のまわりの骨の上にある
ココ
頭蓋骨では
「眼《がん》窩《か》下《した》リガメント」を人差し指で押さえながら行います

目のすぐ下の骨部分にある眼窩下リガメント。
筋力が弱くたるんでしまいがちな場所。

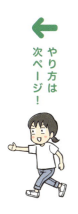

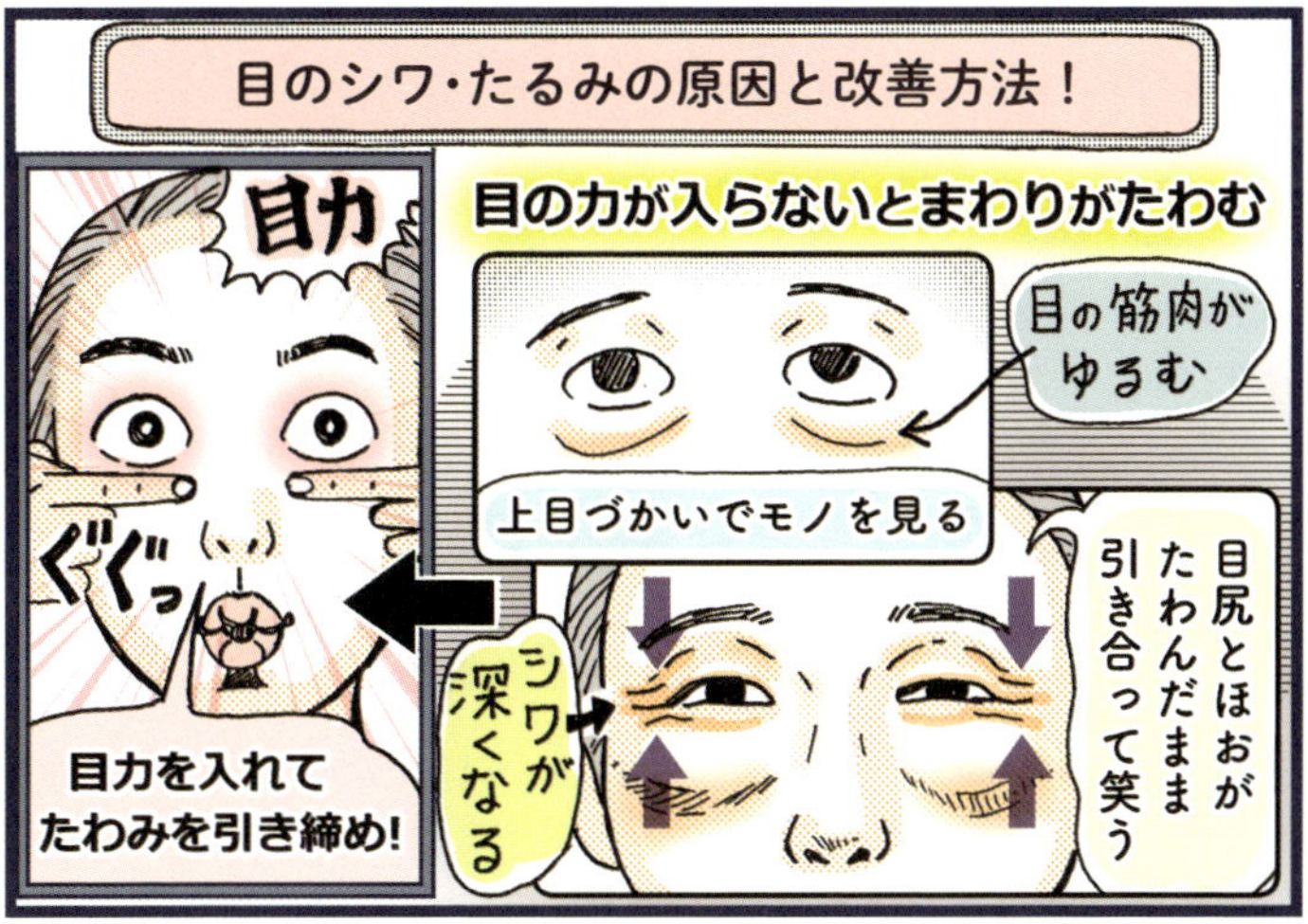
目のシワ・たるみの原因と改善方法！
目の力が入らないとまわりがたわむ
目の筋肉がゆるむ
上目づかいでモノを見る
目尻とほおがたわんだまま引き合って笑う
シワが深くなる
目力
ぐぐっ
目力を入れてたわみを引き締め！

プラス「眼窩下リガメント・フェイストレーニング」でハリを作る！

やり方は次ページ！

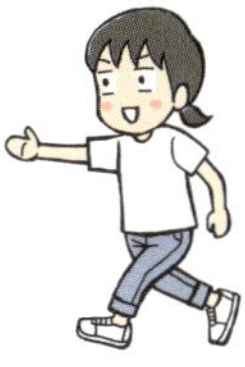

目のシワ・たるみ改善に！

眼窩下リガメント・フェイストレーニング

1

背すじを伸ばし、胸を張る。
〈唇締め〉をしながら

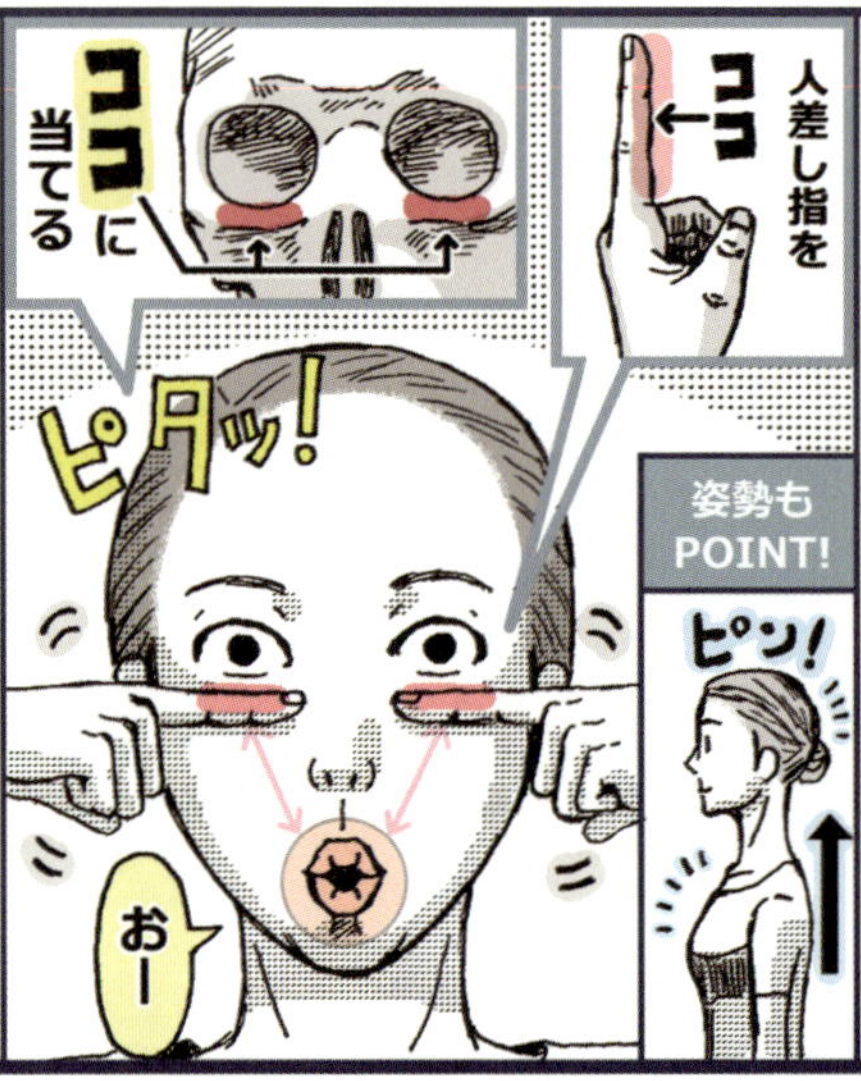

目を大きく見開き、目の下の
骨のキワに人差し指を当て押さえる

※猫背で行うとハリを作る効果が得られなくなってしまうので注意。

2

〈唇締め〉をしたまま
そっと静かにまぶたを閉じる

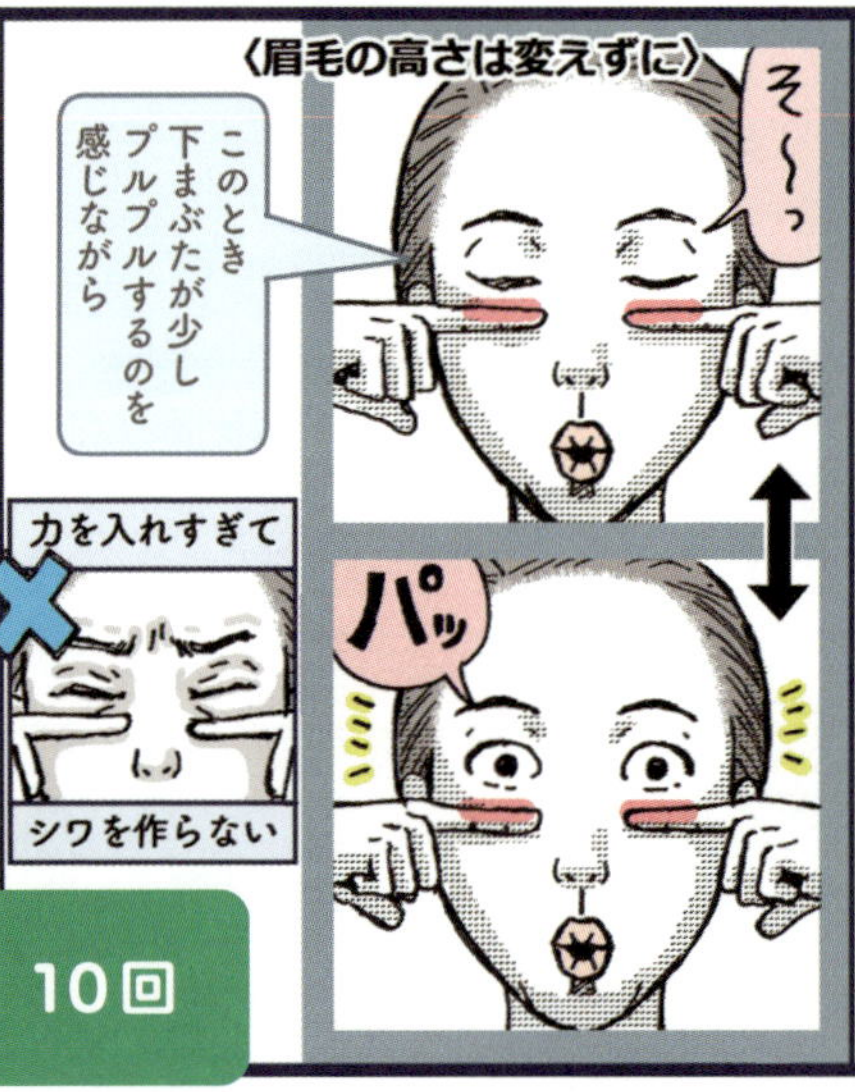

また目を大きく見開き
ゆっくりとまばたきをする

10回

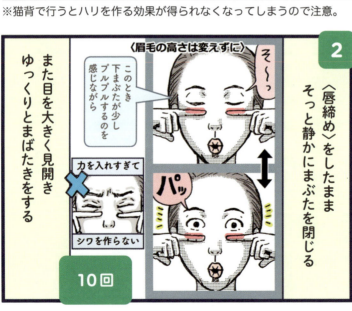

3

〈唇締め〉をして目を見開き

チョキにした指先を開き
目頭と目尻を指で押さえ
シワを伸ばした状態にする

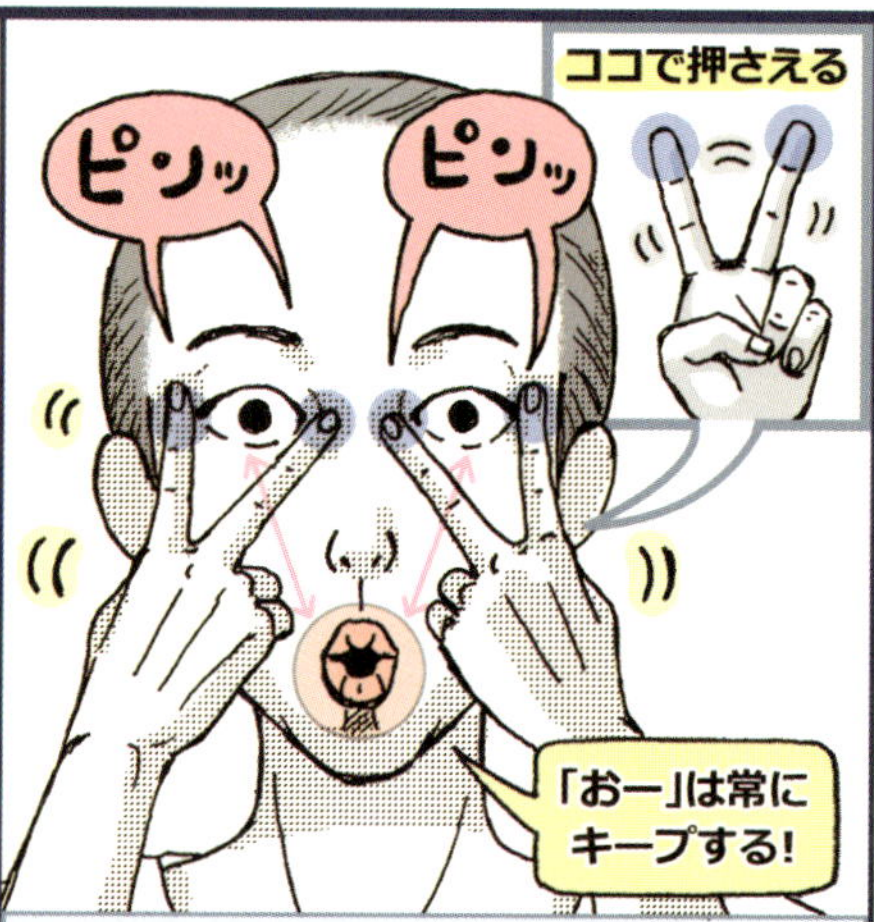
ピンッ
ピンッ
ココで押さえる
「おー」は常にキープする!

〈唇締め〉と〈指〉で目のまわりの筋膜にテンションをかけている状態にしている!

4

〈唇締め〉をしたまま
そっと静かにまぶたを閉じる

また目を大きく見開き
ゆっくりとまばたきをする

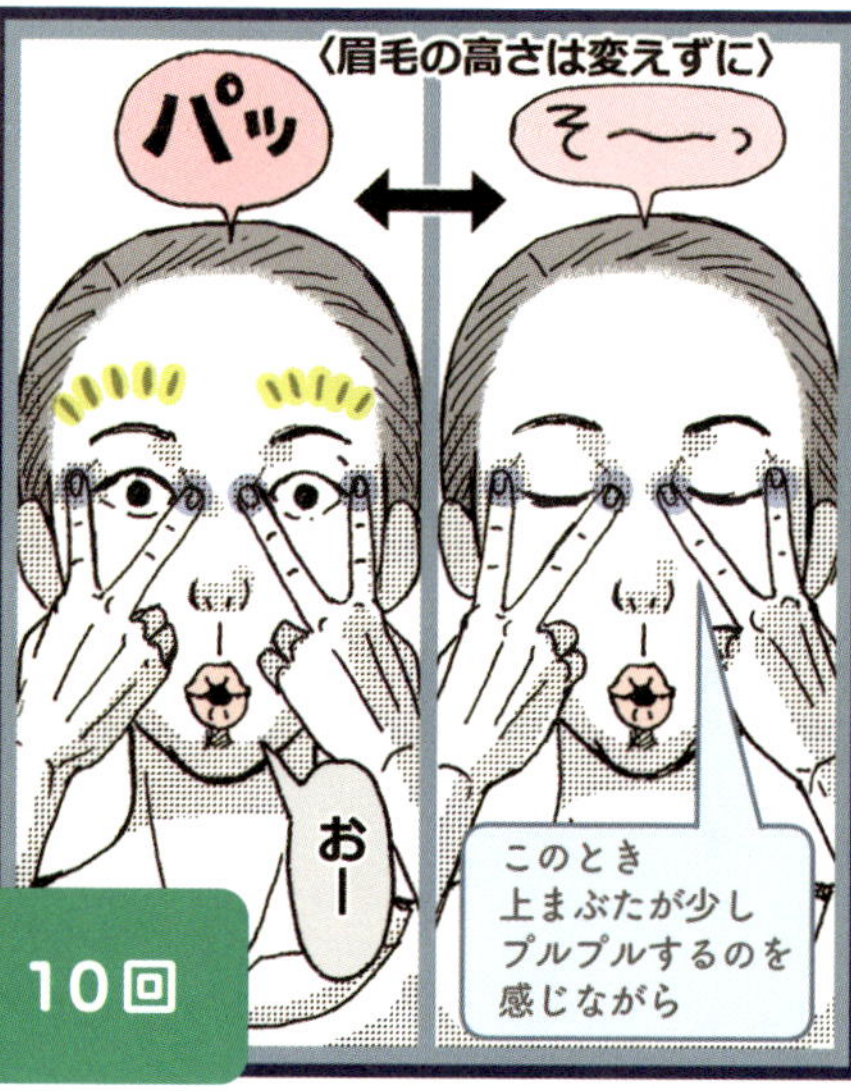
〈眉毛の高さは変えずに〉
パッ
そ〜っ
おー
このとき上まぶたが少しプルプルするのを感じながら

10回

終わった後は
顔の形に余韻を残して
戻していくこと

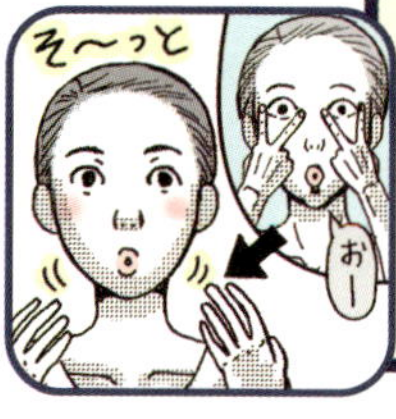
そ〜っと
おー

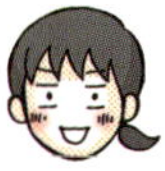

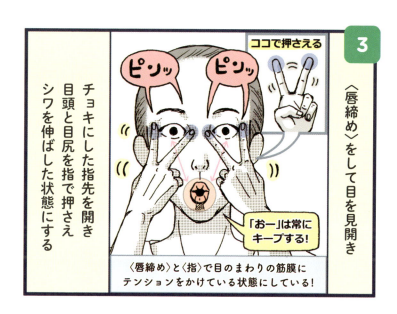

遠くを色濃く見るように、目力を入れて行うのがポイント。目をつぶるときはギュッとつぶるのではなく、まぶたがプルプルするのを感じながらそっとまばたきをしましょう。

おつかれ
顔の老け込み

おでこのシワ

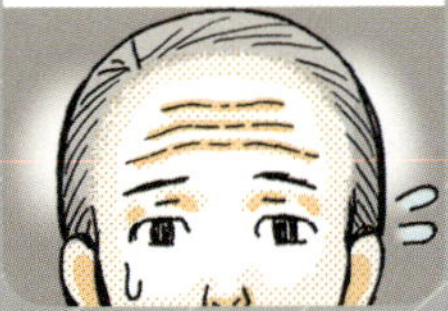

眼《がん》窩《か》上《じょう》外《がい》側《そく》の眼《がん》輪《りん》筋《きん》リガメント・フェイストレーニング

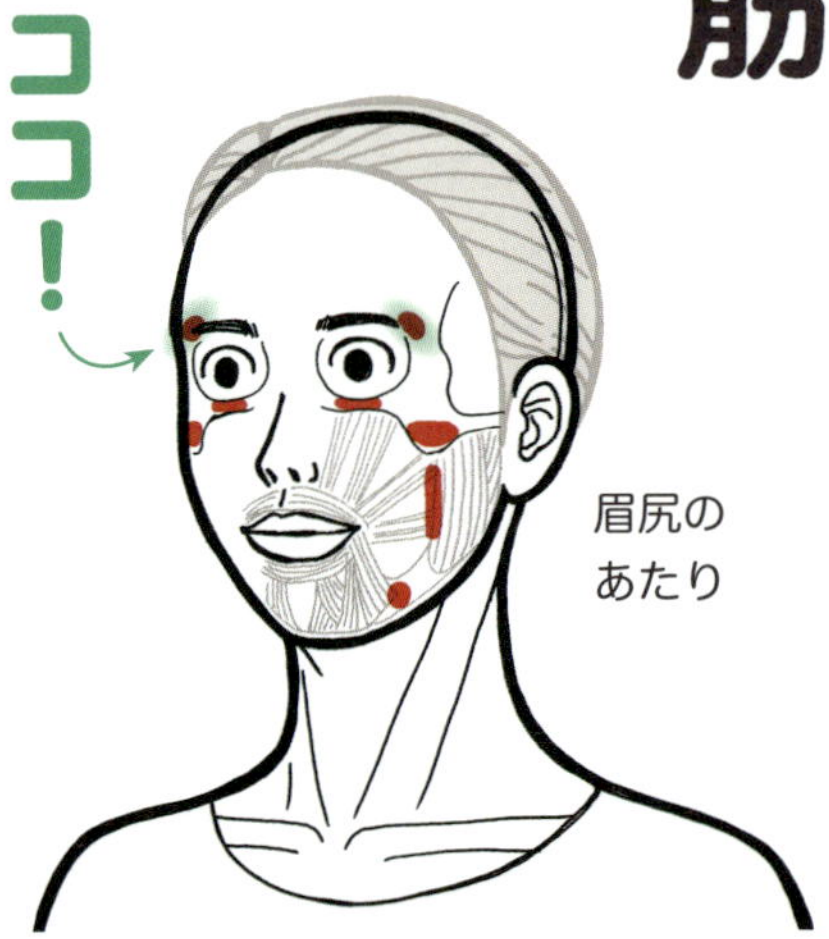

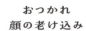

ココを押さえる！

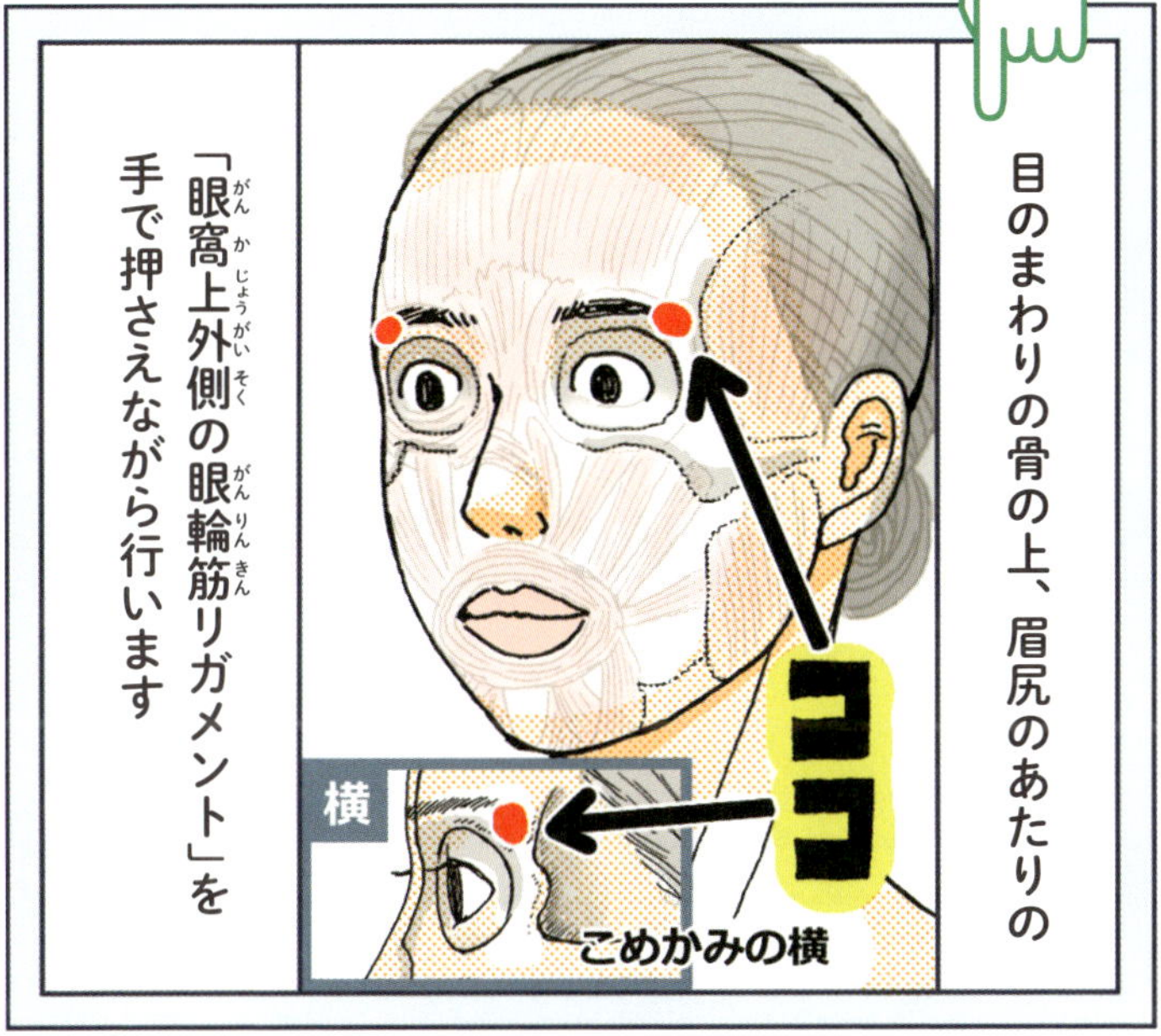
目のまわりの骨の上、眉尻のあたりの
「眼《がん》窩《か》上《じょう》外《がい》側《そく》の眼《がん》輪《りん》筋《きん》リガメント」を
手で押さえながら行います
ココ
横
こめかみの横

こめかみのへこんだ部分の前部分が眼窩上外側の眼輪筋リガメント。眉尻あたりの骨の上にあります。

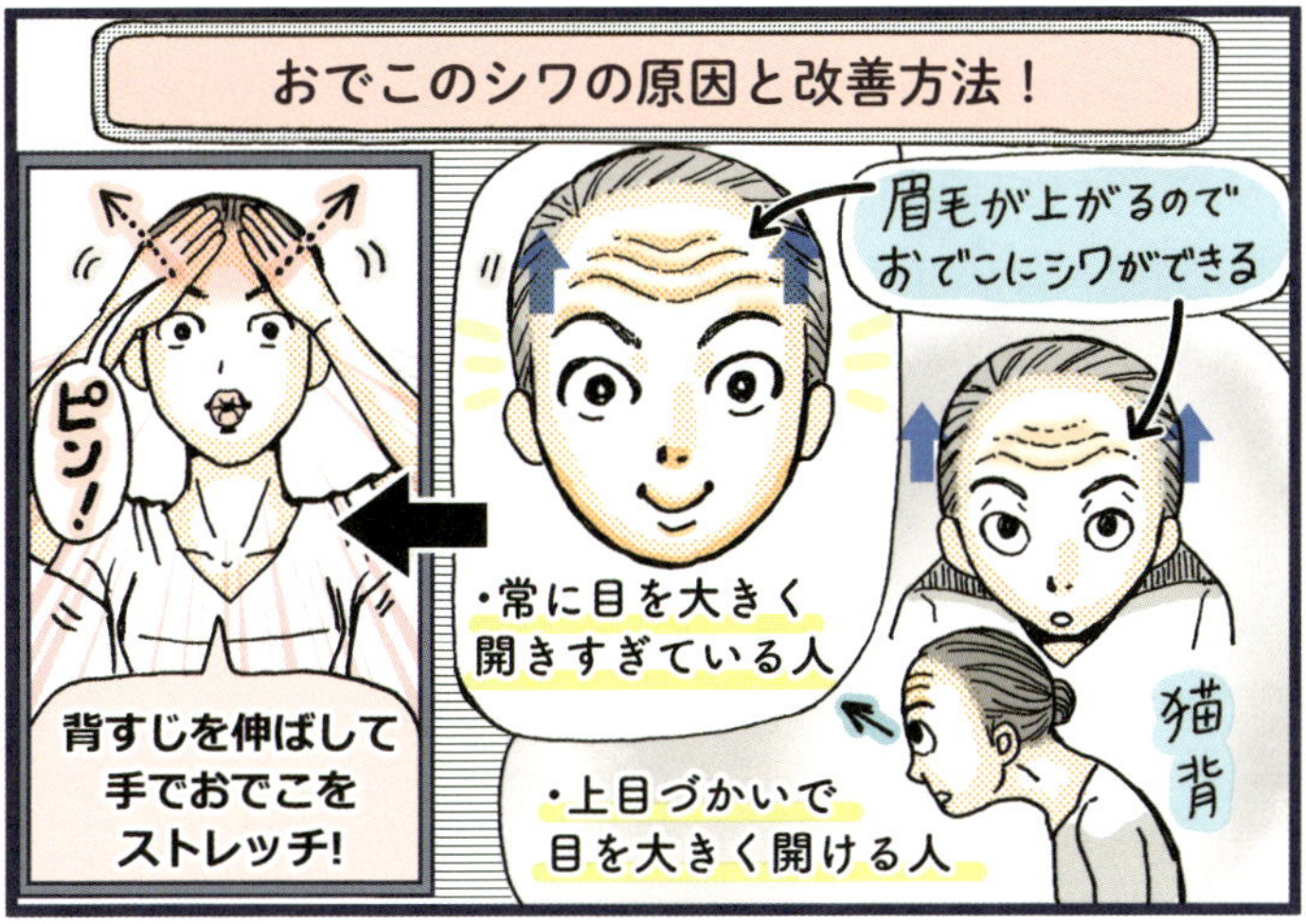
おでこのシワの原因と改善方法！
眉毛が上がるので
おでこにシワができる
・常に目を大きく
開きすぎている人
・上目づかいで
目を大きく開ける人
猫背
ピン！
背すじを伸ばして
手でおでこを
ストレッチ!

プラス「眼窩上外側の眼輪筋リガメント・フェイストレーニング」でハリを作る！

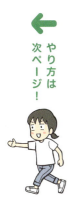

やり方は次ページ！

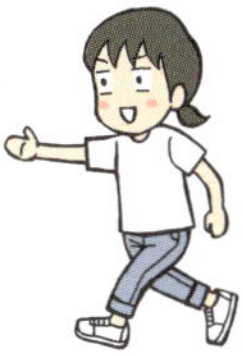

おでこのシワ改善に！

眼窩上外側の眼輪筋リガメント・フェイストレーニング

1

背すじを伸ばし、胸を張る

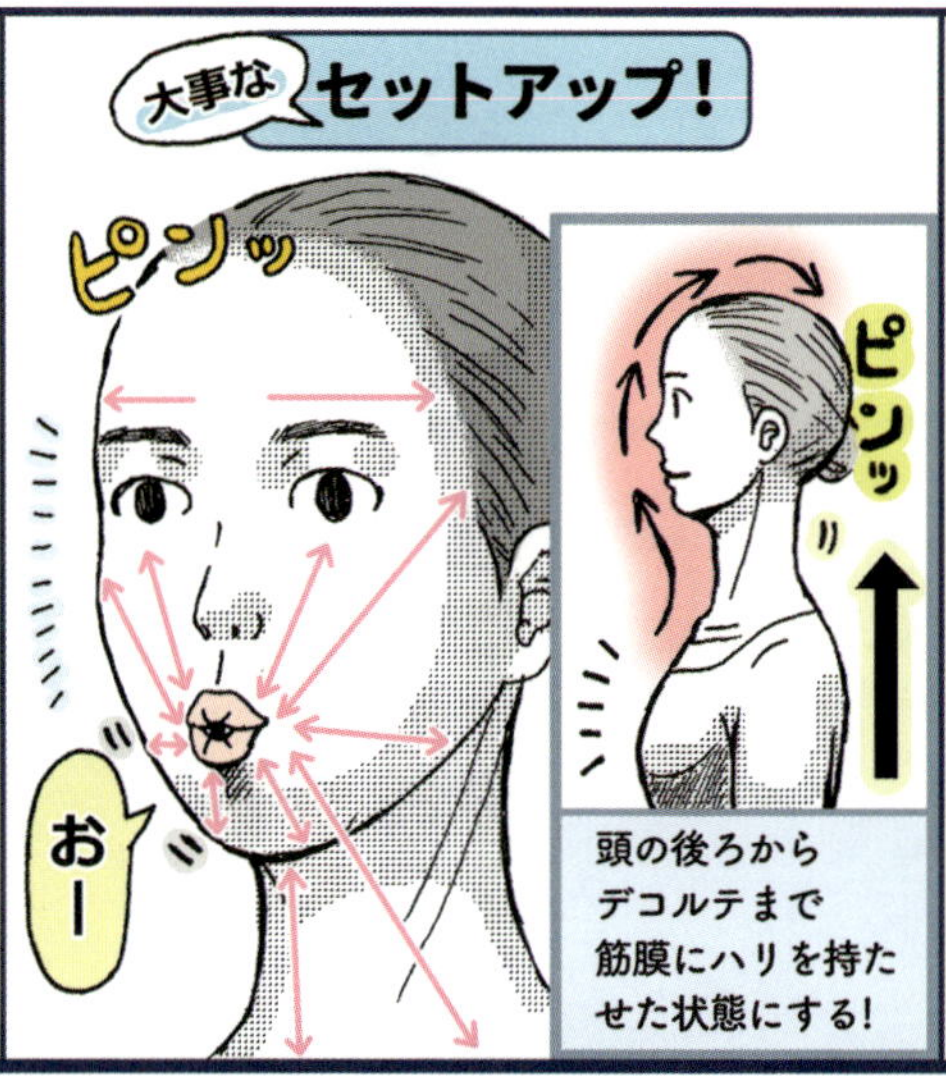
大事な
セットアップ！
ピンッ
おー
ピンッ
頭の後ろから
デコルテまで
筋膜にハリを持た
せた状態にする！

〈唇締め〉をして、顔全体の筋膜にテンションをかけて準備をする

※猫背で行うとハリを作る効果が得られなくなってしまうので注意。

2

眉尻のあたりで目のまわりのポコッとした骨の上を

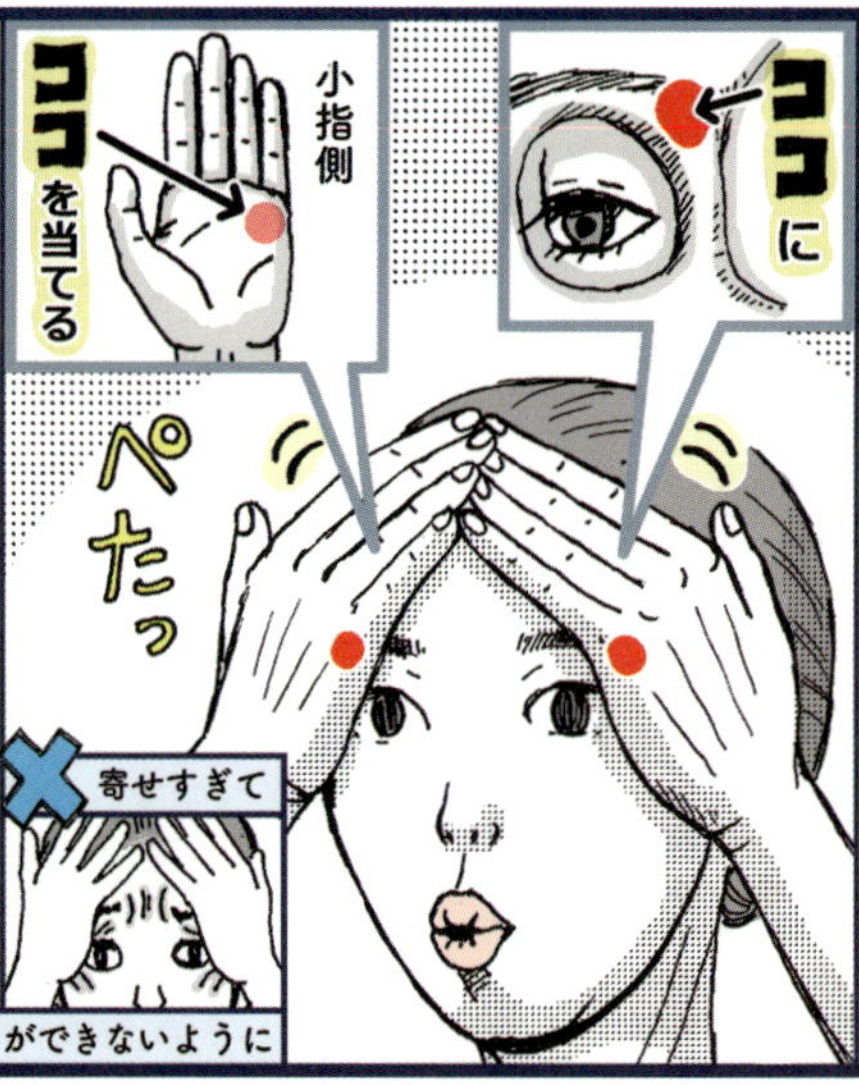
ココに
小指側
ココを当てる
ぺたっ
寄せすぎて
シワができないように

両手の図の場所で押さえつつ手のひらでおでこを包む

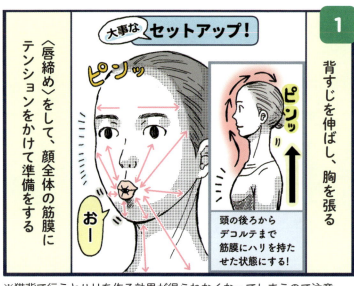

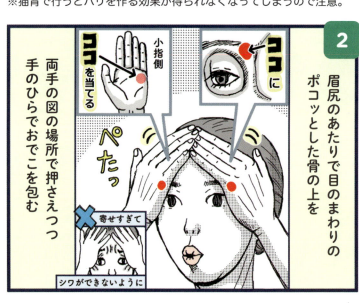

3

〈唇締め〉をしたまま

両手をナナメ上方向へ押しすべらせていって離す

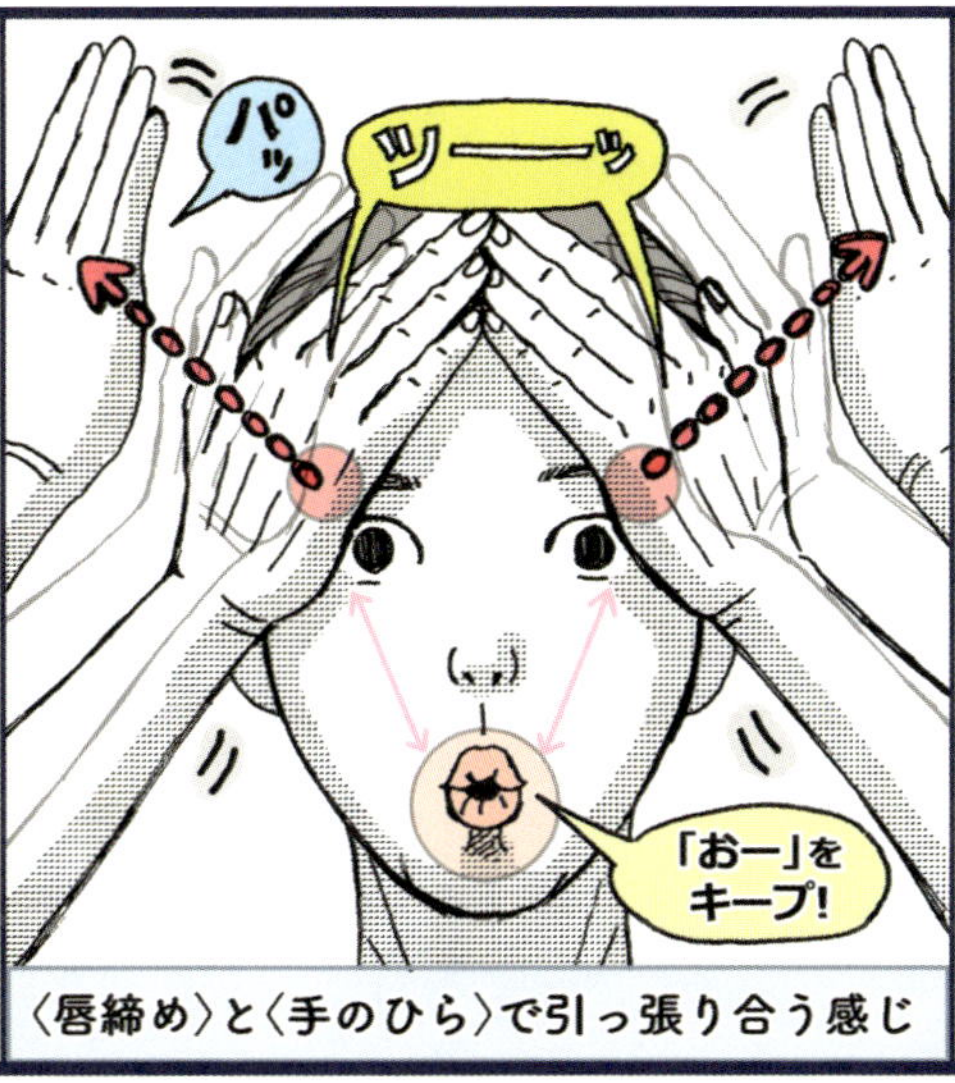

4

目もパッチリ開きながら

手でおでこにアイロンをかけるように軽く押しすべらせる

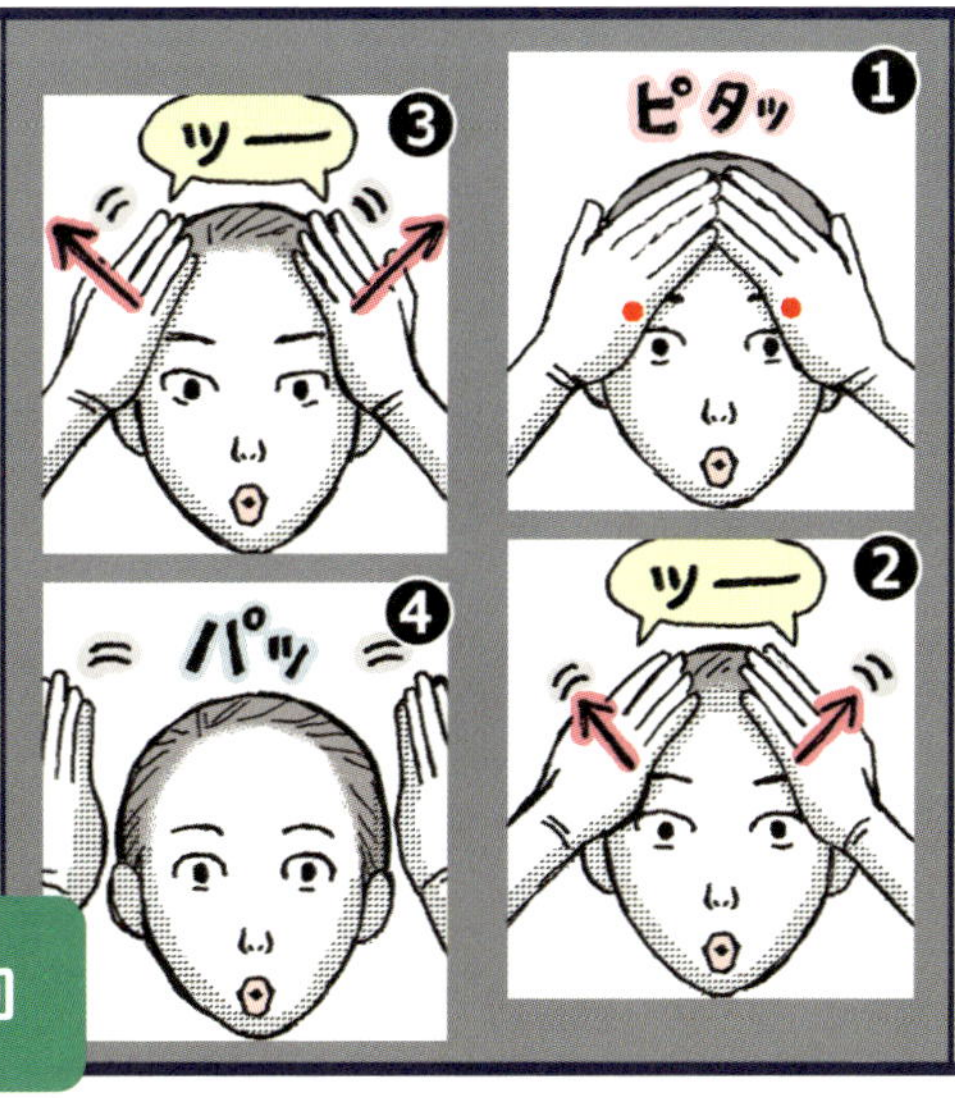

10回

終わった後は顔の形に余韻を残して戻していくこと

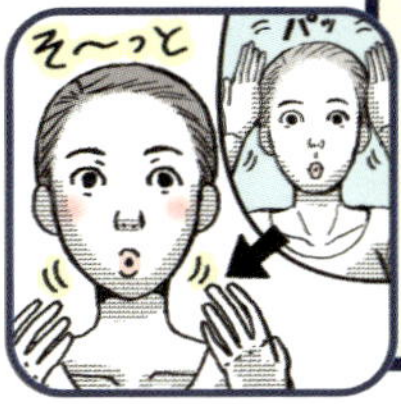

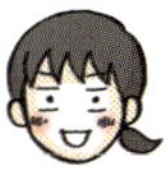

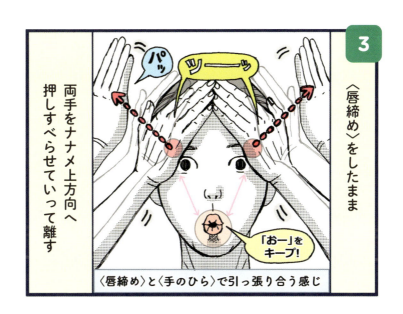

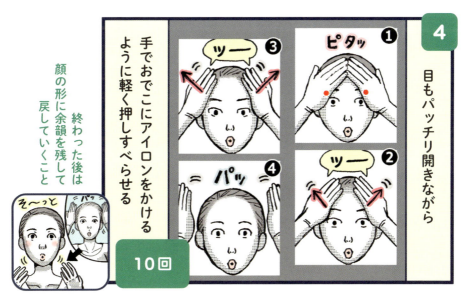

目元パッチリ効果もあります！　添えた手で顔にシワを作らないようにペッタリと当て、おでこにアイロンがけをしているつもりで押しすべらせましょう。

おつかれ
顔の老け込み

フェイスラインのたるみ

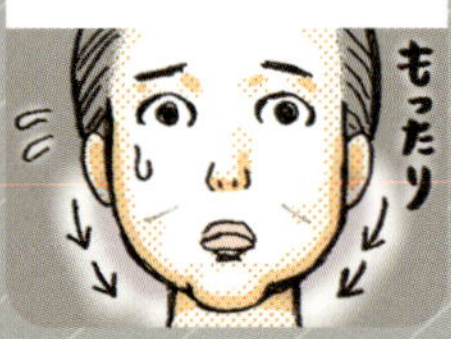

咬《こう》筋《きん》リガメント・フェイストレーニング

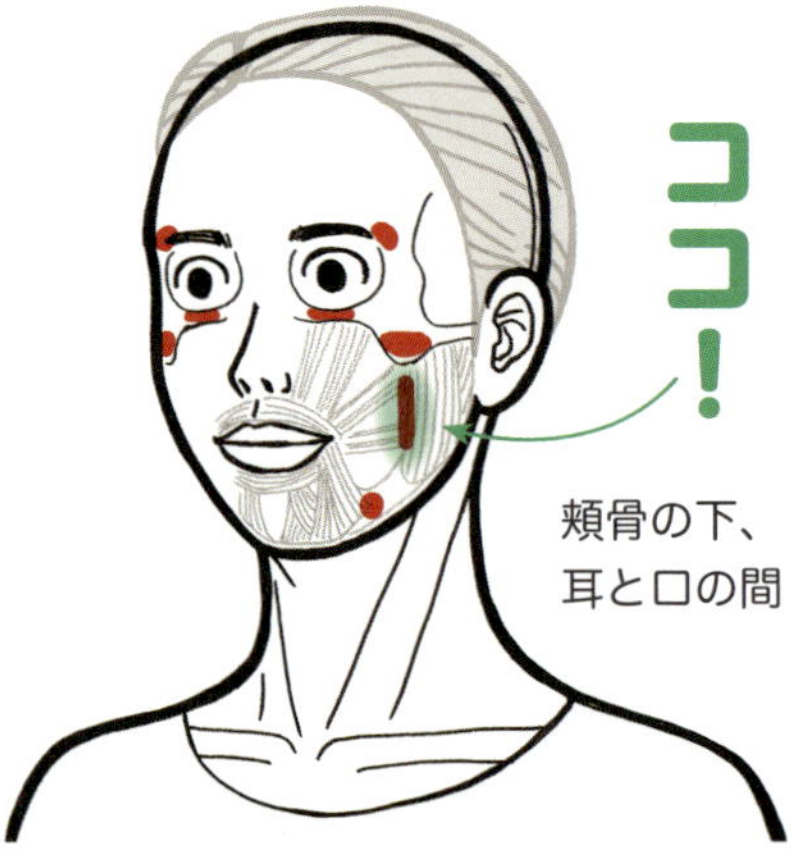

ココを押さえる！

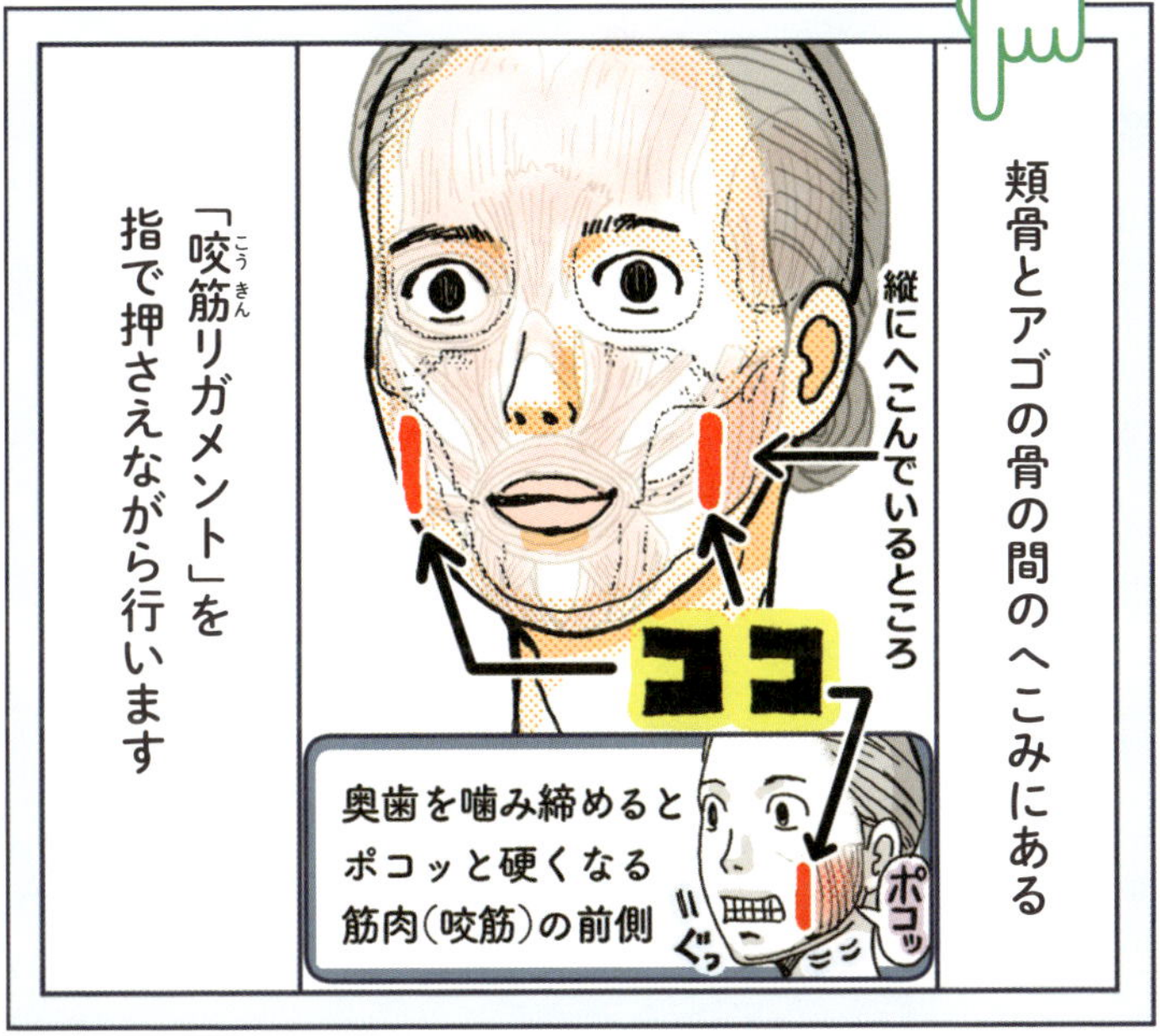
頬骨とアゴの骨の間のへこみにある
縦にへこんでいるところ
ココ
奥歯を噛み締めると
ポコッと硬くなる
筋肉（咬筋）の前側
ぐっ
ポコッ
「咬《こう》筋《きん》リガメント」を
指で押さえながら行います

咬筋は噛むときに働く骨格筋。奥歯を噛み締めたときに
ポコッと飛び出してくるので、その一番手前を捉えます。

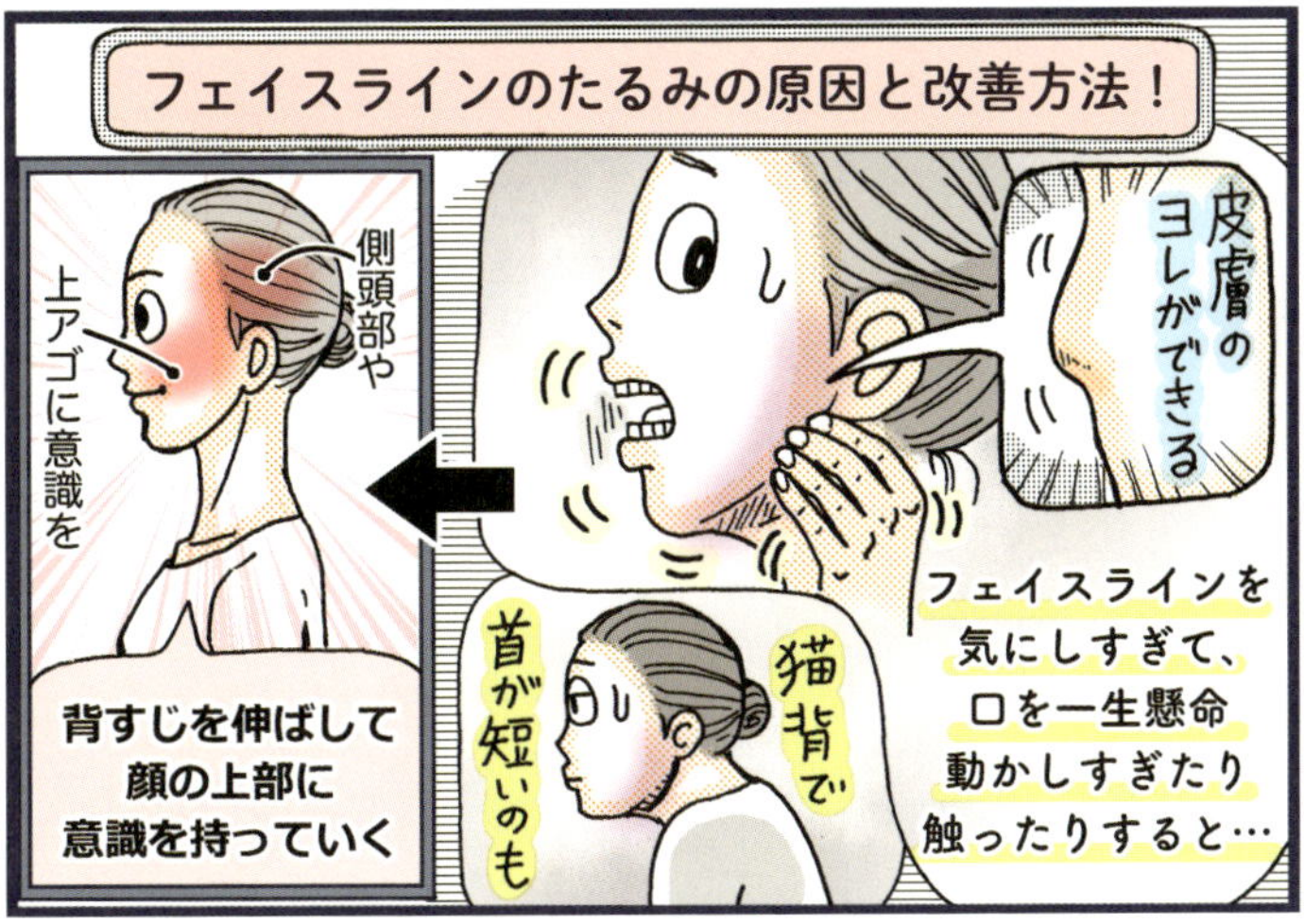
フェイスラインのたるみの原因と改善方法！
皮膚のヨレができる
フェイスラインを気にしすぎて、口を一生懸命動かしすぎたり触ったりすると…
猫背で
首が短いのも
側頭部や
上アゴに意識を
背すじを伸ばして
顔の上部に
意識を持っていく

プラス「咬筋リガメント・フェイストレーニング」でハリを作る！

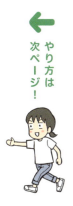

やり方は次ページ！

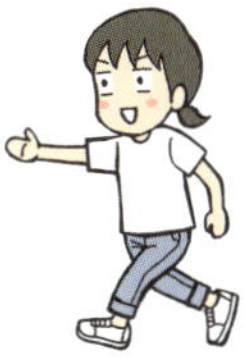

フェイスラインのたるみ改善に！

咬筋リガメント・フェイストレーニング

1

「咬筋リガメント」の場所を捉え

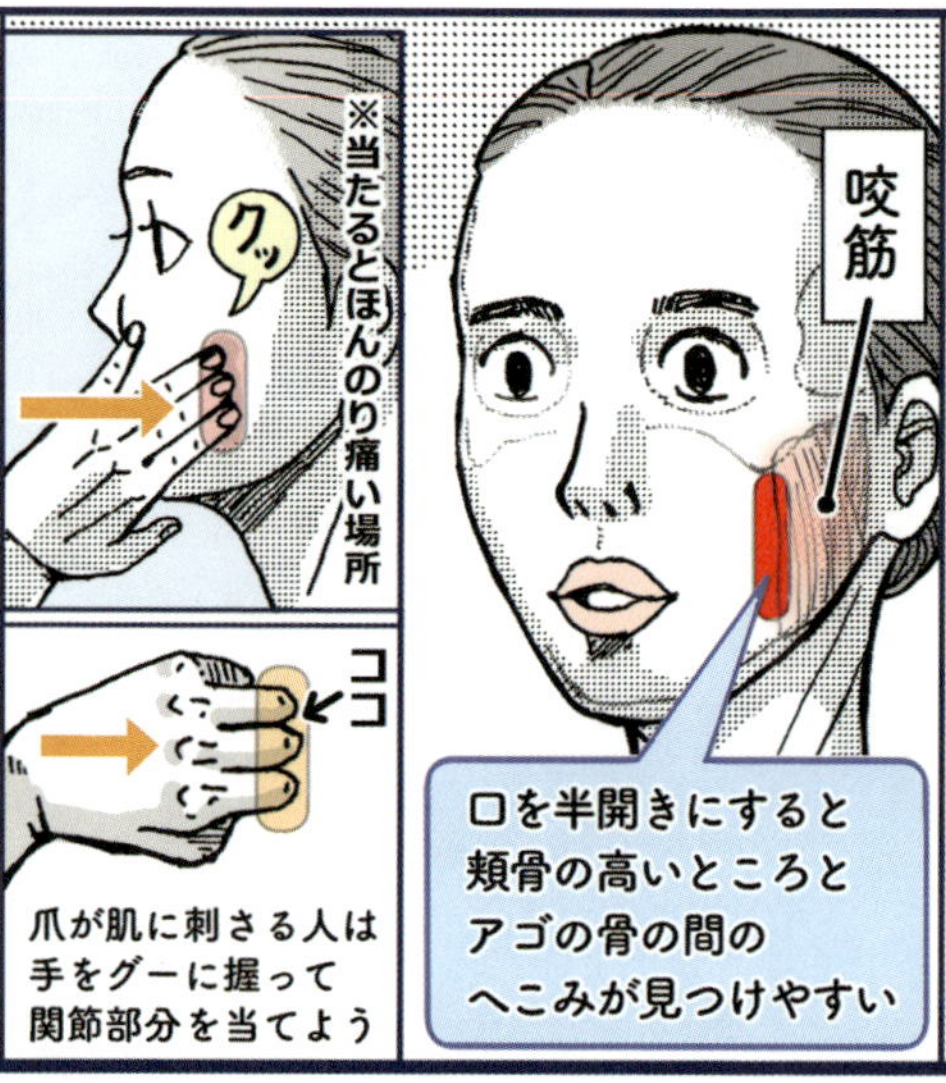

咬筋
口を半開きにすると頬骨の高いところとアゴの骨の間のへこみが見つけやすい
※当たるとほんのり痛い場所
グッ
ココ
爪が肌に刺さる人は手をグーに握って関節部分を当てよう

顔の正面前側から差し込むように3本の指先で押さえる

※手のひらを内側に向けて指を当てましょう。強く押しすぎないように。

2

背すじを伸ばし、胸を張る

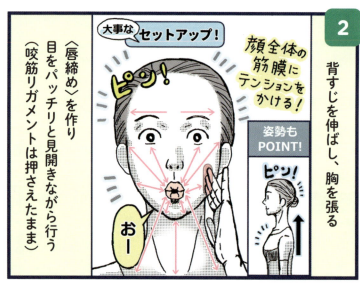

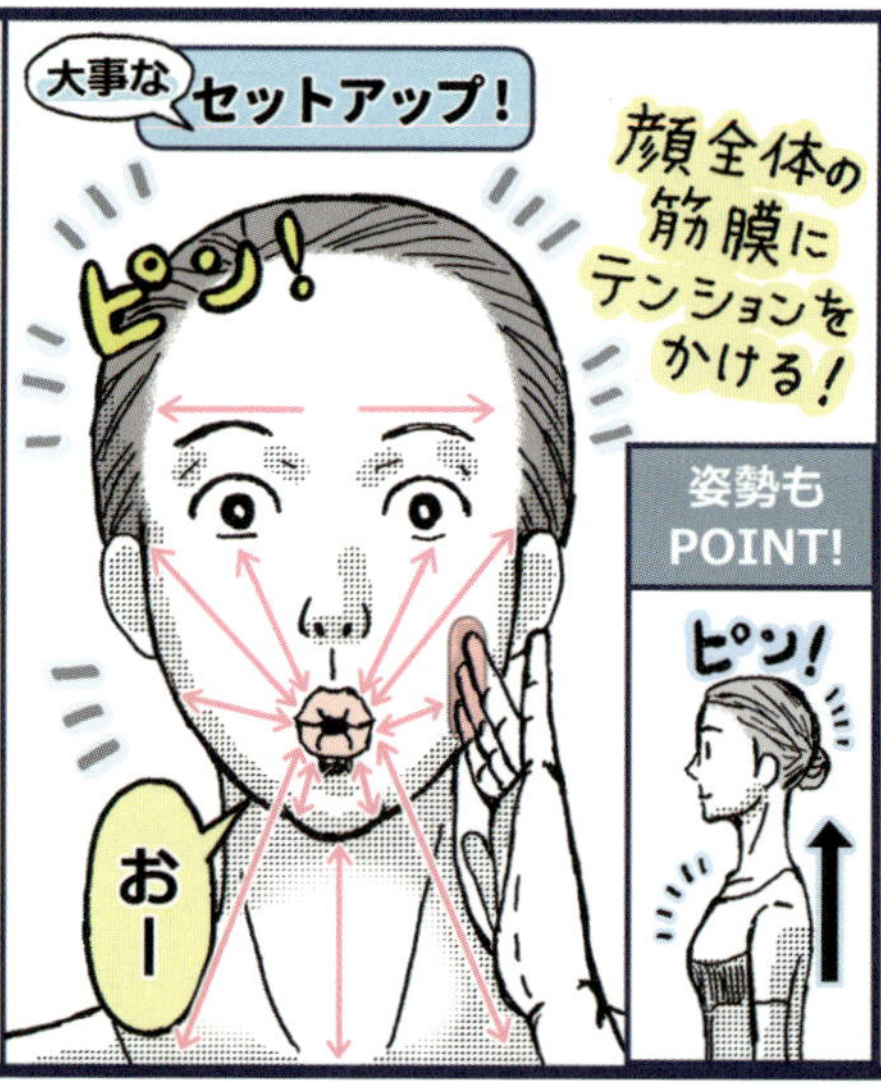

大事なセットアップ！
顔全体の筋膜にテンションをかける！
姿勢もPOINT!
ピン！
ピン！
おー

〈唇締め〉を作り目をパッチリと見開きながら行う（咬筋リガメントは押さえたまま）

※猫背で行うとハリを作る効果が得られなくなってしまうので注意。

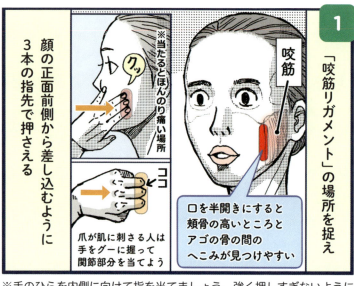

3

押さえている指と逆方向へ

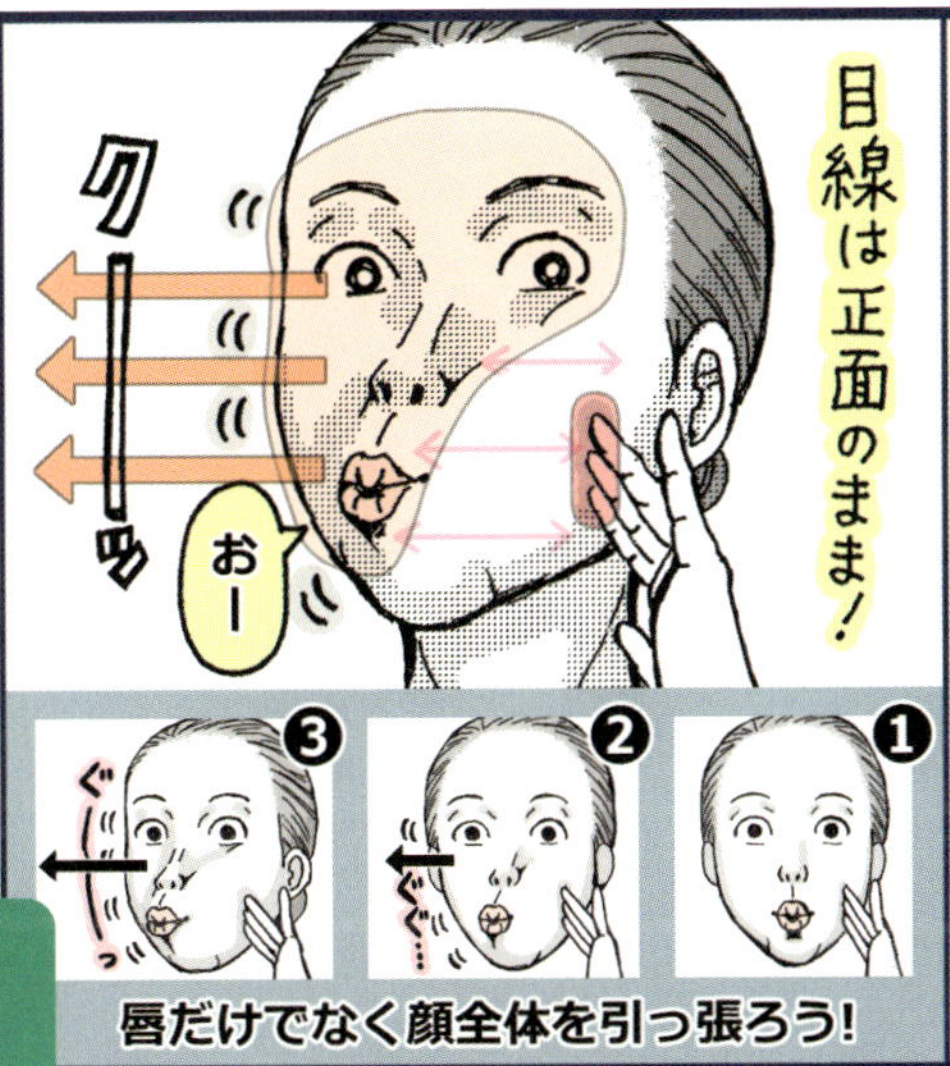
目線は正面のまま！
クーッ
おー
①
②
③
ぐぐ…
ぐ〜っ
唇だけでなく顔全体を引っ張ろう！

〈唇締め〉をしながら顔全体を真横に引っ張るように動かす

10回

4

逆側も同様に行う

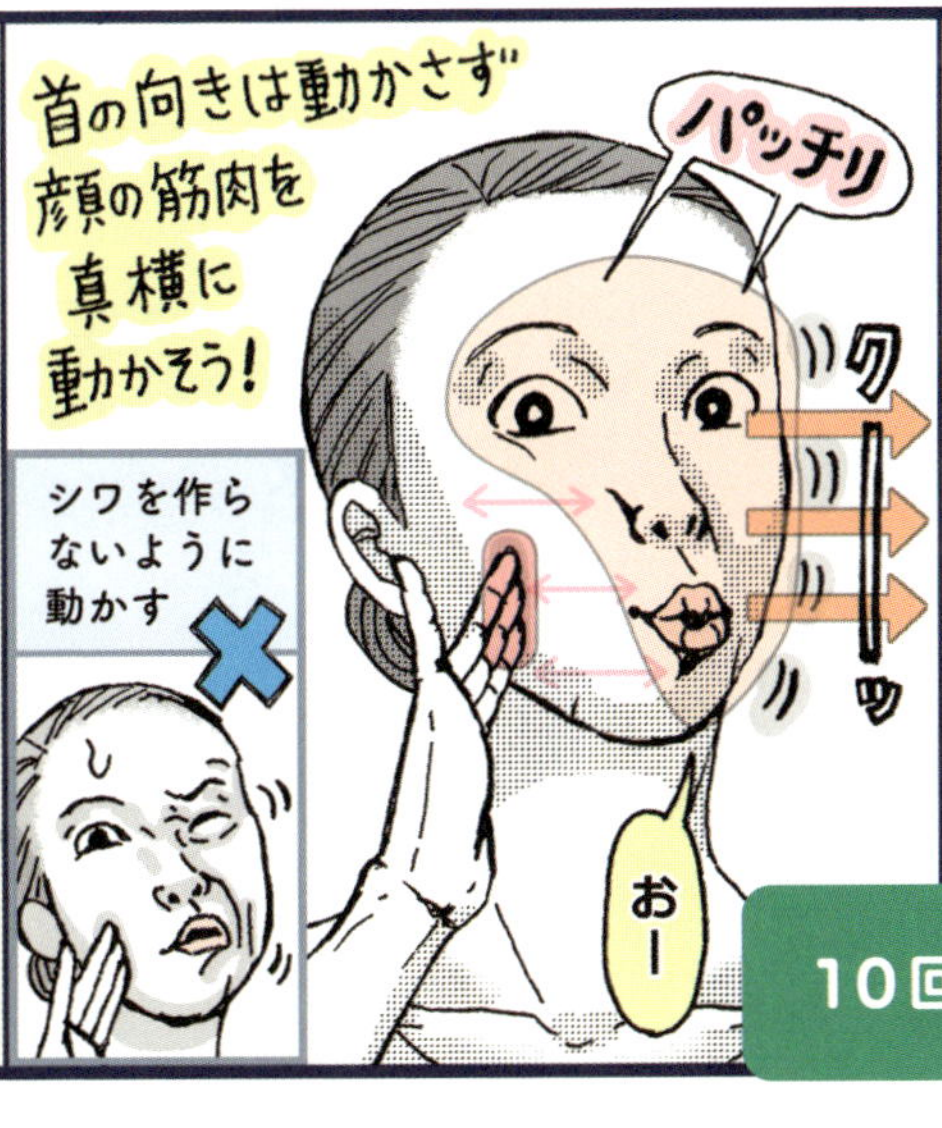
首の向きは動かさず顔の筋肉を真横に動かそう！
パッチリ
クーッ
おー
シワを作らないように動かす

最初は鏡を見て、きちんとできているか確認しながら行いましょう

10回

終わった後は顔の形に余韻を残して戻していくこと

そ〜っと
クーッ

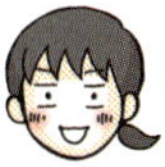

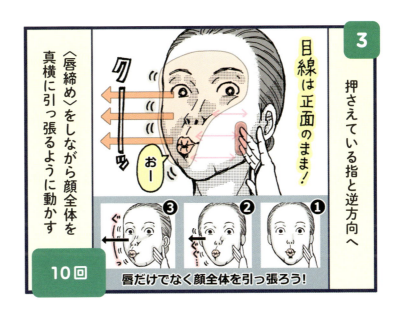

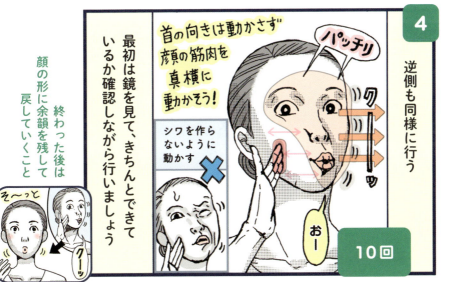

フェイスラインまわりの皮膚が引っ張られているのを感じましょう。顔を真横に動かすときに、押さえていない方の手を動かして、見えない糸で顔を引っ張るように誘導するとやりやすいです。

おつかれ
顔の老け込み

首のシワ・二重あご

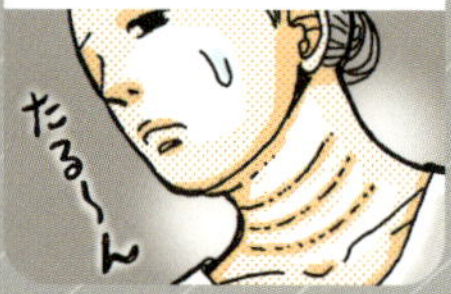

Chapter3 Ligament

首伸ばしフェイストレーニング

やってみよう！

1

〈唇締め〉をして「おー」の唇から
下唇だけ吸い込む

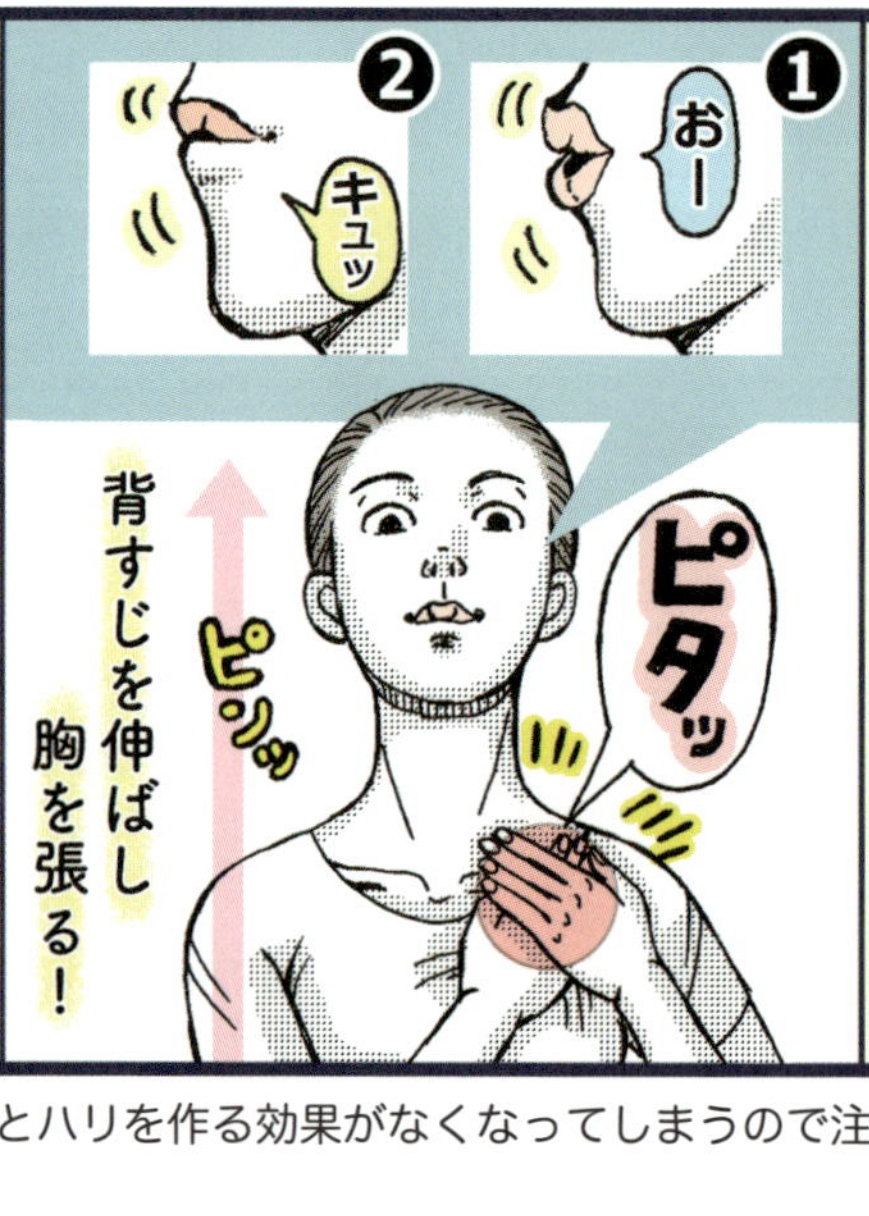

左側の鎖骨の上を
両手のひらを重ねて押さえる

※猫背で行うとハリを作る効果がなくなってしまうので注意。

2

左側の鎖骨を押さえたまま

右ナナメ上に首を伸ばし唇と押さえた手で引っ張り合う

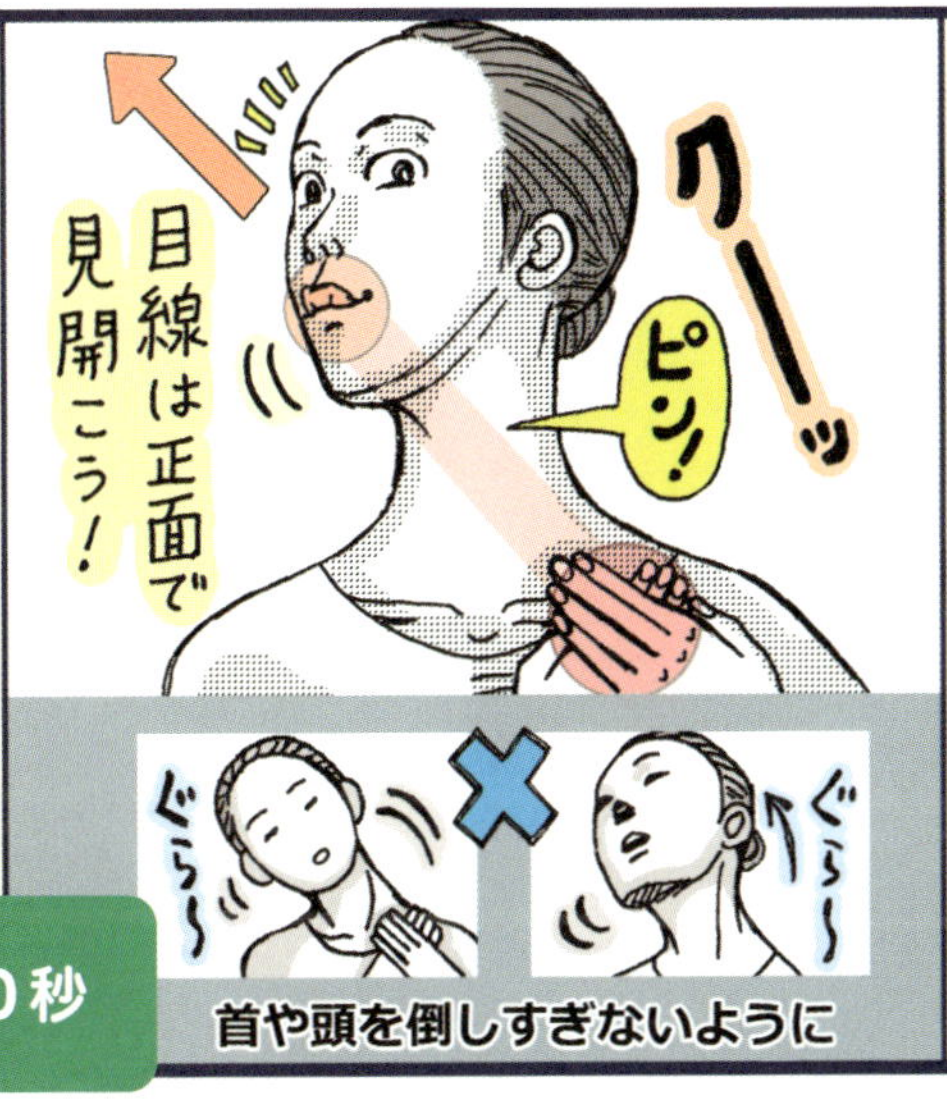

目線は正面で見開こう！
クーーッ
ピン！
ぐら〜
ぐら〜
首や頭を倒しすぎないように

10秒

※両側とも同様に行う。

3

鎖骨の真ん中を両手のひらで押さえて

顔を上げて唇と押さえた手で引っ張り合う

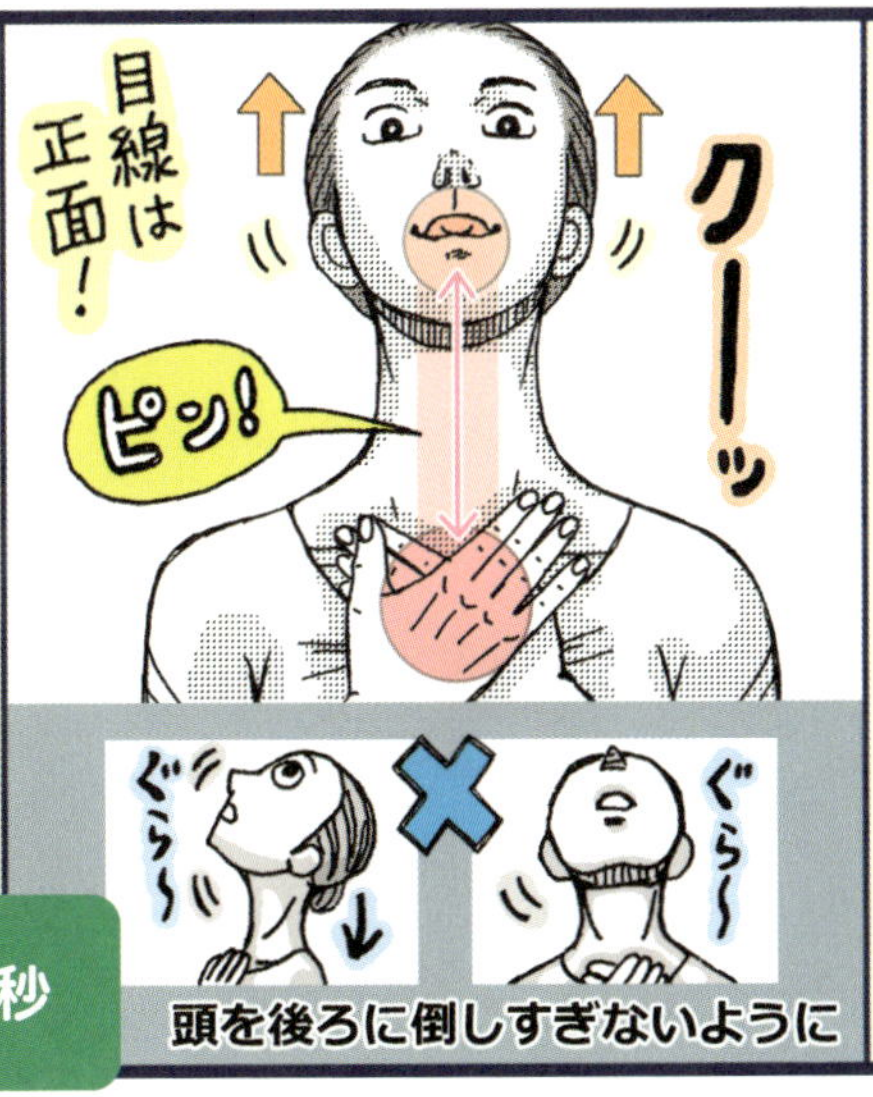

目線は正面！
クーーッ
ピン！
ぐら〜
ぐら〜
頭を後ろに倒しすぎないように

10秒

※首の皮膚が引っ張られているのを感じましょう。

終わった後は顔の形に余韻を残して戻していくこと

そ〜っと
クーッ

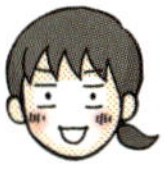

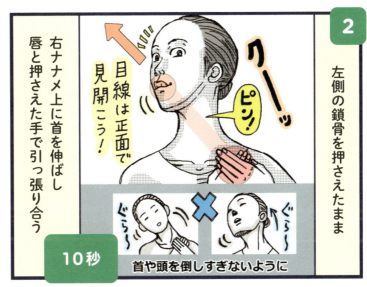

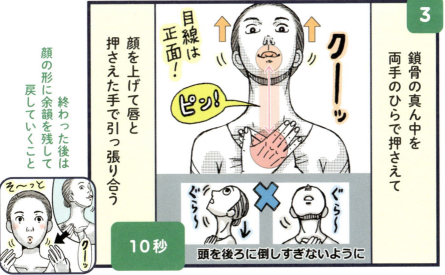

「リガメント」の代わりに「鎖骨の上」を押さえて行うトレーニング。首の前側を広く覆う筋肉「広頸筋《こうけいきん》」まわりにピン！とハリを作ることで長い首元を作り、首の横シワやたるみを引き伸ばします。

監修者プロフィール

トリガーポイント編

小池謙雅（こいけ・けんや） P11～59

鍼灸師・柔道整復師。ReBodyCraft 株式会社・代表取締役。

明治鍼灸大学（現 明治国際医療大学）・鍼灸学科、大東医学技術専門学校・柔道整復学科卒。複数の治療院での下積み期間を経た後、2007～2012年の6シーズンにわたってJリーグ・鹿島アントラーズのトレーナーを務める。退任後、「TRIGGER鍼灸・整骨院」を開業。トリガーポイント治療法をスポーツ選手だけでなく、のべ8万人を越す人々に広く行い高い評価を得ている。著書に『トリガー体操』（文藝春秋）がある。

https://rebodycraft.jp

ツボ編

古賀健太（こが・けんた） P59、61～62、64～67、90～91

鍼師・灸師・あん摩マッサージ指圧師。鍼灸マッサージ院TRY代表。

新卒で鍼灸院に就職し、慢性的な肩こり・腰痛から寝たきりの患者のリハビリテーションまで幅広く施術を行う。ストレッチ整体店の店長を任され、マッサージだけでなくストレッチの技術も取得。現在ではリウマチ専門クリニックと連携し、慢性的な痛みの管理と治療に関する深い知識を獲得した。専門学校での特別授業や高校ラグビー部のヘッドトレーナーなど多方面で活躍中。2024年、神奈川県・桜木町にて「鍼灸マッサージ院TRY」を開業。

https://salontry.jp

加藤雅俊（かとう・まさとし） P63、68～87

薬剤師・薬学研究者・作家。JHT日本ホリスティックセラピー協会会長。

薬に頼らずに、食事や運動、東洋医学など、多方面から症状にアプローチする「ホリスティック」という考え方を日本で初めて提唱。現在もその第一人者である。大学卒業後、ロシュ・ダイアグノスティックス（株）研究所にて血液関連の研究開発に携わった後、起業。著書に『増補改訂版 ホントによく効くリンパとツボの本』（日本文芸社）『薬に頼らず血圧を下がる方法』（アチーブメント出版）など多数。著書累計は260万部を超える。

https://www.youtube.com/@kato_masatoshi

川嶋朗（かわしま・あきら） P88～89、92～113

神奈川歯科大学大学院統合医療教育センター特任教授、統合医療SDMクリニック院長。

北海道大学医学部在籍中に東洋医学研究会創設・主宰。自然治癒力を重視し、近代西洋医学と補完・代替医療を統合した医療の実践を日本の医科大学で初めて立ち上げた。現在も日本の医療系の大学の教育・臨床・研究の現場に立っている。著書に『キレイが目覚めるドライヤーお灸』（現代書林）『60歳から体温を「0.5度」アップする健康法』（Hanada新書）など。

https://drs-net.com

リガメント編

木村祐介（きむら・ゆうすけ） P115～141

パーソナルフェイストレーナー・身体調律家。

スポーツトレーナーを経て独自メソッド「美顔ワークアウト」を考案。均等がとれ機能的にも優れた美しい顔を創り上げていくため、身体が本来持っている運動力学や機能解剖学から、顔や姿勢を在るべきところに自然に戻すことを目指す。著書に『世界一効く美顔づくりの教科書』（Gakken）『日本で唯一のパーソナルフェイストレーナーが教える 小顔ワークアウト』（ワニブックス）などがある。

https://lit.link/yusukekimura

参考文献

『疲れて「もうムリ！」と思った時にすぐ動ける！ トリガー体操』小池謙雅（文藝春秋）

『一目でわかる！ 必ず見つかる！ ホントのツボがちゃんと押せる本』加藤雅俊（高橋書店）

『温めるツボがわかれば健康になる！ 免疫力アップ！ 家庭でできるツボ温熱療法』
監修：川嶋朗、指導：室谷良子（実業之日本社）

『病気にならない体をつくる ドライヤーお灸』川嶋朗（青山出版社）

『日本で唯一のパーソナルフェイストレーナーが教える 小顔ワークアウト』木村祐介（ワニブックス）

『世界一効く 美顔づくりの教科書 たるみもシワも総消し！』木村祐介（Gakken）

『改訂版 クリニカルマッサージ ひと目でわかる筋解剖学と触診・治療の基本テクニック』
James H. Clay、David M. Pounds、監訳：大谷素明（医道の日本社）

『改訂版 ボディ・ナビゲーション 〜触ってわかる身体解剖〜』Andrew Biel、監訳：阪本桂造（医道の日本社）

『見るみるわかる 肩甲《かた》ナビ』総監修・解剖学監修：竹内京子、エクササイズ監修：宮崎尚子（ラウンドフラット）

『見るみるわかる 骨盤ナビ』総監修・解剖学監修：竹内京子、エクササイズ監修：岡橋優子（ラウンドフラット）

『ぜんぶわかる 筋肉の名前としくみ事典』監修：肥田岳彦、山田敬喜（成美堂出版）

『プロが教える 筋肉のしくみ・はたらき パーフェクト事典』荒川裕志、監修：石井直方（ナツメ社）

『美術解剖学アトラス』中尾喜保、宮永美知代（南山堂）

『アナトミー・トレイン 一徒手運動療法のための筋筋膜経線 第3版』
Thomas W. Myers、訳：板場英行、石井慎一郎（医学書院）

『ビジュアルでわかる トリガーポイント治療 増補改訂版』
Simeon Niel-Asher、監訳：伊藤和憲、翻訳：皆川陽一、齊藤真吾（緑書房）

『オールカラー版 基本としくみがよくわかる 東洋医学の教科書』
総監修・漢方薬監修：平馬直樹、中医理論・鍼灸監修：浅川要、薬膳監修：辰巳洋（ナツメ社）

『最新カラー図解 東洋医学 基本としくみ』監修：仙頭正四郎（西東社）

『ビジュアル版 東洋医学 経絡・ツボの教科書』監修：兵頭明（新星出版社）

『WHO/WPRO標準経穴部位 日本語公式版』
WHO西太平洋地域事務局、監訳：第二次日本経穴委員会（医道の日本社）

『スカルプターのための美術解剖学』アルディス・ザリンス、サンディス・コンドラッツ（ボーンデジタル）

『人の生きた筋膜の構造 内視鏡検査を通して示される細胞外マトリックスと細胞』
Jean-Claude GUIMBERTEAU、Colin ARMSTRONG、監訳：竹井仁

本書に記載されている内容は、一般的な情報提供を目的としており、個人の症状や体調に対する効果を保証するものではありません。ご自身の体調を十分に考慮して実践してください。万が一、実施後に症状が改善しない、または悪化する場合は、無理に続けず、専門の医療機関を受診し医師の指示を仰いでください。また、持病がある方や妊娠中の方などは、医師にご相談の上で行ってください。

崎田ミナ（さきた・みな）

イラストレーター、漫画家。1978年、群馬県生まれ。

ヨガ通いによって、長年のうつ病を克服。

著書の『自律神経どこでもリセット！ ずぼらヨガ』『自律神経どこでもリセット！ も〜っとずぼらヨガ』（共に飛鳥新社）、『職場で、家で、学校で、働くあなたの疲れをほぐす　すごいストレッチ』（エムディエヌコーポレーション）、『くう、ねる、うごく！ 体メンテ』（マガジンハウス）、『自分の手でときほぐす！ ひとりほぐし』（日経BP）はいずれもベストセラーになっている。

ピンポイントで整《ととの》う！
じんわり押《お》し活《かつ》

2024年12月5日　第1刷発行
2025年1月28日　第3刷発行

著者　崎田ミナ

発行者　鉄尾周一

発行所　株式会社マガジンハウス
〒104-8003 東京都中央区銀座3-13-10
書籍編集部　☎03-3545-7030
受注センター　☎049-275-1811

印刷・製本　株式会社千代田プリントメディア

ブックデザイン　あんバターオフィス

本書は「クロワッサン」連載の「崎田ミナのつかれにピンポイント！」2023/1/25号（No.1085）〜2024/7/25号（No.1121）を加筆修正し、書き下ろしを加えてまとめました。

ISBN978-4-8387-3298-2 C0077